U0140650

宋鲁成 主编

宋氏水声学脉诊

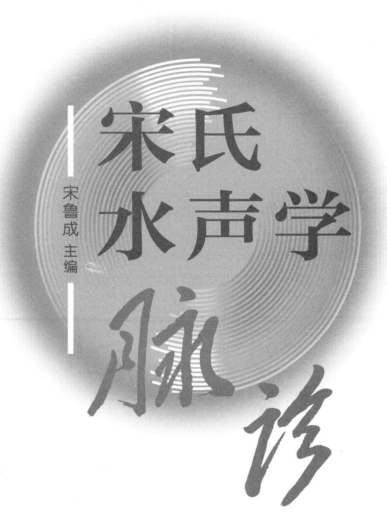

全国百佳图书出版单位

中国中医药出版社

·北 京·

图书在版编目（CIP）数据

宋氏水声学脉诊 / 宋鲁成主编 . -- 北京 : 中国中
医药出版社 , 2024.6
　ISBN 978-7-5132-8740-1

　Ⅰ . ①宋… Ⅱ . ①宋… Ⅲ . ①脉诊 Ⅳ . ① R241.2

中国国家版本馆 CIP 数据核字 (2024) 第 076670 号

中国中医药出版社出版

北京经济技术开发区科创十三街 31 号院二区 8 号楼
邮政编码　100176
传真　010－64405721
三河市同力彩印有限公司印刷
各地新华书店经销

开本 787×1092　1/16　印张 16.25　彩插 0.75　字数 335 千字
2024 年 6 月第 1 版　2024 年 6 月第 1 次印刷
书号　ISBN 978-7-5132-8740-1

定价　79.00 元
网址　www.cptcm.com

服 务 热 线　010－64405510
购 书 热 线　010－89535836
维 权 打 假　010－64405753

微信服务号　zgzyycbs
微商城网址　https://kdt.im/LIdUGr
官 方 微 博　http://e.weibo.com/cptcm
天猫旗舰店网址　http://zgzyycbs.tmall.com

如有印装质量问题请与本社出版部联系（010－64405510）

《宋氏水声学脉诊》

编委会

主编 宋鲁成

编委 张亚萌　崔　健　毕燕妮　王　喆

　　　　孟祥翔　冯骁腾　刘　红　李宏林

　　　　于文君　徐彤彤　李梦瑶　王　倩

　　　　高梦琦　高嘉敏　刘　倩　马　涛

　　　　孙善美

🔏 刘 序

宋鲁成教授是我的大学同学，两年前，他的一次关于水声脉学的讲座，令我震惊和耳目一新！宋教授团队在过去的数年中根据现代科技的水声学、声呐学及流体与血流动力学的理论对中医脉象学进行研究，并以临床检验证实了这些理论对于中医脉象研究是有意义的。宋教授团队利用现代科技研究中医脉象学给中医药研究者提出了一个新颖的、现代的科学研究方向和思路，听后令人流连忘返，印象深刻。如今《宋氏水声学脉诊》一书即将刊印出版，对于今后脉象研究、脉象诊断方面具有划时代的意义，实乃中医脉学界一大盛事。

鲁成教授邀我作序实感惭愧，当我一口气读完该书介绍及书稿后，茅塞顿开，为老同学所取得的成就感到高兴和骄傲。鲁成教授是世界中医药学会联合会脉象研究专业委员会成立时的元老之一，他工作在西医院的中医科，能够不忘初心，坚持中医脉诊的研究并做出了值得骄傲的成就，实在难能可贵。

自 2016 年"舟山论脉"世界中医药学会联合会脉象研究专业委员会第六届学术年会暨脉象国际研讨会，我们提出"脉象是中医的灵魂"这一概念后，它始终指导着我的临床思路，逢病必先诊脉，无论是在处方用药还是用针之前必以脉诊作为依据，每每取得可喜的临床效果。中医近年来的几个现象令人痛惜，其中之一便是脉诊在部分中医临床诊断中逐渐被淡化、被忽略，渐渐地从中医从业者、老百姓面前消失了，其原因之一就是西医利用现代化设备、影像技术的诊断，让人们直观地、清晰地看到疾病的所在；原因之二就是中医师们抛弃了自我的优势——脉诊，改用西医的诊断手段来诊断疾病，连自己都不再相信脉诊，自己都不会脉诊，又如何令患者信服脉诊和有信心看中医呢？

据我多年的临床实践和观察，精通脉诊者都曾经或多或少地发现，许多临床上脉象出现异常的情况下，西医现代诊断技术并没有及时地诊断出异常，比如癌症、冠心病、脑中风及五脏六腑的隐患，但往往在之后的 6 个月至 2 年中出现了脉诊曾经诊断出的病变。这个现象提示我们，西医的现代技术诊断尚不完善，许多疾病还不能早期发现，特别是不能在治未病这个前提下发现疾病，这也就能够解释为什么有些癌症一经发现就已经是晚期了。

世界中医药学会联合会脉象研究专业委员会经过十几年的发展，发掘并发展了十五家脉学流派的特长。学会面向世界各国的中医师、面向中医界、面向中医院校的学生、面向社会上的脉学爱好者进行了广泛的培训，使得成千上万的特别是海外的中医师们掌握了深奥的脉诊技术，让他们在各国中医诊断治疗中发挥了重要的作用，赢得了世界各国患者的信赖和支持。

脉象诊断仪器的研发已有几十年的历史，现今市面上多数都是从脉管的压力波动出发和研制的，无法代替人的手指的感觉。我们都知道脉象的诊断包括了脉管压力波动、脉管的曲直、脉管周围压力波动的影响，以及脉管内的血液流动和手指下的寒热感知等内容，单独一个脉管的搏动是无法清晰解读手指感知的全部内容的。宋氏水声学脉诊的理论和研究将为今后的脉象研究提供一个新的研究方向，从理论上为开发新一代脉诊仪解决了一个难以攻破的障碍。

宋氏团队将水声学与声呐学理论和技术引入脉象研究中，是一个突破，也是前人没有做过的事情，我们期待《宋氏水声学脉诊》一书的出版，这本书的出版将为脉象研究带来一个新的突破，为脉诊仪的研发增加一个新的切入点，让脉象这一中医的灵魂回归中医，为造福人类做出更大的贡献。

刘炽京太平绅士

世界中医药学会联合会脉象研究专业委员会会长

2023 年 12 月 8 日于澳大利亚墨尔本深谷草堂

㊋ 张 序

脉学是中医学之精髓与瑰宝，其理至深至极，其技更至精至巧。所谓"心中了了，指下难明"，脉诊是中医"四诊"中最难掌握的方法。

齐鲁之邦，名医荟萃。自春秋战国以降，神医扁鹊以脉诊闻名天下。晋代王叔和著《脉经》发皇脉理，开脉学专论之先。历代先贤，医迹布满海岳，盈充九州。夫士君子立言，不有实学，焉能附于古圣贤之末；非有卓识，又安能窥夫古圣贤之心；无有奇想，岂可操科学以探古术。

考脉学之论，欲求溯其源，扶其微者，不少概见，盖脉之微妙突奥，非一言以蔽之。

光阴荏苒，时光如梭，鲁成同学与我同窗之情已四十五载，且为同乡同里，自相识到相知，结下手足之情。鲁成自幼聪颖好学，志向远大，且家风淳朴，为人亲和，谦恭乐善。其好学善思、挑战故我的勇气更被称颂乐道。齐鲁泉韵滋润着鲁成的成长，今之水声学脉诊恐是汩汩泉源，自幼小心灵深处潜发的水之力量吧！"问渠哪得深如许，为有源头活水来。"正因为幼小心智的蒐集，必然闪出心之灵犀的光芒。

详观鲁成同学之著作，心中甚为欣慰。鲁成同学大作的问世，给我们展示了中医脉诊的博大精深，更为后学精研脉学提供了范式。此新脉法系统的诞生，给我们展现了中医传承、发展的创新之路。简而概之：一是自幼热爱科学、探索新知、博学敏思的本心；二是中西合璧、西学东渐、互参互合的心智；三是勤于临证、大胆创新、格物穷理的追求；四是力学笃行、追求实践、不断创新的精神。

《宋氏水声学脉诊》一书，若浩瀚江河中的一泓清水，使吾辈及后学明晰了辨章学术、考镜源流之巧思，懂得了中医继承中创新的切入点和着力点，洞晓了不忘本来、勇敢创新的重要性，开辟了脉诊研究的新途径。

读经典，做临床，善传承，创新说，是鲁成及其团队同道的成功之路。以唯物历史观之理和现代科学之法交叉渗透融合，是后辈学习探究之正道。正可谓大道独立，周行不殆；只要坚守，坦途在前。

医道可以长久，医术可以更新，传承与创新是永恒之主题。正如《礼记·大学》言：

"苟日新，日日新，又日新。"先贤曾有咏："芭蕉心尽展新枝，新卷新心暗已随，愿学新心养新德，旋随新叶起新知。"祝愿鲁成的思想新叶在格物穷理之道上更发新枝。

同窗　张成博

济宁医学院原校长、博士生导师

癸卯冬月于历下

编写说明

　　宋氏水声学脉诊是我团队发现并潜心研究的一种基于水声学原理来诊脉断病的科学化、客观化的创新脉诊体系。本团队发现人体动脉里层流血液在疾病和特殊生理状态时可出现一类异常低频可闻声波，考虑到声波在液体和流体中的传播特性，借鉴了水声学和声呐学的原理来研究本类声波并制作出了三代脉诊仪，经过目前超过千名患者的试验，发现可以通过本脉诊对患者做出初步疾病诊断。

　　相较于社会上已经出版的各类脉学书籍，本书的特点在于开创了一个新的脉学领域，发现了一个新的脉诊诊病物理因素，尝试从水声学、流体力学等现代学科解读脉诊诊病的部分机理，对于从科学上解读脉诊做出了一定贡献。

　　本书可以在一定程度上促进中医脉诊的科学化和客观化，破除长期以来人们对脉诊"心中了了，指下难明"的疑问，增强人们对中医脉诊乃至中医药的自信心，具有较大的社会效益；同时，也对新型脉诊仪研发具有启示性，目前市场当中还没有一款具有诊病功能的脉诊仪，根据本原理研发的具有诊病作用的脉诊仪若全面推广则可收获良好的经济效益。

　　本书前八章介绍了中医脉诊在疾病诊断中的发展历程及中医诊病的重要价值，介绍了水声学脉诊产生的过程、此脉诊体系的理论建立和实验验证，叙述了此脉诊体系理论构成的相关内容：流体力学、血流动力学、振动、声波、水声学、声呐、异常声波的病理学，以及利用这些科学体系合理地解读了水声学脉诊的机理。第九章介绍了水声学脉诊的临床诊断学研究，并借助 MATLAB 分析了多个疾病的诊断学试验，为本脉诊的临床实践做出了实证，为应用水声学脉诊仪初步诊断疾病做出了成功的示范。

　　本书的主要读者对象为中医、西医、中西医结合医师，生物医学工程、生命科学、图谱信息处理等专业人员，从事医疗保健仪器研发者等。

　　由于编者水平和时间所限，书中疏漏之处在所难免，衷心希望广大读者提出宝贵的意见和建议，以便再版时完善。

编者

2024 年 4 月

目 录

㊞ 引 言

2014 年，一场关于中医诊脉验孕的"战火"在微博上引起轩然大波，有人悬赏 10 万元诊脉验孕，中医界激愤难耐，但似乎有点无可奈何。很多西医大夫包括从事现代科技的人员认为中医诊脉有很多玄学的东西。因此，如能通过现代科技证实脉诊可以诊病以及可以诊断某些特殊生理现象，如妊娠等，而且无论中西医通过相同仪器检测呈现出大部分人都可以辨识的脉图特征，则对振兴中医具有重要意义（图引言 –1、图引言 –2）。

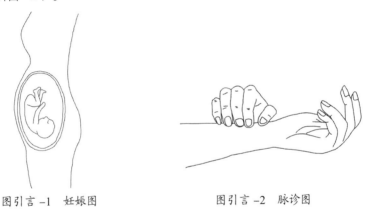

图引言 –1　妊娠图　　　　　　　　图引言 –2　脉诊图

对此，国内中医、西医和其他科技工作者几十年来以高度的责任感和使命感，努力发掘和促进中医药发展，对于脉诊的客观化和脉诊仪研发倾注了极大的热情，投入了大量财力和人力，取得了很多成绩，研发出可以部分辨证的脉诊仪，对于中医脉诊客观化具有重要价值。目前，脉诊仪的传感器多以压力感受器为主，比较先进的有光纤压力感受器，也有其他类型传感器，如半导体应变片式、电容传声器式、血管多普勒式等。传感器各有其特点，压力传感器技术成熟，稳定性高；半导体式灵敏度高；电容传声器式动态范围宽，对周围环境的适应性强；血管多普勒式可以检测脉搏的长度、宽度及脉流度。对于脉象图的分析也逐渐从时域分析、频域分析发展到时频联合分析。综上所述，目前医疗市场中正在使用的脉诊仪主要具有辨证功能，而对于疾病或特殊生理现象进行初步诊断的脉诊仪还有待研发。

脉诊的最高境界是患者不开口，医者号脉便知病，现实中确实有极少的中医大家仅仅通过号脉便可以把患者的常见的中医病因或常见的西医病种说出来，如金伟先生、许跃远先生。但是这种徒手号脉诊病的方式难以大范围地传承给中医大夫，只能成为极少数中医大夫的特长，将这些诊脉绝技推广应用一直是我国中医人和科研工作者的追求，其中研发可以代替人手的脉诊仪是脉诊客观化和可重复性的一个很好的方式。为此，国内外医学和科技工作者一直矢志不移地研发新型脉诊仪，近十几年我们也一直致力于研发可以初步诊断疾病的脉诊仪。经过艰苦的临床摸索和实验研究，我们很幸运地发现了一个以往没有被注意到的检测脉象的新的物理因素，针对这个物理因素采用了不同于当前大多数脉诊仪使用的传感器，以水声学原理为理论指导，研发制作了三代脉诊仪。三代脉诊仪可以采集到其他脉诊仪无法收集到的脉诊信息，可以对某些疾病以及妊娠做出初步诊断，取得了突破性的成绩（图引言 -3）。通过本脉诊仪可以对患者做出初步诊病和辨病，已经完成十多种疾病超过千名患者的脉诊，以及 152 例早期和中晚期妊娠的脉诊，其特异度和灵敏度均达到 80% 左右。三代脉诊仪取得专利 1 项，发表 SCI 文章 1 篇，发表国内核心期刊文章 2 篇。2022 年世界中医药学会联合会脉象研究专业委员会学术会上介绍了本脉诊成绩，受到了业界专家的密切关注及充分肯定，为证实脉诊是一项科学技术做出了贡献。

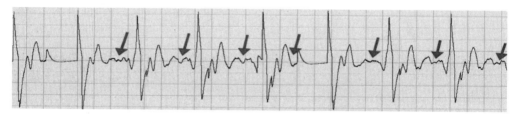

图引言 -3　早期妊娠脉的特征（箭头处的不规律小波）

传统中医的诊断主要涉及诊病、诊证和诊症 3 个方面，目前，大家多认为只有诊证和辨证才是中医的优势，而忽略或部分抛弃了中医原来就具有的诊病，中医如果仅仅使用诊证和辨证，则似自废武功，令人惋惜。对于疾病的把握，仅仅满足于辨证准确，而不识何病，则有可能铸成大错，延误病情，伤害患者。比如，伏梁和心下痞、肺痈和肺痿、泄泻和痢疾、心痛和真心痛等疾病的诊断和鉴别诊断正确与否对后期能否正确治疗具有关键性作用。良性息肉和结节多为气滞血瘀痰阻，恶性肿瘤也有气滞血瘀痰阻，如果异病同治，采用一样的理气化瘀祛痰治法，其结局可以有效治疗息肉和良性结节，但却可能延误恶性肿瘤的治疗，导致疾病恶化甚至危及生命。从古至今，作为中医人除了要掌握和重视辨证也要重视诊病。对此，我们有必要探讨中医脉诊的诊病沿革。

第一章

中医脉诊的诊病沿革

一、中西医对疾病和诊断疾病的认识

（一）西医对疾病和诊断疾病的认识

疾病（diseases）是机体在一定病因作用下，因自稳调节（homeostatic control）紊乱而发生的异常生命活动过程。诊断是医生通过诊察对人体的健康状态和疾病所提出的概括性判断。

对于疾病的检体诊断，有史可查最早起源于古希腊医学。尽管在古希腊之前，埃及、克里特、巴比伦的临床医学就开始繁盛，但是他们少有文献资料流传下来，没有成为西方医学的主流，反而古希腊保留了大量的医学资料，记载了古希腊详尽的病史资料和直接听诊方法的运用。古希腊的黄金时期，各领域涌现了大量的杰出学者，其中希波克拉底对医学的发展做出了最为卓越的贡献。现代发现残存的约 2500 年前希波克拉底记录的 42 例临床资料中，有详细的患者病史，视诊、触诊、直接听诊的结果，还有尿液和痰液的检查结果，这是最早涵盖现代诊断学核心内容的记录。

在希波克拉底之后，解剖学、病理学和疾病分类学三大学科的出现代表着现代西医学进入了一个成熟阶段。这三大学科的发展成为临床诊断学体系的坚实基础。

解剖学的发展是现代诊断学创建最重要的基础条件，希腊解剖学家盖伦（Galen）创建了基于动物的解剖学，由于他从动物解剖推测到人体解剖，因此存在很多的错误和误差，这从一定程度上阻碍了医学的进展。一直到 1543 年，维萨里（Andreas Vesalius）创建了基于人体的解剖学，这颠覆了 Galen 基于动物的解剖学，也为临床诊断学的发展提供了理论基础。

疾病分类学是涉及疾病定义、分类和命名方法的一门医学分支学科，是现代诊断学变革的关键基础。疾病分类学始于 17 世纪的英格兰，托马斯·西德纳姆（Thomas Sydenham）首次提出了疾病分类的概念，他阐述了四个重要的原则：一是所有疾病都应该进行分类，就像植物学家对植物种类分类；二是要准确地描述每一种疾病，避免假设和哲学思考；三是尽管不同患者存在年龄、体质和治疗方法的不同，但是同一疾病应该有一致的相似的表现；四是很多疾病的发生具有季节性。雷奈克（René Théophile Hyacinthe Laennec）首次系统地将一种疾病的症状、体征、病理结果有机结合起来，开始了现代临床综合诊断思维和方法的雏形，他首次定义了多种疾病概念，并开创性地提出同一疾病存在不同发展阶段。这些成果在其后的时间里持续影响着诊断学的发展，并持续应用在现代诊断学体系中。

病理学的发展同样为诊断学的发展提供了理论依据，1761 年，莫尔加尼（Giovanni Battista Morgagni）出版了病理学著作《The Seats and Causes of Diseases》（疾病的定位和起因），Morgagni 被认为是现代病理学的创建者。病理解剖学起源于系统解剖学，在 Morgagni 之前，很多医生和解剖学者就已经开始了相关工作。16 世纪和 17 世纪早期，许多著名的临床医生和解剖学者都大力提倡进行尸体解剖，由此来推进临床医学发展。在病理学的发展过程中出现了现代诊断学常用的教学模式——床旁教学。另外，对死后患者进行解剖，可以发现隐藏在疾病表面之下的不为人知的变化，便于印证临床的诊断正误、纠正误诊、漏诊等，也促进了临床医学的发展。

现代西医学诊断疾病的发展与现代科技发展紧密联系，现代科技的诸多理论和技术提升了人类认识疾病的范围和手段，使得疾病的诊断技术日新月异，随着诊断技术的提升，以往难以发现的或难以及早发现的疾病纷纷得以诊断，从而得以及时治疗。如随着超声技术和设备的极大进步，过去难以发现的甲状腺、乳腺、肝脏、胆囊、肾脏疾病等在出现症状和体征之前就得以及早诊断，尤其对于微小癌灶的发现是一个显著进步。随着 CT 清晰度提高，过去无法发现的肺结节、早期肺癌以及癌前病变得以及时筛查和诊断，极大提高了肺癌及癌前病变的治疗效果。诊断疾病手段和技术的进步也极大改变了当代的临床工作者需要处理疾病的疾病谱，对中西医临床工作者治疗疾病提出了新的要求。

诊断的三大分类：

1. 根据获得临床资料的方法分类，有症状诊断、体检诊断、实验诊断、超声波诊断、X 射线诊断、心电图诊断、内窥镜诊断、放射性核素诊断、手术探查诊断和治疗诊断等。

2. 根据诊断的确切程度分类，有初步诊断和临床诊断。初步诊断又分为疑似诊断（又称意向诊断或印象诊断）、临时诊断、暂定诊断；临床诊断即确定诊断。

3. 按诊断内容分类，有病因诊断、病理形态诊断、病理生理诊断。此外，还可分入院诊断、出院诊断、门诊诊断、死亡诊断、剖检诊断等。

从上述的描述可以看出，西医学的疾病诊断内容比较全面概况了疾病的本质，疾病的正确诊断是疾病治疗和预后的重要基础和前提。西医学对疾病的诊断手段和技术更新日新月异，凸显了诊断疾病的重要性。

（二）中医对疾病和诊断疾病的认识

中医学源远流长，其诊断内容随着时代变迁在不断演变，从古代到近代经过不断完善更趋于完美全面，其诊断的主要内容包括 3 种：诊病、诊症、诊证。

近代随着西医学的不断发展和广泛应用，尤其西医学诊断疾病的技术和病名在西医界和百姓中的广泛使用，导致中医诊病受到混淆和冲击，很多中医界同仁为了突出中医有别于西医的诊病，弱化了几千年以来作为中医诊断中重要的内容——中医诊病，强化中医辨证诊断，甚至极少数中医把诊病或辨证诊断当作区别中西医的分水岭。

忽视以及有意或无意去除中医诊病内容，对于中医界来说等于放弃了一个极其重要的诊断手段，对于中医的治疗是一个极大的损失。放弃中医诊病，必然要放弃中医脉诊中的诊病作用，对于完整传承中医的四诊是一个极大的损失，在中医传承基础上的创新也缺失了必要的环境和条件。因此，我们有责任完整传承中医诊病的学术和发展中医诊病学术，创新中医脉诊诊病技术，为中医药发扬光大注入更强的生命力。在讨论中医切脉诊病之前，除了对西医疾病诊断有清晰的了解之外，还要对中医诊病的渊源以及发展有全面的了解。

关于病、证、症三者关系的研究，《中医诊断学》教材指出，病即疾病在病因作用下正邪交争阴阳失调所引起的具有自己特定发展规律的病变全过程，具体表现为若干特定的症状和不同阶段前后衔接的相应证候。症、证、病三者含义各不相同，但都统一于广义"疾病"的总概念之中，都是由疾病的病理本质所决定的。

郭小青等认为中医的病作为一个独立的发展演变过程来说有其基本矛盾，与西医没有不同，但证则体现病发展演变某一阶段的主要矛盾，与西医不同。

申晓伟等认为中医学对疾病的认识是通过病、证、症 3 个层面展开的，其中病是对疾病全过程特征与规律等本质的概括；证是对疾病发展过程中某阶段病位病性等本质的概括；症是指症状与体征，是机体患病时所表现的现象。

李守朝认为应完善中医病名的规范化、标准化，使其系统性、严密性、科学性得到加强，确立中医病名诊断在临床上和法律上的合法地位，使其能和西医诊断并驾齐驱，互相补充。这是医学发展的趋势，也是广大中医和中西医结合工作者的共同心声，他认为辨证不可代替中医病名的诊断，辨证与辨病是从不同层次认识疾病的两种手段。众所周知，一种疾病有其特定的病因、发病机制、病理改变、临床表现、并发症和预后，这就是病名诊断的科学内涵。可见病名诊断偏重于认识疾病的整体与全过程，而辨证则是认识疾病在某一阶段的具体病机。

国医大师朱良春认为辨病和辨证相结合是中医学临床诊治疾病的基本思路，但由于过分强调辨证论治，削弱了辨病论治在诊治疑难病、危重病中的地位，则会大大影响临床疗效。应该抓住疾病的核心病机，辨病论治才是提高慢性、难治性疾病临床疗效的根本。从某种意义上讲，认识疾病深层次的核心病机、自觉接受辨病论治的思维方法是从中级水平迈向高级水平的门槛，是取得临床疗效的关键所在。

辨证论治作为中医治疗模式的突出特点和中医学整体观和辨证观的集中体现，而被称为中医理论的精髓，地位被提得很高。其实通观中医诊断学的发展，辨病和辨证两种诊断模式一直是并存的，而中医诊疗是始于识病，辨病论治在很长时期内也一直是主导的诊治模式。商周时期的甲骨文和《山海经》记载有瘿、瘕、痹、疥、瘅、疟等38种病名，《五十二病方》是以52种疾病为基础写成。《黄帝内经》时代，提出疾病、证候、症状3种形式，著录病名300余种，比证名多10余倍，说明古代医学对疾病的认识不仅早于证候，而且内容丰富，其论病都能从病因、病机、转归、预后诸方面加以论述。

关于辨病与辨证的关系，朱良春指出，病是证产生的根源，证是疾病反映出来的现象，因此"证"和"病"是一种因果关系，有着不可分割的联系。辨病是前提，辨证是手段。辨证是基于疾病核心病机的分类和细化，脱离了辨病，单靠辨证就会割舍疾病的总体特征。

首届全国名中医刘启泉认为，辨病辨证，辨病为先，中医是整体观念辨证论治，实际上中医也要辨病。这个"病"很早就有记载了，《说文解字》说"疾，病也"，《辞海》说"疾甚曰病"。现在是复合词，把疾病共称，实际上疾轻病重。之所以要谈病，是因为病是能够反映人体的正气与抗邪斗争引起的营养失调、组织损伤、生理功能失常或心理活动障碍的一个完整的生命过程。

中医常说辨证治疗，证是指证候。所有的疾病都会有某一个阶段，中医把它叫证候。当然除了说到证，还有病的症，这个症是症状，比如头痛、胃痛、呕吐等，这只是症状。中医既有病，还有证候、症状。

我们现在用的辨病辨证，指的是病证结合的治疗方法，既辨病治疗，还要辨证治疗。这样既能针对每一个个体精准治疗，又能把握这种疾病的发生、发展及治愈的全过程，反映整个疾病的发展规律。

刘启泉提出先辨病后辨证、病下辨证，他以治疗萎缩性胃炎为例，临床上萎缩性胃炎有一些症状和胃镜是相对应的。也有些患者内镜检查病情很重，但实际个体并没有明显不适；甚至有些人都有不典型增生了，还没有症状。这时我们需要辨病，需要将宏观辨证与微观辨证相结合。我们常说"有诸内，必形诸外"，实际上是"有诸内，未必形诸外"。有些患者诊断有问题，生化、超声、内镜、CT等检查也有问题，但是没有症状，这时我们更需要结合辨病治疗和微观辨证治疗。刘启泉辨病用药的经验丰富，比如针对萎缩性胃炎患者，有幽门螺杆菌感染的，他在临床上常选用蒲公英、连翘、半枝莲、黄连以清热解毒；如果出现黏膜水肿的，则加川芎、赤芍、三七，活血通络；有出血糜烂的，则加仙鹤草、地榆；有胃酸缺乏的，可以加乌梅、木瓜、甘草、白芍，酸甘化阴，甘酸津回；有肠上皮化生的，加薏苡仁、白花蛇舌草、败酱草，清热化湿，提高免疫功能，清泻固本；伴有不典型增生的，也就是我们说的上皮内瘤变，可以加莪术、仙鹤草、水红花子这些药物，起到抗癌防癌的作用。《伤寒论》第16条"观其脉证，知犯何逆，随证治之"就是对症治疗。

二、中医脉诊定性和定位诊断疾病历史沿革

目前临床常用的传统脉象主要是王叔和的24脉、李时珍的27脉和李中梓的28脉，传统脉诊既关注疾病的病机以及相应的辨证分型，如八纲辨证和六经辨证等，也同样关注脏腑经络的定位和疾病病灶的定性、定位的作用。早期文献包括《黄帝内经》就已经有了比较详尽的人体解剖记载，包括人体脏器的位置结构形态的记载，因此，脉诊必然也要涉及脏腑组织定位以及相应脏器组织病理状态的表现。

可以看出不仅西医对疾病诊断极为重视，中医也把病的诊断放在了极为重要的地位，并非重视证之诊断而废病之诊断。而通过脉诊诊断疾病不仅是现代微观脉诊的重要内容，在传统中医中也占有重要地位，下述文献较好地记录了传统脉诊的诊病作用。

（一）仓公医案中的脉诊记录

《史记·扁鹊仓公列传》中记录了仓公淳于意记录的医案，包括治愈的15例和不能治而死亡的10例，内容有患者的姓名、年龄、性别、职业、籍贯、病状、病名、诊断、病因、治疗、疗效、预后等，这就是被称为《诊籍》的25例医案。它反映了仓公的医术水平、实事求是的精神，更是开创了中国医学临床病案记录之先河，成为中国历史上最早的医案记载。其中大部分诊籍的诊断手段以脉诊为主，并且很多医案都涉及诊病。以下几篇病案就涉及如何诊脉而知病，以及如何具体从脉象表现上推导出所患何病。

病案一

齐侍御史成自言病头痛，臣意诊其脉，告曰："君之病恶，不可言也。"即出，独告成弟昌曰："此病疽也，内发于肠胃之间，后五日当臃肿，后八日呕脓死。"成之病得之饮酒且内。成即如期死。所以知成之病者，臣意切其脉，得肝气。肝气浊而静，此内关之病也。脉法曰"脉长而弦，不得代四时者，其病主在于肝。和即经主病也，代则络脉有过"。经主病和者，其病得之筋髓里。其代绝而脉贲者，病得之酒且内。所以知其后五日而臃肿，八日呕脓死者，切其脉时，少阳初代。代者经病，病去过人，人则去。络脉主病，当其时，少阳初关一分，故中热而脓未发也，及五分，则至少阳之界，及八日，则呕脓死，故上二分而脓发，至界而臃肿，尽泄而死。热上则熏阳明，烂流络，流络动则脉结发，脉结发则烂解，故络交。热气已上行，至头而动，故头痛。

本篇通过诊脉给此患者的病定性为疽、定位为肠胃之间，定量：病恶，通过脉象判断病机以及预后。其中切脉诊病是本篇的重点。

病案二

齐中尉潘满如病少腹痛，臣意诊其脉，曰："遗积瘕也。"臣意即谓齐太仆臣饶、内史臣由曰："中尉不复自止于内，则三十日死。"后二十余日，溲血死。病得之酒且内。所以知潘满如病者，臣意切其脉深小弱，其卒然合合也，是脾气也。右脉口气至紧小，见瘕气也。以次相乘，故三十日死。三阴俱抟者，如法；一抟俱抟者，决在急期；一抟一代者，近也。故其三阴抟，溲血如前止。

本篇切脉诊病为少腹部位的瘕病，并通过脉诊判断其病机和预后。

病案三

临菑氾里女子薄吾病甚，众医皆以为寒热笃，当死，不治。臣意诊其脉，曰："蛲瘕。"蛲瘕为病，腹大，上肤黄粗，循之戚戚然。臣意饮以芫华一撮，即出蛲可数升，病已，三十日如故。病蛲得之于寒湿，寒湿气宛笃不发，化为虫。臣意所以知薄吾病者，切其脉，循其尺，其尺索刺粗而毛美奉发，是虫气也。其色泽者，中脏无邪气及重病。

本篇通过脉诊为主结合望色确诊患者为蛲瘕病，并在诊病准确前提下，采取了针对病因的治疗。

病案四

安陵坂里公乘项处病，臣意诊脉，曰："牡疝。"牡疝在鬲下，上连肺。病得之内。臣意谓之："慎毋为劳力事，为劳力事则必呕血死。"处后蹴踘，要蹶寒，汗出多，即呕血。臣意复诊之，曰："当旦日日夕死。"即死。病得之内。所以知项处病者，切其脉得番阳。番阳入虚里，处旦日死。一番一络者，牡疝也。

本篇仓公诊脉后当即做出了牡疝病的诊断，病机分析与预后判断。

综上所述，可以看出仓公非常重视通过脉诊而诊病，在诊病前提下做出病因病机分析并采取相应的治疗。

（二）《黄帝内经》中的脉诊诊病

《黄帝内经》中也涉及大量对疾病的描述和诊断。

刘启泉研究了了《黄帝内经》，其中记载的病有 300 多处，记载的证不足 30 处。比如它的篇名《素问·热论》《素问·评热病论》《素问·奇病论》都是以病来论述的。

《素问·评热病论》中，黄帝问曰："有病温者，汗出辄复热，而脉躁疾不为汗衰，狂言不能食，病名为何？"岐伯对曰："病名阴阳交，交者死也。"既有发病的症状，又有病机的论述，也有患者的诊断，而证不具备这些特征。又有："今夫热病者，皆伤寒之类也……其不两感于寒者，七日，巨阳病衰，头痛少愈。八日，阳明病衰。"

《素问·病能论》中，黄帝问曰："人病胃脘痈者，诊当何如？"岐伯对曰："诊此者，当候胃脉，其脉当沉细，沉细者气逆，逆者人迎甚盛，甚盛则热。人迎者，胃脉也，逆而盛，则热聚于胃口而不行，故胃脘为痈也。"帝曰："善。"此段论述了从脉象中如何诊断胃痈以及胃痈脉的机理。

《素问·平人气象论》曰："欲知寸口太过与不及。寸口之脉中手短者，曰头痛。寸口脉中手长者，曰足胫痛。寸口脉中手促上击者，曰肩背病。寸口脉沉而坚者，曰病在中。寸口脉浮而盛者，曰病在外。寸口脉沉而弱，曰寒热及疝瘕、少腹痛。寸口脉沉而横，曰胁下有积，腹中有横积痛。寸口脉沉而喘，曰寒热。脉盛滑坚者，曰病在外。脉小实而坚者，病在内。脉小弱以涩，谓之久病。脉滑浮而疾者，谓之新病。脉急者，曰疝瘕少腹痛。脉滑曰风。脉涩曰痹。缓而滑曰热中。"本篇仅仅通过脉象的变化，可以判断患何种疾病，另外对于病的内外定位和新病及久病也可做出相应的判断。

另外，《素问·奇病论》也涉及通过诊脉诊病的内容。

（三）《伤寒杂病论》中的脉诊诊病

《伤寒杂病论》中伤寒以六经病为提纲，《金匮要略》则涉及更多杂病。《伤寒论》以辨病论治为纲，以病名篇。《金匮要略》22 篇基本都是以病脉证治命名。

《金匮要略·五脏风寒积聚病脉证并治》篇提到"问曰：病有积、有聚、有谷气，何谓也？师曰：积者，脏病也，终不移；聚者，腑病也，发作有时，展转痛移，为可治；谷气者，胁下痛，按之则愈，复发为谷气。诸积大法，脉来细而附骨者，乃积也。寸口，积在胸中；微出寸口，积在喉中；关上，积在脐旁；上关上，积在心下；微下关，积在少腹；尺中，积在气冲。脉出左，积在左；脉出右，积在右；脉两出，积在中央。各以其部处之。"本段经文从脉象中体现了如何对积病进行定性和定位。如：脉来细而附骨则为积证的脉象特征，此特征出现在寸脉则积在胸，特征在寸脉上则积在喉中，特征在关脉则积在脐旁，特征在关脉上部则积在心下，特征在关脉下部则积在少腹，特征在尺脉则积在气冲穴处，特征在左手脉则积在左侧，特征在右手脉则积在右，特征在双手则积在中央。本段文献明确了左右手脉对应身体左右侧部位，寸、关、尺对应了人体上中下疾病的分部，双手脉都有相应的脉象则可以定位为身体中央的积病。实为现代微观脉诊定位脏腑和疾病的发端。

《金匮要略·中风历节病脉证并治》提到"夫风之为病，当半身不遂，或但臂不遂者，此为痹。脉微而数，中风使然"，本篇主要从脉象中辨别中风和历节病。

《金匮要略·腹满寒疝宿食病脉证》中"问曰：人病有宿食，何以别之？师曰：寸口脉浮而大，按之反涩，尺中亦微而涩，故知有宿食，大承气汤主之。脉数而滑者实也，此有宿食，下之愈，宜大承气汤"，直接以脉辨宿食病，其中隐含宿食病的病机。

（四）《脉经》中的脉诊诊病

《脉经》是我国第一部脉学的专著，为西晋太医令王叔和所著。其最早明确了双手寸、关、尺分布五脏六腑的诊脉方法，总结了 24 脉象，使脉学成为一个独立的学科。《脉经》中有大量通过脉诊进行脏腑定位和疾病的定性、定位描述。

从鱼际至高骨（其骨自高），却行一寸，其中名曰寸口。从寸至尺，名曰尺泽。故曰尺寸。寸后尺前，名曰关。阳出阴入，以关为界。阳出三分，阴入三分，故曰三阴三阳。阳生于尺动于寸，阴生于寸动于尺。寸主射上焦，出头及皮毛竟手。关主射中焦，腹及腰。尺主射下焦，少腹至足。

这是《脉经》中关于寸口脉寸、关、尺 3 部定位三焦和人体部位的较早的描述。另外，《脉经》又以寸口脉分层而定位五脏。

初持脉，如三菽之重，与皮毛相得者，肺部也。如六菽之重，与血脉相得者，心部也。如九菽之重，与肌肉相得者，脾部也。如十二菽之重，与筋平者，肝部也。按之至骨，举之来疾者，肾部也。故曰轻重也。

心部在左手关前寸口是也，即手少阴经也，与手太阳为表里，以小肠合为府。合于上焦，名曰神庭，在龟（一作鸠）尾下五分。

肝部在左手关上是也，足厥阴经也，与足少阳为表里，以胆合为府，合于中焦，名曰胞门（一作少阳），在太仓左右三寸。

肾部在左手关后尺中是也，足少阴经也，与足太阳为表里，以膀胱合为府，合于下焦，在关元左。

肺部在右手关前寸口是也，手太阴经也，与手阳明为表里，以大肠合为府，合于上焦，名呼吸之府，在云门。

脾部在右手关上是也，足太阴经也，与足阳明为表里，以胃合为府，合于中焦脾胃之间，名曰章门，在季肋前一寸半。

肾部在右手关后尺中是也，足少阴经也，与足太阳为表里，以膀胱合为府，合于下焦，在关元右。左属肾，右为子户，名曰三焦。

从上述经文看出《脉经》将寸口脉寸、关、尺与五脏六腑相对应而定位。

辨三部九候脉证第一：

经言所谓三部者，寸、关、尺也；九候者，每部中有天、地、人也。上部主候从胸以上至头，中部主候从膈以下至气街，下部主候从气街以下至足。浮、沉、牢、结、迟、疾、滑、涩，各自异名，分理察之，勿怠观变，所以别三部九候，知病之所起。审而明之，针灸亦然也。故先候脉寸中（寸中一作十中于九）。浮在皮肤，沉细在里。昭昭天道，可得长久。

上部之候，牢、结、沉、滑，有积气在膀胱。微细而弱，卧引里急，头痛，咳嗽，逆气上下。心膈上有热者，口干渴燥。病从寸口，邪入上者名曰解。脉来至，状如琴弦，苦少腹痛，女子经月不利，孔窍生疮；男子病痔，左右胁下有疮。上部不通者，苦少腹痛，肠鸣。寸口中虚弱者，伤气，气不足。大如桃李实，苦痹也。寸口直上者，逆虚也。如浮虚者，泄利也。中部脉结者，腹中积聚。若在膀胱、两胁下，有热。脉浮而大，风从胃管入，水胀，干呕，心下澹澹，如有桃李核。胃中有寒，时苦烦、痛、不食，食即心痛，胃胀支满，膈上积。胁下有热，时寒热淋露。脉横出上者，胁气在膀胱，病即著。右横关入寸口中者，膈中不通，喉中咽难。刺关元，入少阴。下部脉者，其脉来至浮大者，脾也。与风集合，时上头痛，引腰背，小滑者，厥也。足下热，烦满，逆上抢心，上至喉中，状如恶肉，脾伤也。病少腹下，在膝、诸骨节间，寒清不可屈伸；脉急如弦者，筋急，足挛结者，四肢重。从尺邪入阳明者，寒热也。大风邪入少阴，女子漏白下赤，男子溺血，阴痿不起，引少腹痛。

以上内容以上、中、下分部涉及不同脉象对于病和症状的诊断，其中略涉及病机的解读。

脉数则在腑，迟则在脏。脉长而弦病在肝（扁鹊云：病出于肝），脉小血少病在心（扁鹊云：脉大而洪，病出于心），脉下坚上虚病在脾胃（扁鹊云：病出于脾胃），脉滑（一作涩）而微浮病在肺（扁鹊云：病出于肺），脉大而坚病在肾（扁鹊云：小而紧）。

本段经文主要解读了几种脉象对五脏病的定位。

平三关阴阳二十四气脉第一：

左手关前寸口阳绝者，无小肠脉也。苦脐痹，小腹中有疝瘕，王月（王字一作五）即冷上抢心。刺手心主经，治阴。心主在掌后横理中（即太陵穴也）。

左手关前寸口阳实者，小肠实也。苦心下急痹（一作急痛）。小肠有热，小便赤黄。刺手太阳经，治阳（一作手少阳者，非）。太阳在手小指外侧本节陷中（即后溪穴也）。

左手关前寸口阴绝者，无心脉也。苦心下毒痛，掌中热，时时善呕，口中伤烂。刺手太阳经，治阳。

左手关前寸口阴实者，心实也。苦心下有水气，忧恚发之。刺手心主经，治阴。

左手关上阳绝者，无胆脉也。苦膝疼，口中苦，眯目善畏，如见鬼状，多惊，少力。刺足厥阴经，治阴。在足大指间（即行间穴也），或刺三毛中。

左手关上阳实者，胆实也。苦腹中实不安，身躯习习也，刺足少阳经，治阳。在足上第二指本节后一寸（第二指当云小指、次指，即临泣穴也）。

左手关上阴绝者，无肝脉也。苦癃，遗溺，难言，胁下有邪气，善吐。刺足少阳经，治阳。

左手关上阴实者，肝实也。苦肉中痛，动善转筋。刺足厥阴经，治阴。

左手关后尺中阳绝者，无膀胱脉也。苦逆冷，妇人月使不调，王月则闭，男子失精，尿有余沥。刺足少阴经，治阴，在足内踝下动脉（即太溪穴也）。

左手关后尺中阳实者，膀胱实也。苦逆冷，胁下有邪气相引痛。刺足太阳经，治阳。在足小指外侧本节后陷中（即束骨穴也）。

左手关后尺中阴绝者，无肾脉也。苦足下热，两髀里急，精气竭少，劳倦所致。刺足太阳经，治阳。

左手关后尺中阴实者，肾实也。苦恍惚，健忘，目视䀮䀮，耳聋怅怅，善鸣。刺足少阴经，治阴。

右手关前寸口阳绝者，无大肠脉也。苦少气，心下有水气，立秋节即咳。刺手太阴经，治阴。在鱼际间（即太渊穴也）。

右手关前寸口阳实者，大肠实也。苦肠中切痛，如锥刀所刺，无休息时。刺手阳明经，治阳。在手腕中（即阳溪穴也）。

右手关前寸口阴绝者，无肺脉也。苦短气咳逆，喉中塞，噫逆。刺手阳明经，治阳。

右手关前寸口阴实者，肺实也。苦少气，胸中满彭彭，与肩相引，刺手太阴经。治阴。

右手关上阳绝者，无胃脉也。苦吞酸，头痛，胃中有冷。刺足太阴经，治阴。在足大指本节后一寸（即公孙穴也）。

右手关上阳实者，胃实也。苦肠中伏伏（一作愊愊），不思食物，得食不能消。刺足阳明经，治阳，在足上动脉（即冲阳穴也）。

右手关上阴绝者，无脾脉也。苦少气，下利，腹满，身重，四肢不欲动，善呕。刺足阳明经，治阳。

右手关上阴实者，脾实也。苦肠中伏伏如坚状，大便难。刺足太阴经，治阴。

右手关后尺中阳绝者，无子户脉也。苦足逆寒，绝产，带下，无子，阴中寒。刺足少阴经，治阴。

右手关后尺中阳实者，膀胱实也。苦少腹满，引腰痛。刺足太阳经，治阳。

右手关后尺中阴绝者，无肾脉也。苦足逆冷，上抢胸痛，梦入水见鬼，善厌寐，黑色物来掩人上。刺足太阳经，治阳。

右手关后尺中阴实者，肾实也。苦骨疼，腰脊痛，内寒热。刺足少阴经，治阴。

上脉二十四气事。

上述经文根据阳绝脉和阴绝脉、阳实脉和阴实脉的分部不同而诊病和诊症状，少部分涉及病机。其中的阳脉多为浮、滑、长、数，阴脉多表现沉、涩、短、弱、微。

平人迎神门气口前后脉第二：

心实，左手寸口人迎以前脉阴实者，手厥阴经也。病苦闭，大便不利，腹满，四肢重，身热，苦胃胀，刺三里。

心虚，左手寸口人迎以前脉阴虚者，手厥阴经也。病苦悸恐，不乐，心腹痛，难以言，心如寒，状恍惚。

小肠实，左手寸口人迎以前脉阳实者，手太阳经也。病苦身热，热来去，汗出（一作汗不出）而烦，心中满，身重，口中生疮。

小肠虚，左手寸口人迎以前脉阳虚者，手太阳经也。病苦颅际偏头痛，耳频痛。

心小肠俱实，左手寸口人迎以前脉阴阳俱实者，手少阴与太阳经俱实也。病苦头痛，身热，大便难，心腹烦满，不得卧，以胃气不转，水谷实也。

心小肠俱虚，左手寸口人迎以前脉阴阳俱虚者，手少阴与太阳经俱虚也。病苦洞泄苦寒，少气，四肢寒，肠澼。

肝实，左手关上脉阴实者，足厥阴经也。病苦心下坚满，常两胁痛，自忿忿如怒状。

肝虚，左手关上脉阴虚者，足厥阴经也。病苦胁下坚，寒热，腹满，不欲饮食，腹胀，悒悒不乐，妇人月经不利，腰腹痛。

胆实，左手关上脉阳实者，足少阳经也。病苦腹中气满，饮食不下，咽干，头重痛，洒洒恶寒，胁痛。

胆虚，左手关上脉阳虚者，足少阳经也，病苦眩、厥、痿，足指不能摇，躄，坐不能起，僵仆，目黄，失精晄晄。

肝胆俱实，左手关上脉阴阳俱实者，足厥阴与少阳经俱实也。病苦胃胀，呕逆，食不消。

肝胆俱虚，左手关上脉阴阳俱虚者，足厥阴与少阳经俱虚也。病苦恍惚，尸厥不知人，妄见，少气不能言，时时自惊。

肾实，左手尺中神门以后脉阴实者，足少阴经也。病苦膀胱胀闭，少腹与腰脊相引痛。

左手尺中神门以后脉阴实者，足少阴经也。病苦舌燥，咽肿，心烦，嗌干，胸胁时痛，喘咳，汗出，小腹胀满，腰背强急，体重骨热，小便赤黄，好怒好忘，足下热疼，四肢黑，耳聋。

肾虚，左手尺中神门以后脉阴虚者，足少阴经也。病苦心中闷，下重，足肿不可以按地。

膀胱实，左手尺中神门以后脉阳实者，足太阳经也。病苦逆满，腰中痛，不可俯仰，劳也。

膀胱虚，左手尺中神门以后脉阳虚者，足太阳经也。病苦脚中筋急，腹中痛引腰背，不可屈伸，转筋，恶风，偏枯，腰痛，外踝后痛。

肾膀胱俱实，左手尺中神门以后脉阴阳俱实者，足少阴与太阳经俱实也。病苦脊强反折，戴眼，气上抢心，脊痛，不能自反侧。

肾膀胱俱虚，左手尺中神门以后脉阴阳俱虚者，足少阴与太阳经俱虚也。病苦小便利，心痛，背寒，时时少腹满。

肺实，右手寸口气口以前脉阴实者，手太阴经也。病苦肺胀，汗出若露，上气喘逆，咽中塞，如欲呕状。

肺虚，右手寸口气口以前脉阴虚者，手太阴经也。病苦少气不足以息，嗌干，不朝津液。

大肠实，右手寸口气口以前脉阳实者，手阳明经也。病苦腹满，善喘咳，面赤身热，喉咽（一本作咽喉）中如核状。

大肠虚，右手寸口气口以前脉阳虚者，手阳明经也。病苦胸中喘，肠鸣，虚渴唇口干，目急，善惊，泄白。

肺大肠俱实，右手寸口气口以前脉阴阳俱实者，手太阴与阳明经俱实也。病苦头痛，目眩，惊狂，喉痹痛，手臂捲（一作倦，二作蜷），唇吻不收。

肺大肠俱虚，右手寸口气口以前脉阴阳俱虚者，手太阴与阳明经俱虚也。病苦耳鸣嘈嘈，时妄见光明，情中不乐，或如恐怖。

脾实，右手关上脉阴实者，足太阴经也。病苦足寒胫热，腹胀满，烦扰不得卧。

脾虚，右手关上脉阴虚者，足太阴经也。病苦泄注，腹满，气逆，霍乱呕吐，黄疸，心烦不得卧，肠鸣。

胃实，右手关上脉阳实者，足阳明经也。病苦腹中坚痛而热（《千金》作病苦头痛），汗不出，如温疟，唇口干，善哕，乳痈，缺盆腋下肿痛。

胃虚，右手关上脉阳虚者，足阳明经也。病苦胫寒，不得卧，恶寒洒洒，目急，腹中痛，虚鸣（《外台》作耳虚鸣），时寒，时热，唇口干，面目浮肿。

脾胃俱实，右手关上脉阴阳俱实者，足太阴与阳明经俱实也。病苦脾胀腹坚，抢胁下痛，胃气不转，大便难，时反泄利，腹中痛，上冲肺肝，动五脏，立喘鸣，多惊，身热，汗不出，喉痹，精少。

脾胃俱虚，右手关上脉阴阳俱虚者，足太阴与阳明经俱虚也。病苦胃中如空状，少气不足以息，四逆寒，泄注不已。

肾实，右手尺中神门以后脉阴实者，足少阴经也。病苦痹，身热，心痛，脊胁相引痛，足逆热烦。

肾虚，右手尺中神门以后脉阴虚者，足少阴经也。病苦足胫小弱，恶风寒，脉代绝，时不至，足寒，上重下轻，行不可以按地，少腹胀满，上抢胸胁，痛引胁下。

膀胱实，右手尺中神门以后脉阳实者，足太阳经也。病苦转胞，不得小便，头眩痛，烦满，脊背强。

膀胱虚，右手尺中神门以后脉阳虚者，足太阳经也。病苦肌肉振动，脚中筋急，耳聋忽忽不闻，恶风，飕飕作声。

肾膀胱俱实，右手尺中神门以后脉阴阳俱实者，足少阴与太阳经俱实也。病苦癫疾，头重，与目相引痛，厥欲起走，反眼。大风，多汗。

肾膀胱俱虚，右手尺中神门以后脉阴阳俱虚者，足少阴与太阳经俱虚也。病苦心痛，若下重不自收，篡反出，时时苦洞泄，寒中泄，肾、心俱痛（一说云：肾有左右，膀胱无二。今用当以左肾合膀胱，右肾合三焦）。

上述经文阐述了十二经脉病的脉象定位以及相关病、证、症状的脉象。

平奇经八脉病第四：

奇经之为病何如？然：阳维维于阳，阴维维于阴。阴阳不能相维，怅然失志，容容（《难经》作溶溶）不能自收持（怅然者，其人惊，即维脉缓，缓即令身不能自收持，即失志善忘恍惚也）。阳维为病，苦寒热；阴维为病，苦心痛（阳维为卫，卫为寒热。阴维为荣，荣为血，血者主心，故心痛也）。阴跷为病，阳缓而阴急（阴跷在内踝，病即其脉急，当从内踝以上急，外踝以上缓）；阳跷为病，阴缓而阳急（阳跷在外踝，病即其脉急，其人当从外踝以上急，内踝以上缓）。冲之为病，逆气而里急（冲脉从关元至喉咽，故其为病逆气而里急）。督之为病，脊强而厥（督脉在脊，病即其脉急，故令脊强也）。任之为病，其内苦结，男子为七疝，女子为瘕聚（任脉起于胞门、子户，故其病结为七疝、瘕聚）。带之为病，苦腹满，腰容容（《难经》作溶溶）若坐水中状（带脉者，回带人之身体，病即其脉缓，故令腰容容也）。此奇经八脉之为病也。

诊得阳维脉浮者，暂起目眩，阳盛实，苦肩息，洒洒如寒。诊得阴维脉沉大而实者，苦胸中痛，胁下支满，心痛。诊得阴维如贯珠者，男子两胁实，腰中痛；女子阴中痛，如有疮状。诊得带脉，左右绕脐腹腰脊痛，冲阴股也。两手脉浮之俱有阳，沉之俱有阴，阴阳皆实盛者，此为冲、督之脉也。冲、督之脉者，十二经之道路也。冲、督用事则十二经不复朝于寸口，其人皆苦恍惚狂疑，不者，必当由豫，有两心也。两手阳脉浮而细微，绵绵不可知，俱有阴脉，亦复细绵绵，此为阴跷、阳跷之脉也。此家曾有病鬼魅风死，苦恍惚，亡人为祸也。诊得阳跷，病拘急；阴跷病缓。尺寸俱浮，直上直下，此为督脉。腰背强痛，不得俯仰，大人癫病，小儿风痫疾。脉来中央浮，直上下痛者，督脉也。动苦腰背膝寒，大人癫，小儿痫也，灸顶上三丸。正当顶上。尺寸脉俱牢（一作芤），直上直下，此为冲脉。胸中有寒疝也。脉来中央坚实，径至关者，冲脉也。动苦少腹痛，上抢心，有瘕疝，绝孕，遗矢溺，胁支满烦也。横寸口边九丸，此为任脉。苦腹中有气如指，上抢心，不得俯仰，拘急。脉来紧细实长至关者，任脉也。动苦少腹绕脐，下引横骨、阴中切痛。取脐下三寸。

本篇涉及奇经八脉病的脉象、病、症状等，具体诊脉的部位可以参照后世李时珍的气口九道脉图。

纵观两千多年中医药的发展历史，可以看出从古代到近代，中国人民在长期同疾病的斗争中，对疾病的认识一直在不断完善。中医不仅仅重视辨证，同样对诊病尤其通过脉诊诊病相当重视，而且诊病为认识疾病的前提和基础，在诊病清晰的前提下，结合辨证和诊症以及对病机的认识，从而确立治疗原则和治法，做到治疗疾病时有的放矢，确保疗效。中医病名和西医病名同中有异，古代中医中很多病名和内容一直延续至今仍在使用，但随着时代的发展和一代又一代中医人对疾病认识的不断深入，也有很多中医病名在发生改变，疾病的内容也有变动以及完善。西医引入中国后，很多西医病名直接沿用了中医病名，当然，也有直接采用西医病名的情况，直接沿用中医病名的疾病有些与中医疾病相同或大致相同，但有些借用中医病名则完全不同于中医原来的疾病。但无论中医西医、近代现代，对于疾病的诊断宗旨都是一样的，即所谓抓住疾病的发病、演变、预后全部过程，对健康状态和疾病所提出的概括性判断。

两千多年来，中医通过脉诊对于诊病和病灶的定位诊断没有发扬光大成为传统脉学的主流，反而逐步边缘化。但随着西医学的快速发展，尤其是西医诊断学和手段的快速进步，使得疾病定性和病灶的定位日趋成熟，因此，对于中医脉诊对疾病的定位、定性要求也日益增长。迄今为止，应用脉诊仪判断中医的病因病机和人体的生理病理状态取得了部分成就，但目前缺乏一款可以用于初步诊断常见疾病的脉诊仪。对此，我们团队近 20 年一直致力于研发可以初步诊断疾病的脉诊仪，现已取得了初步成绩。

第二章

脉诊仪研发现状

一、现代脉诊仪的研发机理及种类

脉诊仪通过脉诊传感器来采集脉象信息，并对所采集的信息进行分析、处理，得出客观定量指标，是描述记录脉象的主要仪器。脉诊仪的研发与应用是中医实现脉诊客观化的主要手段，是将中医脉诊推向主流医学、获得公众认可的重要工具。经过无数学者和技术人员的努力，现已获得一定的成果，然而现有的脉诊仪的功能还很难呈现出徒手诊脉的大多数脉象信息。市场上的各类脉诊仪，大多是从一个或几个脉象入手，能够检测出脉象信息的一部分，但中医脉象的信息是一个复杂多维的动态的时空状态，并且所有的这些特征随着疾病不同和阶段不同而呈现出多种变化。目前对脉象的分析大多通过采集部分脉象特征，从脉图上尝试解读，但难以很好地应用于临床。其中一个重要原因是尽管研究徒手诊脉的学者和临床医师比较多，但无论是对于传统脉象还是现代微观脉诊形成机理的研究都很少。不同脉象特征形成的机理是什么，生理性的脉象特征如何形成的，病理性脉象特征如何形成的，构成不同脉象特征有多少物理因素，以及哪些是物理因素，哪些是主要的物理因素，哪些是次要物理因素等问题，目前仍然处于探索阶段。对于脉象的基础实验和脉象特征形成的机理的理论探索也比较少。由于脉象特征的生理、病理以及物理因素目前大多处于探索阶段，因此，就很难有针对性地选择相应的传感器，导致了脉诊仪的研发结局不尽如人意，现有的脉诊仪达到名老中医徒手诊脉的水平还有比较长的路要走。

脉诊仪的核心技术有两个部分，一个是脉诊传感器，另一个是图像分析技术。其中脉诊传感器又是脉诊仪研发中的重中之重，只有选择了合适的脉诊传感器，才可以采集到脉象的准确信息，在接下来的信息分析中，才能有实际的意义。通过研读收集的文献发现，压力传感器、光电传感器和超声波传感器是目前投入研究最多，成品也相对较成熟的三类传感器。现在已经成品的脉诊仪中，大多数是采用了一种传感器，有的是结合了其中的两种传感器。

（一）压力传感器

压力传感器通常有压电式传感器、压阻式传感器和压磁式传感器 3 种。同时也可分为单头式压力传感器、双头式压力传感器和三头式压力传感器。

1. 压电式传感器

压电式传感器是利用压电材料的特点及优势将脉搏的压力信号转换为电信号。其中，压电式传感器根据压电材料的不同可分为压电晶体式传感器、压电陶瓷式传感器、光纤光栅脉诊传感器、压电聚合物传感器和复合压电材料传感器。压电式传感器具有灵敏度高、抗扰性好、频响宽、时间和温度稳定性好、与人体软组织的声阻抗匹配良好的优点。然而，压电式传感器也有很明显的缺点，例如容易跑失电荷并且不适合进行静态压力测量，需要特殊的电荷放大器才能放大信号，较为昂贵，这限制了它的普及。

2. 压阻式传感器

压阻式传感器是利用电阻率随应力变化的特质制成的，目前它的应用最广泛。压阻式传感器可根据其压力的传导方式分为固态压阻式传感器、液压传感器和空气传导式传感器。由于其精准度和线性度受应变片黏合剂的影响，仍需进一步改进技术和材料选择。

3. 压磁式传感器

压磁式传感器又称为磁弹性传感器，是近年出现的一种新型传感器，它的作用原理是磁弹性效应，将物理因素变换成传感器磁导率的变化，继而通过磁导率的变化输出相应的电信号。其优点是抗干扰能力强、过载性能好、结构与电路简单、能在恶劣环境下工作、寿命长等，缺点是精度不高、反应速度慢。但因其理论和技术尚未成熟，例如如何选择磁性材料，如何对磁性材料进行热处理等问题有待解决。

（二）光电式脉搏传感器

光电式脉搏传感器的原理是血液流动引起血管内血容量的变化，而血容量的多少又决定光线经过组织被血液吸收量的多少，因此当光线照到组织时，穿过组织的光线也随血流而改变，光电传感器就是将接收的光信号转换为电信号，脉搏波的变化通过电信号的变化反映出来。

（三）传声器

传声器的本质是一种次声波传声器，其利用两极板间电容大小的变化和声学原理，将声音的振动信号转化为电信号。传声器重点检测的是脉搏波动引起的振动声波，也称为听信号，但是目前大多数研究团队以此传感器采集次声波为主要研究对象。而我们团队研究发现，脉搏中存在的可闻声波是可以反映脉象特征的重要内容，单纯采集分析次声波会丢失大部分的可闻声波的信息，难以得到丰富的脉象信息。

（四）超声多普勒传感器

上述论述中，脉搏主要发出压力搏动，但除了这类信息，它还包括管腔容积、血流速度和血管的三维运动等，仅通过压力脉搏图难以全部定量地反映脉象的重要信息。随着医学超声成像诊断技术的发展，超声多普勒技术在脉象客观化的研究中越来越受到重视，并取得了一定的成就。这种传感器多需要与其他传感器相互联合，成为复合型的传感器，制作上相对较复杂。

（五）其他传感器

随着科学技术的不断发展，新型材料的不断研发，近年来也出现了一些新型材料的传感器，如纳米传感器、石墨烯传感器等。随着技术的进步，纳米传感器尺寸不断减小、精准度等性能不断提高，提高了传感器的水平。石墨烯传感器是由新加坡南洋理工大学的研究人员研发的，对可见光和红外线都非常敏感。由于它使用的是创新式结构，对光线的敏感度超过现在摄像机所使用的成像传感器千倍。石墨烯是一种超强碳化合物，具有蜂窝状结构，它和橡胶一样柔韧，比硅更具传导性，但其是否能反映脉象的关键信息尚不清楚。

二、脉诊仪及脉诊客观化发展辨析及展望

现阶段脉诊仪客观化发展缓慢的原因有缺少统一的量化标准，稳定性及可重复性低，具体情况如下。

1. 缺少统一的量化标准

脉诊仪的研发类型多样，不同的脉诊仪测量脉象所偏重的因素也不尽相同，这使得脉诊仪测量的脉象波形多样性，没有统一的量化标准去分析。虽然可以针对每类脉诊仪制定出相应的标准，但是需要大量的数据库和不同疾病的脉象波形比较，工作量极大，难度系数高，这也是脉诊仪难以实用化和普及的一大阻碍。

2. 稳定性和可重复性低

现有的各型脉诊仪可重复性较低，不能满足临床需要，在采集脉象时，均要求医生手动定位，由于医生经验与手法的差异，导致定位可能出现误差，调整传感器的方向和部位也有误差，使得同一个医生测量同一个患者的脉象也有前后差异，这些因素都影响到了脉诊仪所采集数据的稳定性、可重复性。

目前脉诊仪研究的方向仍然处在探索中，对各种脉象形成的具体物理因素除了压力波之外，是否还有其他物理因素尚不清楚，导致传感器选择困难。虽然中医脉诊的客观化吸引着很多的学者进行探索，在脉诊仪的研发中投入了大量的人力和物力，但仍然存在着很多未知。脉诊仪作为一个可以验证和测量脉象的中医仪器，是使中医脉诊客观化、可观化表达的一个工具，不是单纯存在于实验室的一个仪器。脉诊仪的研发需要多方面人才的共同合作，既需要中医学脉诊人才对脉象的机理的研究和描述，也需要生理学、病理学人才对人体病理生理导致不同脉象形成的机理进行探索，更需要物理工科人才对材料创新、硬件软件进行研发。脉诊仪的研发不是一蹴而就的，它需要多学科多方面人才的合作。

目前，在中医脉诊检测领域应用最为广泛的是基于压阻传感器的脉象检测系统，主要通过压力传感器测得人体脉搏信号，脉搏信号经过放大滤波等信号处理后得到人体脉象图。检测脉搏压力的方法，对于脉搏反映的宏观血流动力具有较大的价值，主要适合于传统脉学，但基本无法检测出微观脉学中的各种脉象，故基本无法用于检测现代医学的具体器官的疾病。

第三章

水声学脉诊的发现

一、对疾病定性、定位、定量的单一脉象的发现

由于现代医学发展的需要，现代脉学（或称为现代微观脉学）逐步诞生并发展起来，其中有诸多新的脉象被发现。金伟先生发现和创立的冲搏、旋搏、抽搏、断搏、叠搏脉象等，皆对相关疾病的诊断具有重要价值。许跃远先生的脉诊中有关于脉晕的解读和应用，如硬晕对肿瘤类疾病的诊断，砂砾晕对结石类疾病的诊断，皮囊晕对囊肿类疾病的诊断，浊晕对脂肪沉着类疾病的诊断，凹晕对于脏器摘除的诊断，以及软晕、水晕、边脉等新的脉象。有印度脉学专家在阿育吠陀脉学中发现蚂蟥脉对于痛风和关节炎的诊断，鹌鹑脉对前列腺炎或宫颈炎的诊断，松鸡脉对胃溃疡的诊断，孔雀脉对高血压的诊断，驼峰脉对主动脉狭窄或者主动脉瓣狭窄的诊断等，都具有重要价值。

传统脉学中的二十多种常用脉象无法用于疾病诊断。现代微观脉诊新发现的几十种脉象在某种程度上可以反映出现代医学中大部分疾病的病理生理，但脉象的多样繁杂也导致了脉诊仪研发困难，而大部分单一的脉象则难以用于大部分疾病的诊断。如果能在繁杂的脉象中找出一个可以对大部分疾病进行定性和定位诊断的单一脉象，则可以执简驭繁、提纲挈领初步诊断大部分疾病，而且可以极大方便和简化脉诊仪的研发和脉诊客观化。因此，疾病定性、定位、定量的单一脉象的有无，对寻找相应物理因素、解开脉象诊病的瓶颈具有重要意义。

我长期致力于探索脉象客观化的研究，在学习传统经典脉诊和各路脉诊大家的学术成果中，不断进行脉象的临床探索。在长期的脉诊临床探索中，我发现虽然各种疾病的脉象在寸口脉中的分部和层次有所不同，但都有一个共性的脉象出现，比如胃癌患者的脉象是冲搏脉，但也同时伴有涩脉；胃溃疡患者的主要脉象是断搏脉，

但也有涩脉伴随，经过实践和总结后发现了呼吸系统、循环系统、泌尿系统等各个系统或组织的炎症均具有涩脉的特征。当然，按照金氏脉学描述和实际临床诊脉感受的涩脉，会因炎症的分期不同涩脉的性质也有所区别，如急性、亚急性以及慢性炎症。肿瘤的涩脉特征有其特有的质感，即黏滞性的涩脉。经过十多年的临床诊脉实践，我注意到涩脉是绝大多数疾病的主要或者伴随的脉象，对此，经过临床实践证实了涩脉是在现代脉学中的众多脉象中可以为疾病定性、定位和定量的重要特征。大部分疾病以及比较明显的生理现象都可以在桡动脉的不同分部（除了传统的寸、关、尺 3 部之外，还可以分 6 部 9 部等）、分层（除了传统的浮、中、沉 3 层之外，可以分为传统的五体脉的 5 层以及 6 层、7 层或 8 层等）中徒手触摸到相应的涩脉。当然分部越细、分层越多则诊断的精准性越高。我团队初步解决了采用单一脉象就可以对大部分疾病的定性和定位做出初步诊断的难题。

二、涩脉的重要物理性质的发现

虽然找到了一个可以定性、定位的脉象——涩脉，但必须明确涩脉的物理性质是什么，找不到涩脉的明确的物理性质则难以从繁杂的传感器中选择合适的传感器以实现脉诊仪的准确检测。传感器敏感材料及器件种类繁多，目前传感器分为八大类几十小类和几百种。温度敏感材料与器件包括 9 类，湿度敏感材料与器件包括 6 类，力（声）敏材料与器件包括 5 类，生物敏感材料与器件包括 5 类，磁场敏感材料与器件包括 8 类，光学敏感材料与器件包括 9 类，气体敏感材料与器件包括 6 类，新型敏感材料与器件包括 7 类。

通过查阅过去文献以及访谈相关专家，我们发现对涩脉的物理性质众说纷纭。有学者认为是动脉内的一种特别的压力波，也有学者认为是动脉内纵向流速的变化，还有学者认为是血液黏稠度的改变等，但均缺乏实验室证据和可靠的临床实践证据。因此，一直以来无法选用相应的传感器检测出涩脉。对此，我多年来在临床诊脉中不断地求索涩脉的物理性质。在一次给一个患者诊脉过程中，我感觉到此患者的涩脉有点特别，此涩脉在诊脉手指下的感觉和人的喉结发声极为相似。后续我又多次给有涩脉的患者诊脉，并反复触摸发音的喉结进行比较，从而初步认为涩脉有可能是异常声波在动脉内的传导（图 3-1、图 3-2）。对此，我筛选了多种规格的微音器进行测试，并对微音器进行相应的改造，终于筛选出灵敏度较高而噪音相对较低的微音器。采用此微音器检测出了具有涩脉患者的异常声波，证实了涩脉是一类异常低频可闻声波。后续带领研究生们做了相关的基础实验，并对十多种疾病的涩脉进行了检测，证实了涩脉的低频可闻声波可以初步对这些疾病定位、定性。涩脉物理性质的发现和确定，开启了一个可以初步诊断疾病的脉诊新领域和新的脉诊检测体系。

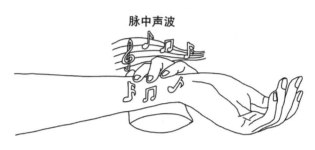

图 3-1　脉中声波的感受图示

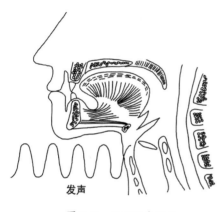

图 3-2　咽喉发声图示

在我团队发现涩脉是一类低频可闻声波的现象前，有两位学者也曾经使用过微音器采集脉象，但由于他们对于脉象的理解缺乏临床实践和深入的探讨，故没有成功研发出诊断疾病的脉诊仪。如广州中医药大学信息技术学院团队认为脉象中脉搏波的谐波分量是脉象振动觉的物质基础，寸口皮肤表面一定频率范围内的微小位移使指面产生振动觉，会形成一种频率狭窄的次声波。他们采用非接触的声音传感技术检测脉象信号的方法，对脉象振动进行检测。其团队所检测的是脉象中的很窄的频率次声波（1 ~ 20 Hz），把真正能反映疾病的波带很宽的可闻声波（20 ~ 20000 Hz）作为背景噪音而过滤清除掉，这无法反映出复杂疾病产生的各种频率。另外，采集脉象也没有还原脉诊分部（寸、关、尺）和分层检测的真实场景，无法得到因分部和分层不同而检测不同脏器组织的信息，所以没有研制出诊断疾病的脉诊仪。

有学者进行了微音器采集脉诊的尝试，检测过程中微音器不直接接触被检测脉的皮肤，而是通过一个塑料管中的空气耦合，这种方式的检测，无法还原传统中医诊脉的分层，无法分层则无法检测到位于不同层次的脏器组织的疾病信号。另外，脉诊仪不直接接触诊脉处则无法采集到动脉内传递的声波，脉搏中传递的声波在经过皮肤、皮下组织这类缺乏刚性和弹性的物质后则被衰减，气体相对于固体和液体对声波的衰减最大，故传出皮肤残存的微弱声波则被管中耦合的空气衰减掉，因此，此种脉诊仪难以采集到动脉中微弱又丰富的声波信息。

上述两个团队采集脉搏声波的思路值得肯定，但由于他们可能大多是从事声和光以及电子信息专业人员，没有长期从事临床诊脉工作经历，对于脉诊信息产生的原理了解不够深入，对脉诊仪的研发思路处于尝试状态中，未发现关键的脉象特征和其相关的物理因素，故研发的脉诊仪难以对脉中的声波进行完整和精准的检测。而我们的团队长期从事脉诊临床工作，有对脉诊感受、体会的一手资料，而且徒手在临床脉诊当中感受和证实到声波在不同分部、分层和相关脏器组织疾病的关系，所以，我们研发声波脉诊仪有明确的目的性和针对性，有临床脉诊实践作为扎实的基础，因此，成功研发出检测疾病的脉诊仪的可能性比较大。

我们团队近十多年致力于初步诊断疾病的脉诊仪的研发，很幸运取得了突破性的成绩。其中的关键点在于找到了大部分常见疾病可以在脉诊中显现的一个共性病理脉象——涩脉。在此基础上，我们通过研究发现，涩脉的关键物理性质是不同频率和振幅的低频可闻声波，针对此声波性质，我们研发了相关的脉诊仪，动物实验和临床试验初步取得了比较满意的成绩。诊断学试验包括十多个常见病种，1668 名被检测者，初步证实了其特异度和灵敏度大部分达到了 80% 左右，取得了本领域的突破和创新。脉诊涩脉中低频可闻声波的发现和临床实际应用，是以现代微观脉诊和传统脉诊为基础，结合现代水声学和声呐学而产生的脉诊领域的一个发现和创新。以本理论指导研发的脉诊仪开拓了脉诊仪对疾病初步诊断的新手段，对于脉诊的现代化和客观化做出了贡献（图 3-3、图 3-4、图 3-5）。

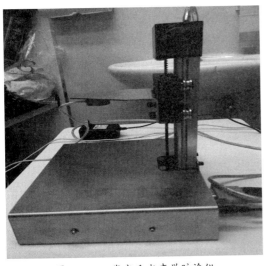

图 3-3　二代宋氏水声学脉诊仪

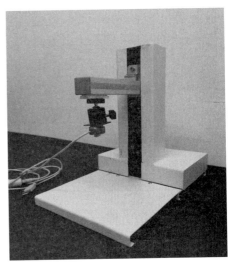

图 3-4　三代宋氏水声学脉诊仪（主机）

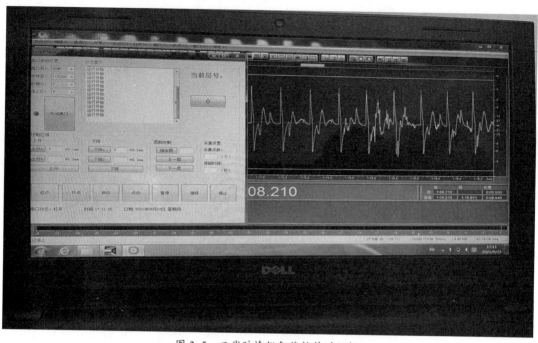

图 3-5　三代脉诊仪智能软件对话框

第四章

流体力学、血流动力学的
基础及其与脉诊的关系

一、流体力学、血流动力学对脉诊机理初步解读

在探讨血液流动问题时必然要借鉴流体力学的内容，物质存在 3 种形态即固体、液体和气体，液体和气体具有共同的特征就是易流动性。所以将液体和气体称为流体。流体是一种受到任何微小剪切力的作用都会发生连续变形的物体，固体则不然。流体的属性为密度、压强、温度和速度等物理量。流体力学研究的范畴很广，包括血管、血流相关的有管道中不可压缩的流体运动和流体与管壁之间的相互作用问题。

流体的分类：①根据切应力和角变形率是否为线性关系可以分为牛顿流体和非牛顿流体。水、水银等为牛顿流体；胶体、润滑油、聚合溶液、泥浆、血液等为非牛顿流体。②根据流体的组成成分分为均质流体和非均质流体。单一的水流和气流为均质流体；而水和气的混合流体、挟沙水流、血液则为非均质流体。③根据压缩性分为不可压缩与可压缩流体。气体一般为可压缩流体；液体一般为不可压缩流体。④根据流体的黏性分为黏性流体和无黏性流体。无黏性流体为理想流体；黏性流体为实际流体。

血液为黏性流体，黏性是流体的重要属性，是流体运动中产生阻力和能量损失的原因。实验证实，流体内微团之间发生相对运动时，会产生切向阻力，即摩擦阻力。流体内摩擦阻力的大小与速度成正比，与流体接触管壁的接触面积成正比，与管壁的距离成反比。流体的黏度与流体的种类、压强、温度有关。

流体是连续介质，所以通常将充满流体的空间区域称为流场。在流场内研究流体运动，在流场中某一流体质点在一段时间内运动的轨迹为迹线。流线是在流场中

的一条空间曲线，在每一个瞬时，该曲线上各流体质点的速度总是在该点与曲线相切。一般情况下，同一瞬间、同一空间点上不可能出现流线相交。

定常流动中，流线与迹线是重合的；非定常流动中，则流线与迹线各不相同，流线的形状随时间而变化。人体血管内的血流由于心脏收缩和舒张导致压力不同，则可以有非定常流动。但相对某一段时间和某一段血管也有接近定常流动的情况。在流场中任取一条不是流线的封闭曲线，该封闭曲线上每一点均通过一条流线，由这些流线组成的管状表面就称为流管。显然流线的各种特点也适用于流管，对于定常流动来说，流管的形状不随着时间而变化，非定常流动则流管的形状可以发生变化，血管内的血流可以分为很多层流管，可以有相对近似定常流动也可以有非定常流动，这也是在不同血流的层流中检测不同声波信号的基础之一，其中的非定常流动可能产生异常声波。

流体的运动极其复杂。按照流体不同的性质，可以分为理想流体、黏性流体、不可压缩流体、可压缩流体；按照流体不同的运动形式，可以分为层流流动、紊流流动、有旋流动、无旋流动、亚声速流动、超声速流动；按照流体物理参数和时间关系的不同，可以分为定常流动、非定常流动；按照流体物理参数与空间坐标关系的不同，可以分为一维流动、二维流动、三维流动。流体的各物理参数与空间坐标无关，则此流动称为均匀流动，其流场则为均匀流场，反之为非均匀流动和非均匀流场。

伯努利方程（Bernoulli's equation）的物理意义：当理想不可压缩流体在重力场中作定常流动时，如果流动是有旋的，沿着同一流线单位重力流体的位势能、压强势能和动能之和保持不变；如果流动是无旋的，在整个流场中单位重力流体的位势能、压强势能和动能之和保持不变。

在静止液体中，同一水平高度的所有点，其压强都是一样的，但当流体流过狭窄管道的时候就不是这样。如图 4-1 所示，流过 A 均匀管道以及 B 带有狭窄部分的管道的液体，不同点的压强由 A 及 B 垂直的流体压强计中液体高度所表示。在 A 中，沿管道的压强下降是均匀的，并克服液体的黏滞性，以维持液体的流动。在 B 中，狭窄部分 2 压强下降，但在较宽部分 3 压强再次上升。假设液体是不可压缩的，那么在给定时间内，进入 1 的液体体积和通过 2 的液体体积是一样的，因而在 2 中液体的速度必定比在 1 或 3 中大。因此，速度的增加伴随着压力的减小。这现象可用风吹进纸制的"隧道"显示出来（图 4-1 C）。风速越大，隧道坍缩越厉害。在因为炎症和肿块挤压了脏器和组织的动脉，被挤压的动脉变窄，从而会在局部的被挤压的动脉中出现伯努利效应。

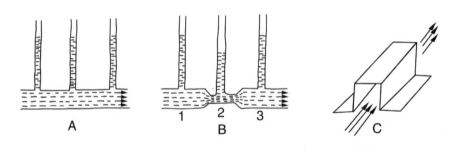

图 4-1　伯努利效应

　　所有液体和气体（除极低密度的气体外）都黏附在固体表面。因此，当流体流动的时候，趋向管壁或容器壁时速度必然会逐步减小至零（固定层的存在可从下列事实推断：当大颗尘粒被吹离书架时，小尘粒仍然存在，可随后用手指擦去）。因此，当流体流过固体表面时，流体发生切变。由流体切变引起的阻力称作流体的黏滞性。像糖浆、机油这类液体，它们倾卸时流得很慢，比水更黏滞。黏滞性是一种"内摩擦"，各种流体表现的程度有所不同。在液体中，由于分子相对于其邻近分子受迫移动，却受到分子间的力阻滞，于是便出现内摩擦。

　　宽阔的河流靠近中心，在不同深度上的流速分布情况，与河底接触的水层必定处于静止（否则河床会迅速被侵蚀），而越接近表面的越高的层，速度就越大。因此，稳流流体像是分成许多平行层，一层在另一层之上以不同的速度滑动，从而在层与层之间产生切向作用的黏滞力。

　　黏性流体在流动中存在两种不同的流动形态：层流、紊流（湍流）。1839 年德国学者哈根（Gotthilf Heinrich Ludwig Hagen）发现流体在圆管中当速度超过一定限度时，流动形态就会改变，射流表面发生震荡、变得粗糙且流动状如迸发，这就是紊流；当管中流速低于这一速度时，射流表面光滑得就像一根玻璃棒，这是层流状态。1883 年雷诺（Osborne Reynolds）通过圆管流动实验，清楚地演示了这两种流态，并且提出一个参数即雷诺数来描述流态。

　　流体的黏滞力、惯性力的变化可以用雷诺数来量化。雷诺数较小时，黏滞力对流场的影响大于惯性力，流场中流速的扰动会因黏滞力而衰减，流体流动稳定，流体呈现平行流动或分层流动，没有流体质点的横向运动，为层流；反之，若雷诺数较大时，惯性力对流场的影响大于黏滞力，流体流动较不稳定，流体质点除了沿着流动方向运动外，还有横向运动，流速的微小变化容易发展、增强，形成紊乱、不规则的湍流流场，紊流（湍流）是一种非定常流动（图 4-2）。

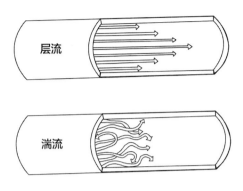

图 4-2　层流和湍流

　　流体的机械能在流动中不断损耗，损耗的程度与流体黏度、流速、管道内径、管壁相对粗糙度等因素有关。

　　黏性流体的紊流流动有脉动现象，由雷诺实验可以知道，紊流实际上就是流体质点随机的不规则运动，流体质点不断地互相混杂和碰撞，必然引起流场中空间点处各物理量（速度、压强）随时间的波动，某空间点的瞬时速度、压强虽然随着时间不断变化，但却围绕某一平均值不断跳动，这种跳动称为脉动。其中压强不断脉动则可以引起振动波在流体中传导的声波。我们认为这种紊流导致的声波是脉诊检测的重要物理因素。

　　在紊流中，并不是整个过流的断面的流体都处于紊流状态，实际上，在靠近固体边界处，由于流体的横向脉动受到壁面的限制，所以脉动产生的紊流切应力很小。另外，靠近壁面处，流体的速度梯度很大，故黏性摩擦切应力很大。因而靠近壁面处的流体基本上呈现层流状态，这一薄层流体又称为黏性底层或层流底层。黏性底层以外的流体的运动状态为紊流，在紊流与黏性底层之间，还有一层极薄的过渡层。通过这一现象可以推测，在我们进行诊脉时，我们的手指或脉诊仪的探头下压动脉时所接触到的动脉中的血流，因为接触到动脉壁面，此时接触处的血流是一种层流，并不会因为下压动脉使动脉直径变小而导致动脉壁处的血流速度增快出现紊流，在这种状态下，就可以保证从远处传导过来的声波受到的干扰较少，从而比较容易被检测出来。

　　光滑管与粗糙管：任何管道包括血管及固体边界的表面总是有不同程度的粗糙不平，管壁表面粗糙凸出的平均高度就称为管壁的绝对粗糙度。对于一条固定管道，是相对光滑管还是相对粗糙管，与管壁粗糙程度、黏性底层厚度和雷诺数都有关系。当流体流过管壁粗糙凸出部分时，会形成小漩涡，而水流的阻力主要由壁面这些小漩涡引起。当然，黏性底层厚度和雷诺数也决定了固定管道粗糙程度，黏性底层厚度和雷诺数大，则粗糙程度大。光滑和粗糙是个相对概念。黏性底层为减速流体薄层，其流速低于与其相邻的流体的速度，黏性底层的厚度沿着流向增加。临床上疾病和部分特殊生理时期会导致血管壁表面粗糙增加，从而导致血液黏度改变出现雷诺数的变化，可能出现小漩涡，小漩涡会导致血管局部异常振动产生异常声波的传导，因此，在动脉相应的层流处能够检测到可闻声波。

管道水击现象：水击又称为水锤，是在管道中的液体运动状态突然改变的情况下发生的现象。如果流速突然发生迅速变化，必然引起管内的压强剧烈波动，即压强的突然上升或突然下降，管道受到迅速变化一涨一缩的交变力作用，并在整个管道内长范围传播，压强的突变可以使得管壁产生振动，并伴有似锤击之声。水击现象所引起的压强上升，轻微时只表现为振动和噪声，严重时压强变化甚至可以超过管内原有正常压强的几十倍甚至上百倍，可能造成管道的变形甚至破裂。由于流体的黏性、摩擦及管道变形均可消耗能量，所以水击波不可能无休止传播下去，而是逐渐衰减直至消失。水击波的传导速度比声波传导速度慢。人体心脏的收缩、舒张以及瓣膜的打开和闭合是造成水击波的原因，同时产生较强的第一心音和第二心音的声波，这是脉诊中动脉膨胀和收缩的表现。另外，伤病处的动脉血管挤压或扩张以及可能发生的不规则的明显变形，也可能导致局部血流流速突然发生迅速变化，相对于心脏的收缩、舒张，压强变化比较轻微，却可以产生振动和噪声，此噪声可以在动脉中被检测到，这也是水声学脉诊中低频可闻声波的来源之一。

血液的流动除了外界的施力情形之外，也和血管壁本身的阻力以及血液内部的组成成分有关。其中决定血液内部黏滞性的重要指标即是血细胞比容（hematocrit），即红细胞在血液内所占的百分比，因红细胞是血液中含量最多的固体，并且和凝血成分——血小板的作用相关，黏滞性与血细胞比容间约成指数的关系。除此之外，血液中的纤维蛋白以及白细胞等成分也对其黏滞性有影响。

血管的特性对血液的黏滞性也有一定的影响，在1931年，瑞典医学家法拉斯（R.Fahraeus）和林德奎斯特（T.Lindqvist）发现，血液流经不同管径的圆管时，不仅流速不同，而且黏度也随之改变。他们观测了在同一切变率下血液流经半径 2 ~ 20 μm 各种圆管时的黏度，发现血液黏度随半径的减小而降低，这种现象后来被称为法 – 林效应（Fahraeus–Lindqvist effect）。后来实验证实，并非所有血管都符合此现象，只有半径小于 400μm（即微血管范围内）的血管可以列入讨论。此实验显示，血管越细，血液黏度则会越低，这有利于血液顺利通过微血管，以上特性可确保血液内部维持基本的黏滞性。因此，法 – 林效应与人体内部的物质交换、微循环以及正常供血有着密不可分的关系。

实际上，血液黏度随管径变小而降低是有限度的，当管径小到一定程度时，黏度不仅不再降低，反而会急骤增高，这种现象称为逆转现象（inversion phenomenon），此时的血管半径为临界半径。血管临界半径并不是固定不变的，它会受到红细胞变形性和聚集性的影响。在异常的病理情况下，红细胞变形性降低或聚集性增高，均会导致临界半径显著增大，此时，由于多数微血管内血液黏度急骤增高，必将导致微循环的严重障碍。微循环的障碍虽然不会直接导致动脉血流的变化，但必然引起一系列连锁反应导致动脉血流变化，继发的动脉血流变化有可能出现湍流，从而产生异常声波。

二、寸口脉分层机理

现代微观脉学寸口脉分为 5 ~ 7 层，突破了传统脉学分为浮、中、沉 3 层的局限性。对于通过不同诊脉的指力分层来感受不同层次的人体脏器和组织结构的解释，基本上是比较统一的，认为在较浅层脉感受到的脉搏是在血液层流的外围，而在中层脉感受到的脉搏应是血液流的轴流部分，在深层脉感受到的脉搏则是穿过轴流对面的比较浅层的层流信息。但这种假说缺乏确切流体力学证据，对此，我们团队根据流体力学的内容进行实验，得到了不同的看法和证据。

我们通过观察流速比较缓慢的具有层流特征的河流通过狭窄的河道发现，狭窄处的河流中央仍然是轴流部分，而在轴流的两侧则是不同层次的层流，只是狭窄处层流的宽度变窄和流速加快了而已。据此推断，在浅层感受脉搏时，确实是处于层流血流柱的外层，在中层感受脉搏时，实际上是处于层流血流柱的轴流和外层层流之间，并非在轴流层，而当我们感受脉搏的深层时，实际上并非感受透过轴流到达对面的层流，而是处于流速更快的轴流上。诊脉时按压脉搏，实际上是把原来较宽的层流变成更薄和流速更快的层流而已。

为验证我们提出的新的脉诊分层理念，我们设计并进行了软管内层流实验，采用一个装了 30% 蔗糖溶液的大罐子，底端漏口连接一条透明软塑料管，直径大约12 mm，长约 2 m，管子的下段配置一个血管钳调整管内液体流量和流速。另外，用两个装满墨水的小罐子连接带有输液器的细管子，在大罐子连接的塑料管上段的两侧将两个输液器针头刺入透明软塑料管内，调整针头向下并贴近管壁。逐渐放开大罐子蔗糖液体下端的血管钳，调整透明软塑料管内流体为层流状态，其层流状态是透明软塑料管内的两条墨汁流成比较细而整齐平行的流线。此时，用手指逐步挤压透明软塑料管，则可以观察被挤压的透明软塑料管内的两条墨汁流线的变化（图4-3）。

透明软塑料管中正常的层流状态下，流动水柱两侧黑色的流线是均匀而呈现直线的状态（图4-4）。当透明软塑料管被手指轻微挤压时，靠近手指侧的管壁被挤压后，黑色的流线出现了变细、变弯曲的状态，但仍然是细线状态，说明管腔内的流体仍然是层流状（图4-5）。当透明软塑料管被手指重度挤压时，靠近手指侧的管壁被挤压后，黑色的流线变得更细、更加弯曲，但仍然保持细线状态，被挤压段的管腔内的流体仍然是层流状，不过在被挤压段的下方的黑色流线不再为直线和均匀的细线，而是变粗并出现了不规则的形状，说明出现了紊流（图4-6）。本实验证实，诊脉中

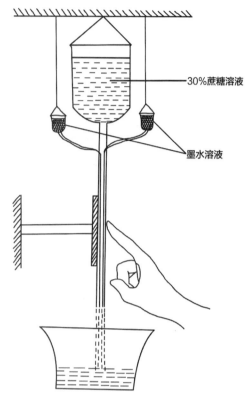

30%蔗糖溶液

墨水溶液

图4-3　脉诊分层实验装置

加压并不能透过血流的轴流而到达轴流的对侧，而是压缩了血流柱的直径，使得每一层的层流厚度被压缩变得很薄（图4-7）。

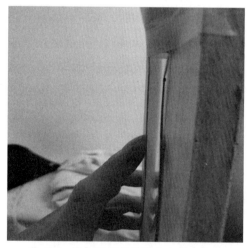

图4-4　管内流体未受挤压的层流状态

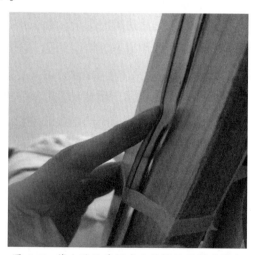

图4-5　管内流体受轻度力量挤压的层流状态

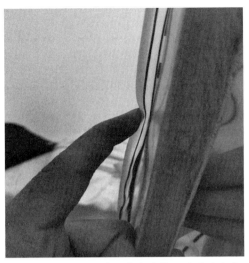
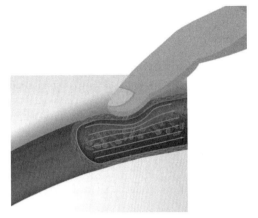

图 4-6　管内流体受重度力量挤压的层流状态　　图 4-7　管内流体受挤压的层流状态模拟图

血流速度是指血液在血管内流动的线速度，即一个质点在血液中前进的速度。血流由于和血管壁发生摩擦，越靠近血管壁的血液流速越慢，在血管轴心处的流速最快，这种方式的血液流为层流的表现，这时血液中各个质点的流动方向是一致的。血液流动的另一种方式是湍流或涡流，这时血液中各个质点的流动方向是不一致的。在血流速度过快，血液黏滞度过低，血管口径大，血管内膜表面粗糙，以及血流受到某种阻碍或发生急剧转向等情况下，都容易产生湍流。另外，由于血流速度在血管中轴最快，也使得血细胞产生向血管中轴集中的趋向，在靠近血管壁的血液中血细胞较少，在最接近血管壁的部分是一层不含血细胞的血浆，这种现象称为轴流。

动脉血流是流体的一种，动脉血液流动的参数包括压力、流量、流速和血管直径等，都随着时间做周期性变化的脉动量。通常，对于压力、流量等流动参量不随着时间变化的流动称为定常流。大动脉流动不是定常流，但可以参照定常流的部分内容。脉搏波是一种有变动的压力波，血液的黏度对脉搏波的传播速度以及其振幅衰减都有影响。血液的黏性使紧贴血管壁的一层流体受到管壁对它的黏性阻力，导致脉搏波波速减慢；边界层的高切变率会引起脉搏波能量损耗，因此波的振幅将衰减。动脉中的压力波动模式主要有 3 种：①周向张应力：脉动产生的管壁径向脉动，又称为径向波或杨氏波；②纵向拉应力：脉动所产生的管壁纵向脉动，又称为轴向波或 Lamb 波；③周向切应力：脉动产生的管壁扭动振动，又称为扭转波。

脉搏波的反射：在动脉管内，反射波是比较强的，这些反射波主要来自小动脉，同时，反射波的再反射有时对脉搏波的波形也有一定影响。脉搏波反射的位置多在血管分叉处、动脉管径和弹性特性发生变化的地方，以及高阻力小动脉中，小动脉是脉搏波反射的主要部位。脉搏波从外周反射回到心脏，就是重复反射，如果不计黏性损耗，而且端点反射是完全的，那么脉搏波将在主动脉中一直往返，来回反射下去。而且对于某一确定的频率，可能在主动脉处产生驻波。但是，在动脉中往返多于一趟的反射波的可能性是很小的，因为动脉系统实际上是一个高阻尼系统，反射波基本都被损耗掉了。动脉搏动在时间上的变化波形，称为动脉脉搏的波形，其在脉搏图中主要显示上升支、下降支以及降中峡等。动脉脉搏可以沿着动脉管壁向外周血管传播，这一在空间传播的波动称为动脉脉搏波，其传播速度远快于血流速度。

我们目前采用微音器检测的桡动脉声波图同传统压力波检测的脉搏图有较大差异，但在主要的较大的波形上有相似之处，即压力波较强的时段声波振幅也显示较大，但不和压力波完全重合，湍流在压力脉搏图中显示不出来，而在声波脉搏图中则可以很好地显示出来。

在正常情况下，整个循环系统中的血液流动都可以认为是层流，仅在主动脉瓣和肺动脉瓣的出口处，由于主动脉和肺动脉直径较大，且血流速度也较大，有可能在心脏射血期的减速阶段出现局部湍流，或者是由于某些病理情况，如血管局部狭窄使局部血流速度显著增大，也可能使血管出现局部湍流。

许多病理改变可以导致脏器、组织、细胞和体液等在代谢和功能等方面发生改变。这些改变必然导致血管结构、形态以及血管内壁和血液成分变化，这些变化可能会改变原来的层流，出现湍流，而湍流的出现则会产生不同频率和振幅的异常声波。这些异常声波出现的部位不同、强度不同以及在层流中的不同层次中传导和衰减不同，就可以在浅表动脉包括桡动脉中的不同深浅层次里被感受出来。徒手感受这种湍流产生的声波就是各种类型的涩脉，涩脉的物理性质就是不同频率和振幅的异常低频可闻声波。鉴于这些异常声波的产生是由于病理改变所致，故通过检测不同层和位置的低频可闻声波就可以初步诊断相应脏器和组织的病变，这是我们水声学脉诊仪设计的基本原理。

第五章

声波与振动的基础
及其与脉诊的关系

一、振动

　　研究声学必然离不开振动，声学现象实际上就是传声媒介（气体、液体、固体等）的质点所产生的一系列力学振动传递过程的表现，而且声波的发生基本上也来源于物体的振动。当有一阵风吹来时，我们可以听到树叶振动而发出的声响。当人们敲打鼓或锣时，我们可以发现鼓或锣的振动同时也能感受到锣鼓的声响。既然声是从物体振动而来，那么从物体的振动规律自然可以预知声的一些规律。

　　振动的基本知识：振动的基本形式为简谐振动，或称为谐振动，它是最简单的振动，任何复杂的振动都可以分解为某些简谐振动的和。简谐振动的位移、速度和加速度公式，都是时间的正弦或余弦函数（图 5-1）。

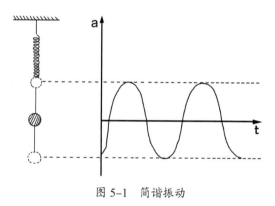

图 5-1　简谐振动

　　振动物体在平衡位置两边离开平衡位置最大位移，称为振动的振幅。物体完成 1 个全振动（来回 1 次）所需要的时间称为振动周期。物体在单位时间（1 s）内完成全振动的次数称为振动的频率，其单位叫作赫兹（Hz），每 1 s 振动多少次，就是多少赫兹。

　　一个物体往往参与几个简谐振动，由这些简谐振动求取物体的合振动就称为振动的合成。其规律为：相位相同的振动互相加强，相位相反的则互相削弱。

　　阻尼振动：理想的振动叫作自由振动，又称为无阻尼振动，物体做自由振动时的频率叫作它的固有频率。但在实际情形中，由于摩擦力无法避免，所以振动物体最初获得的能量，在以后的振动过程中会不断地被消耗。导致振幅随着时间减小，经过一段时间后振动就完全停止。振动物体因克服摩擦力或其他阻力做功，能量或振幅要逐步减少，这种能量或振幅随时间减小的振动，叫作阻尼振动或减幅振动。没有阻尼的振动是简谐振动，有阻尼时则不是简谐振动，如果阻尼不大可以看作近似于简谐振动。理论和实验都认为，对于一定的振动物体，有阻尼的振动周期比无阻尼的振动周期大，即完成一次振动的时间更长，阻尼增加，周期也相应增大。

受迫振动是指物体在周期性变化的外力的强迫下所产生的振动，物体不按自己固有周期振动，而是按照外力的周期运动。受迫振动有一个特殊情况，就是策动力变化的周期（或频率）与物体的固有周期（或固有频率）一致时就会出现共振，此情况下，受迫振动的振幅可能达到最大值。

脉诊中被检测到的声波主要源于人体中的两大振动源，一是心脏收缩和舒张产生的明显振动，二是身体疾病导致部分动脉变形等因素产生的血流湍流的振动。由于心脏收缩和舒张的功能强大，故心脏产生振动的波幅和能量最为强大，疾病导致动脉变形和其他病理变化而产生的振动波幅和能量比较弱。由于振动源处心肌、瓣膜、血液、动脉管壁均有阻力，故人体循环系统的振动为阻尼振动。振动从振动源处发生后，会随着在人体循环系统的传导而消失，不会无休止地振动。根据临床的观察，振动的产生和消失为 1 个心跳周期。因此，每次脉搏搏动可以产生 1 个心跳周期的振动，振动产生的声波也是随着心跳的周期而反复产生和消失的，每一次动脉搏动中的声波都是一次新的振动所致，这也是我们诊脉时需要随着动脉搏动而一次次捕捉每一次脉搏里的信息的原因之一。

二、声波

日常生活中的绝大部分声音来源于物体的振动，如讲话的声音来源于喉内声带的振动，扬声器的发声来源于纸盆的振动等。凡是发出声音的物体都可以称为声源。声音是听觉系统对声波的主观反映，而声波的产生来源于声源诱发的振动在介质中传播。声波产生的必要条件是声源和介质（固体、液体和气体等），真空中无介质存在，因此真空中不能传播声音。需要注意的是声波在介质中的传导，只是介质振动状态的传导，介质本身并没有向前运动，介质只是在其平衡位置附近来回振动，这种运动形式叫波动。声音是机械振动状态的传播，这种传播过程是一种机械性质的波动，所以称为声波。

在气体、液体等理想流体介质中，声音振动传播的方向与介质质点振动方向是一致的，此种声波是纵波。如果振动方向与声波传播方向垂直，这种声波叫横波，只在固体中传播。由于动脉壁的固体特性和血液的流体介质，因此在动脉中传导的声波既具有流体介质中的纵波也有固体中的横波。

声波的能量分别和振幅平方、圆频率平方以及介质的密度成正比，如超声波因为频率高，所以能量也大。

声波的衍射：声波在传播过程中经过障碍物或孔隙时，传播方向发生变化而绕过障碍物的现象称为声波的衍射。

声波的反射和折射：在声波的传播过程中，声波在两种介质的分界处返回原介质形成反射波的现象称为反射；声波在分界处进入第二种介质改变传播方向形成折射波的现象称为折射。因血液循环系统中具有如同瓣膜一样的障碍物，类似空隙的血管分支以及血流的层流密度不同，必然也出现声波的衍射、反射、折射现象。

声波的叠加原理：几个声波波源所产生的波在同一介质中传播时，无论这些波是否曾经相遇，都保持它们自己原有特性（频率、波长、振动方向等）不变，按照自己原有方向传播，不受其他波源的影响。比如：我们在听乐队演奏时，各种乐器同奏一首曲子，但它们各自都保持自己的原有音色，不会因有别的乐器演奏而改变了自己的音色。但是在几个波的交叠区内，每个介质质点同时参与几个振动，各质点振动的位移是各声波单独存在时在该点所引起的位移的矢量和，这就是声波的叠加原理。

复音：音叉的振动是简谐振动，发出的声音听起来非常单纯，叫作纯音。由若干个频率和振幅都不同的纯音组成的声音叫作复音。在复音中，频率最低、振幅最大的声音叫基音，其他各音的振幅比基音都小，称为泛音（图5-2）。

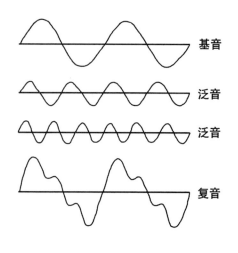

图 5-2　复音的构成

声波在管道中的黏滞阻尼现象：如果管道比较细或者声波的频率比较高，那么管壁对介质质点的运动就会产生影响，这种影响引起声传播过程的热损耗。管壁附近介质质点黏附于管壁，速度为零，而距离管壁越远，介质质点受管壁约束越小，速度就越大，于是管道中就产生了速度梯度。介质质点因此受到内摩擦力或黏滞力的作用，这一黏滞力的大小显然与介质层之间的速度梯度以及介质层的接触面积成正比。管道越细或声波频率越高，这种由黏滞产生的声波衰减就越明显。细管具有声阻效应，原因有两点，一是介质运动时与管壁摩擦，二是介质运动向管外辐射声波。总之，管子越长，管子越细，频率越高，则声阻越大（图5-3）。

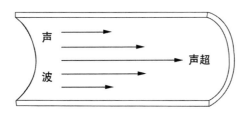

图 5-3 管内声速的变化

中医脉诊诊病的基本原理实际上是在桡动脉或其他诊脉部位的某一层次触摸到一个复音。此复音形成的原理如下：当某一个脏器或组织处于疾病状态，则此病变脏器或组织动脉腔内的形态、动脉内膜和局部血流速度等发生改变，使动脉内原来平稳的层流血流出现了湍流；湍流导致异常声波产生，此异常声波强度小于心音的声波，相当于一个或数个泛音，强大的心音相当于基音，二者融合后的声波相当于复音；此复音声波顺着动脉系统向全身动脉包括桡动脉传导，我们就可以在相应桡动脉的寸、关、尺分部和分层触摸到此复音，从而初步诊断相关疾病。当然，病理性的脉象形成因素不仅仅是上述的复音机理，还受到更多因素影响，具体形成机理可以参见下一章节。

第六章

水声学在脉诊中的应用

一、水声学原理

作为近代声学的一个重要分支，水声学是在第二次世界大战期间发展起来的综合性尖端技术科学，主要研究携带有某种特定信息的声波在水中的产生、传播和接收。水声物理和水声工程是水声的两个研究领域，它们相辅相成，互相促进。

水声学研究的对象包括海水介质声学特性、声波在海水介质中的传播特性和水声目标声学特性 3 个方面。海水介质声学特性主要研究海水介质及其边界（海底、海面）的声学特性，如海水介质中声传播速度，海水中的声吸收，海洋环境噪声和海洋混响，海底、海面上声波的反射和散射特性等；声传播特性研究主要讨论声波在海水介质中传播的机理、现象和规律，以及其对水声设备工作的影响等内容；水声目标特性研究是指目标的声反射、散射特性和辐射特性等内容的研究。

电磁波和光在海水和河湖中的传导性都很差，而声波在海水或河湖中具有很好的传导性，比如曾经发生在澳大利亚附近的一次深水电火花爆炸，竟然被百慕大近海的水听器监听到，其距离几乎绕过半个地球。但也有相反情况，在某些条件下，声呐发射信号却不能被几百米距离的水听器接收到，这说明海洋环境对声信号的传播起着决定性作用。海水中的声速随着温度、盐度和静压力的变化而变化。海水是不均匀介质，声波在海水中传播时，随着传播距离增加，声波的强度将越来越弱。原因主要有三个。一是扩散损失，由于声波在传播过程中波的阵面不断扩展，引起声强衰减。二是吸收损失，通常在不均匀的介质中，由于介质的黏滞、热传导以及相关的盐类的弛豫过程引起声强衰减。三是散射导致，在海洋介质中存在大量的泥沙、气泡、浮游生物等悬浮粒子、湍流，加之介质本身的不均匀性，引起声波的散射导致声强衰减（图 6-1）。

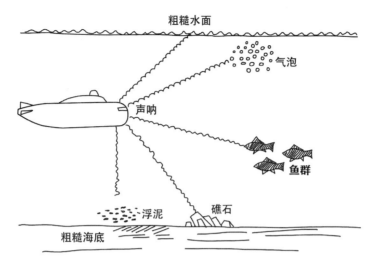

图 6-1　声波在海水介质中传播的影响因素

　　人体血管血流系统的复杂性极有可能类似自然界的江河湖海，也有可能存在声波在人体血管血液中的传播受干扰情况。人体脉学中声波的传导，也有同水声学相似的情况，比如，从心脏收缩和舒张发出的声波，以及不同脏器组织病变后因为血流灌注变化产生的异常声波在动脉系统传播，其声强也存在扩散损失。流动的血液，其成分极其复杂，含有各种电解质、糖、肽、氨基酸、血脂以及各种代谢物，大量血液细胞，包括红细胞、白细胞和血小板等，以及疾病状态导致血液中成分变化，导致血液这个介质的不均匀性；还有类似泥沙、浮游生物等悬浮粒子的血液成分以及湍流的出现，这些都会导致病理性的声波产生和传导异常，这些病理改变可以通过徒手或仪器检测异常声波初步诊断疾病（图 6-2）。

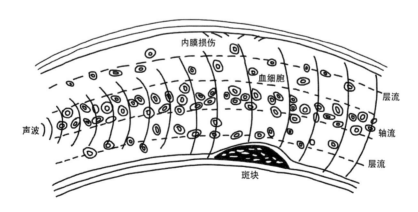

图 6-2　动脉中血液成分和管壁对声波传导的影响因素

　　海底的结构、地形地貌和沉积层特性等对于声波在海底表面的散射和反射，对声波的传播具有重要影响。

当声波投射到海底时，就会产生反射波，这种反射波是形成声音传播所必需的，有利于声波的传播。但反射波作为多途信号，又不利于信号检测。

散射波的产生：海底是一个不平的界面，声波投射到海底表面时，就会产生散射波。散射波分布于海底以上整个半空间中，其中一部分散射波传播返回声源，称为反向散射波，在小入射角时，散射强度一般与频率无关，在大入射角时，散射强度随着频率变大而变大。

水下岩体中的层理、节理、断层、裂隙等不同的结构面及其组合对声波有很大影响，当声波在岩体中传播时，遇到这些软弱结构，必然发生反射、折射或绕射等现象，将对声波传播特性产生影响，可以导致声波的传播速度大大降低和声波的能量快速衰减。复杂的海底会导致声波的散射以及能量的衰减。参考海底结构对声波传播的影响，血液流经复杂脏器组织以及病理状态下的动脉管壁以及动脉内壁时，必然会影响动脉内声波的传播，光洁平滑的动脉内壁有利于声波的传播，而变形和粗糙的动脉内壁则不利于声波在动脉内传播，并且会产生较多的反射、散射以及声波能量的衰减，在这种状态下，就会产生异常声波，徒手诊脉或通过相应的仪器诊脉则可以感受到这些异常的声波，这是水声学脉诊的原理之一。

因为脉诊的研究和实践是在封闭的血液循环系统内实现的，因此，海面的声学特征参考价值很小，可以忽略这一部分内容。

海洋内部的不均匀性对于声波的传播也是重要因素。①湍流：是指在流经固体表面或在同一流体内部出现的一种不规则运动，湍流是一种随机运动的旋转流，它本身是声波的声源也是导致声波传播起伏的影响因素之一。②内波：当两种密度不同的液体相叠合时，在其相叠合界面上所产生的波动称为内波，因此内波是指发生在海洋内部的波动。内波对于低频、远距离波的传播起伏具有重大影响。③海流：海水从一个地方向另一个地方连续流动的现象。海流基本在水平方向流动，流速不定，海流的流速、流量、宽度和长度依不同的海流有不同的数值。由于海流边缘将海洋分裂成物理性质差异很大的水团锋区，声波传播经过海流边缘时，位置的微小偏移将会引起强烈的声波起伏。④深水散射层：在海中某些特定深度上，聚集着密集的生物群，这些密集的浮游生物和鱼类能在一定的频率范围内散射声波。在人体动脉中，大的瓣膜开闭、炎症和肿瘤等病灶挤压动脉变形，均可以导致湍流形成，湍流既影响声波的传播也是产生新的声音的声源。动脉血流类似于海流，故可以借鉴水声学对海流的研究探索脉诊。血液当中含有的大量血细胞是有形成分，其对动脉血中的声波具有散射的影响，尤其疾病状态影响血细胞后，理论上会导致声波的传播和声波能量发生变化，因此，异常声波是徒手诊脉和仪器诊脉的重要信息。

二、借鉴于水声学的脉诊研究

水声学中，目标一词是指鱼群、礁石、潜艇、鱼雷、水雷等水中的物体，它们或者是声波的反射体，或是声波的散射体，或者两种作用兼而有之。当声波射到这些物体表面时，就会产生反射、散射信号，这种信号的产生，遵循着某种物理规律，是一种有规信号。但实际情况要复杂得多，有很多干扰因素，所以也存在大量无规信号。水声学是声呐研究的一个重要基础领域。

声呐可以看作一种水下雷达，使用声波代替无线电波来探究周围事物。在水中，声波在其低吸收率和自然存在的海洋波导共同作用下，可以传导超过数千公里，而大部分电磁波谱传导则很差。声呐（Sonar）一词是声波导航与测距（sound navigation and ranging）的组合词。声呐最初被用来探测或描绘那些沉没、漂游或掩埋物体的特征（古迹位置、速度和识别）。具有水下探测和定位能力的电子系统是在 20 世纪被开发出来的。尽管如此，与海洋动物相比，人类仍然是使用水声的初学者。例如，海豚拥有一套与生俱来的精致的声呐系统，它发射声波脉冲串，通过接收和理解回声来感受周围世界。许多鱼类和其他水生动物也具有发出声音和聆听声音的能力。

海水最重要的两个声学特性就是声波的传播速度（简称声速）和随传播距离的衰减（衰减率，或称为吸收系数）。上述两个声学特征都取决于盐度、温度、压强以及海水的密度，通过与边界的相互作用产生影响。在低频时声波的吸收还取决于酸碱度。上述声学特性均与脉学中动脉管内血流的声波传导类似，包括声波的衰减。

衰减是指声波在吸收和散射的共同作用下形成的幅度减弱的过程。吸收意味着转化为某种其他能量形式，通常是热能。而散射则意味着在偏离原来传播方向角度上的重新分布，声能总体上没有损失。声波在水中的衰减比在空气中小，比如 1 ~ 10 Hz

的低频声波能在水中传播达数千公里，但高频声波则衰减得较快；在 30 ～ 300 kHz 范围内，衰减系数随着频率单调增加；高于 300 kHz 的更高频率，衰减系数随着频率呈现平方关系增加。后文中我们的基础实验和临床研究初步证实了脉诊中的异常低频可闻声波，频率都在可闻声波的低频率段，可能与低频声波在血液中传播的衰减比较轻微有关，从而比较容易检测出来。

由于人体血液循环系统流动环境的复杂多变性，声波在血液中传导必然受到各种复杂环境的影响，如血液层流中的介质成分、密度、黏度和流速的差异。流动的血液声波会受到动脉管径粗细不同、内皮粗糙程度不同、形状复杂多变的血管的影响，导致声波传导的阻碍、反射、散射、噪声干扰、声波吸收、声的混响等情况发生。其中，血流中声波传导的诸多影响因素类似于水声学的研究领域，本声波脉诊的研究可以借鉴水声学的很多基本理论，故我团队将本声波脉诊定义为水声学脉诊，亦称为宋氏水声学脉诊。

宋氏水声学脉诊形成机理的解读：从人体脉诊触摸到的信息是一个复杂综合的物理信息。当然本书仅就声波在脉诊中的形成和因疾病出现的变化做出理论解读和相关验证。

正常的生物体包括人体脏器组织的结构和生命代谢活动都是在一种高效率低能耗的状态下进行的，如果违背这个基本原理，人体则会处于疾病状态，人体的血液循环系统同样也遵循这个原理，正常血液循环的动脉系统是将从心脏泵出的血液循环到全身的脏器和组织，其中心脏泵血过程是在高效率低能耗的状态下进行的，泵出足够的血液供应全身，动脉系统从结构上看就类似一个非常顺滑的树干和树枝，极少有转弯角度很大的分支血管，这样的结构减少了血流阻力，减少了人体输送血液时的能量消耗。另外，动脉形态和舒缩处于一种相对节省能量和最有效输送血液的状态，动脉内膜生理状态下维持着光滑状态，使得血流顺畅，阻力极小，则耗能很小。

动脉血液循环的声波构成为：心脏收缩和舒张时，由于心脏瓣膜的突然关闭或打开等原因，导致血流流速发生迅速变化，引起动脉管内的压强剧烈波动，即压强的突然上升或突然下降，动脉受到迅速变化的一涨一缩的交变力的作用，并在整个动脉内大范围传播，压强的突变可以使得动脉管壁和血流产生振动，即水击现象。可以听到明显的心音并可以传导到全身动脉，此心音主要有 4 种。①第一心音：主要是由心室收缩时二、三尖瓣骤然关闭的震动产生的，另外，心室肌收缩、心房收缩的终末部分半月瓣开放以及血流冲入大血管等所产生的震动，均参与了第一心音的构成，其震动的频率为 55 Hz，持续时间约 1 秒。②第二心音：主要是由心室舒张开始时肺动脉瓣和主动脉瓣关闭的震动所产生的。此外，心肌的弛缓，大血管内血流以及二、三尖瓣开放等所产生的震动，也参与第二心音的形成，其震动频率为62 Hz，所占时间为 0.08 秒。③第三心音：在部分正常人中，在第二心音后，还可以听到一个短而弱的声音，称为第三心音，此心音是在心室舒张早期，血液自心房急速流入心室，使得心室壁产生震动所致。④第四心音：出现在第一心音开始前 0.1秒，它是由心房收缩的震动所产生，在正常情况下，此心音很弱，一般听不到。人体桡动脉的脉搏搏动主要是由收缩期和舒张期压力波动产生，在桡动脉处监测的声波主要是上述强大的心音传导到桡动脉处的声波。

由于正常人体的动脉系统类似非常顺滑的树干和树枝，极少有转弯角度很大的分支血管，动脉内膜生理状态下维持着光滑状态，血液的质量正常、黏稠度正常，进入脏器和组织的血管和血流也处于正常的顺畅状态，这样的结构和血流减少了血流阻力，血流处于层流状态，使得血流顺畅，阻力极小，极少出现湍流，血管无湍流则不会产生额外的异常声波传导到桡动脉。另外，每一个脏器或组织的质地、形状等有所不同，均有自己的振动固有频率，正常人体的心音振动不会与其他脏器或组织发生共振，这是因为这些正常的脏器组织结构和质地决定的固有频率与心音振动频率不一致，所以生理状态下在桡动脉处监测的声波图仅呈现出振幅较高、波形较规律的反映心音的声波，而不出现其他异常声波（图 6-3）。

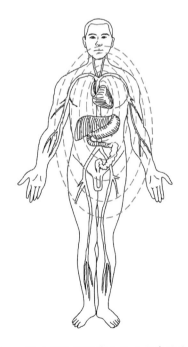

图 6-3 心脏收缩和舒张产生的水击声波向全身传导

当人体生病时，一系列的损害和抗损害反应，导致机体各种复杂的机能、代谢和形态结构发生异常变化，其中的心脏泵血功能改变导致心脏射血过程发生变化，影响到动脉中血流动力学，其他的脏器组织由于疾病损害必然影响分布到相应脏器和组织的动脉血流状态，从而出现血流状态改变，此状态的改变可以反映在脉诊中的各种异常信号中。

当脏器组织处于病变状态时，我们可以在桡动脉或其他动脉处检测到异常声波混入心音声波中。在桡动脉处或其他动脉处检测到异常声波的过程类似于声呐波的发射和接收过程。生理情况下心脏收缩和舒张产生的强大心音相当于声呐发射机发射一定频率和振幅的声波，此声波顺着动脉和动脉血流传导到全身脏器和组织的动脉中，在全身脏器组织的动脉包括桡动脉处形成一个正常的心音声波。如果某一个脏器或组织处于疾病状态，则此病变脏器或组织的动脉结构形态、动脉内膜和动脉腔、血流速度等发生改变，使得此动脉内原来平稳的层流血流出现了湍流，病变局部的湍流导致异常声波产生，此异常声波强度小于心音的声波强度，与心音声波融合产生一个新的声波。此状况下，心音声波相当于基音，身体的局部病变产生小振幅的异常声波相当于泛音，二者融合后的声波相当于复音，此复音声波顺着动脉系统向全身动脉传导，包括向桡动脉传导，由于声波在水一类的液体中传导很快，大约为 1440 m/s，因此这个复音的异常声波几乎和心音声波同时到达全身动脉，包括桡动脉，此时相应动脉处相当于声呐的接收机，故在桡动脉处就可以检测到以心音声波为基本形状混有异常声波的复音。在正常人体的脉诊不会出现涩脉也就是异常声波，疾病发生时则会出现高于健康状态耗能的结构改变或代谢改变，其中产生异常湍流就是一种增加耗能的状态（图 6-4）。

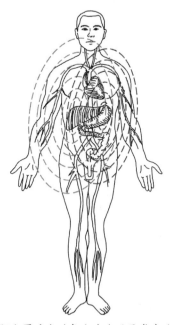

图 6-4　肝和胃病变时各自产生的异常声波向全身传导

脉诊分层诊脉的机理：众所周知，无论是传统脉诊判断疾病表里深浅的浮、中、沉 3 层分层，还是现代微观脉诊分层 4 ~ 7 层甚至 8 层，分层才可以诊断不同脏器的疾病，不同脏器组织的信息分布在脉的不同深浅层次。我们团队经过采用宋氏水声学脉诊仪以 5 层脉的分层法检测了共 1668 例志愿者，经过统计学分析，初步得出了人体脏器组织在 5 层脉中的分布规律。①皮肤组织分布在浅层脉（第 1 层）；②骨骼肌组织和空腔脏器少部分组织分布在中浅层脉（第 2 层）；③空腔脏器如胃肠等和实质性脏器少部分组织分布在中层脉（第 3 层）；④实质性脏器如肝、肾等分布在深层脉（第 4 层）；⑤骨骼组织分布在底层脉（第 5 层）。当然如前面所述，上述 5 层的分层均是诊脉的手指或脉诊仪的探头逐层按压在脉管血流层流轴流的外侧（皮肤），而并非穿透轴流到达轴流内侧（图 6-5）。

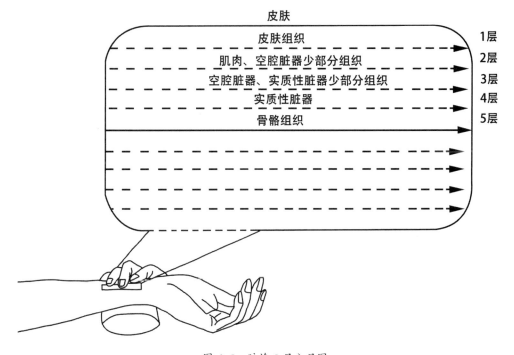

图 6-5　脉诊 5 层分层图

由于人体中的动脉血流大部分为层流状态，血流中心的血细胞密集，越靠近血管壁则血细胞越少，因此，动脉层流的血液密度差异、流速差异，这些都有可能导致不同频率的声波在不同层流的传导出现衰减差异。对此，我们初步做了基础的实验，留在下面解读。由于不同脏器组织分布在不同脉搏层次的层流中，所以，无论是徒手诊脉还是采用仪器诊脉，都需要我们把诊脉手指或仪器的探头压到脉搏不同层次方可诊出不同脏器或组织疾病。如何实现在下压脉搏时把较浅层脉的声波信息衰减掉而感受到较深层脉的声波信息，而不会将较浅层脉的声波信息与相邻较深层脉的声波信息混淆，对此目前还没有人解释其中的原理，我们通过学习声波在管中的黏滞阻尼原理后，则可以理解并解读其原理了。

假设有一平面，声波沿着半径为 a 的圆柱形管的 x 方向传播，假定管壁是刚性的，管壁附近媒质质点黏附于管壁，速度为零，而离管壁越远，媒质质点受管壁约束愈小，速度愈大，于是管中出现了速度梯度，这样各层媒质之间将产生相对运动，而媒质质点因此受到内摩擦力或称为黏滞力的作用，这一黏滞力的大小显然应该与媒质层之间的速度梯度以及媒质层的接触面积成正比。管子中的声波与管壁黏滞引起声吸收的损耗，另外，媒质与管壁之间的热交换产生热损耗。所以，当我们诊脉下压手指头或探头时，则把较浅层的声波与管壁紧密接触，由此形成了声吸收和管壁交换的热损耗，导致较浅层声波被衰减掉，我们的手指或探头就可以检测到相邻较深一层脉的声波，以此类推，每一层脉诊都是如此操作，则可以将每一层脉的声波信息采集到（图 6-6、图 6-7、图 6-8）。

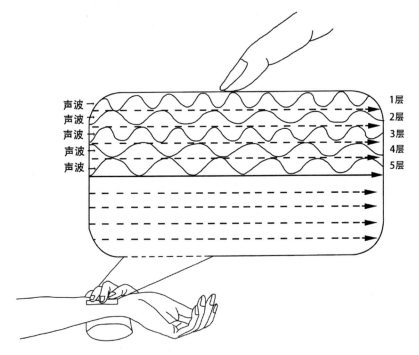

图 6-6　未挤压脉管的层流和各层声波传导状态

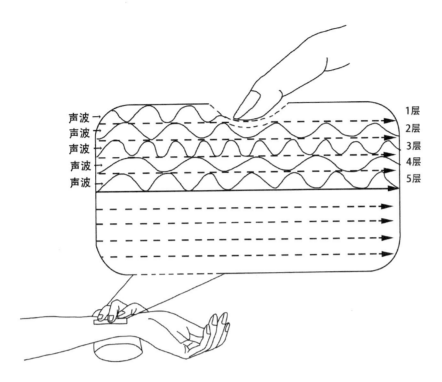

图 6-7　挤压脉管第 1 层的层流和声波传导状态（第 1 层声波在手指下方和后方消失）

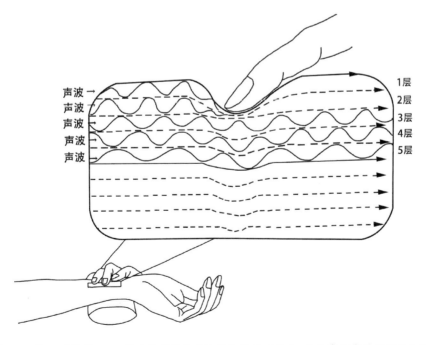

图 6-8　挤压脉管第 1、2 层时的层流和声波传导状态（第 1、2 层声波在手指下方和后方消失）

虽然从古代到现代的中医都能从徒手诊脉中分别出寸、关、尺对应人体的上、中、下三焦，如《难经·十八难》云："上部法天，主胸以上至头之有疾也；中部法人，主膈以下至脐之有疾也；下部法地，主脐以下至足之有疾也。"即胸部至头部的疾病可反映于寸脉部位；膈至脐部疾病可反映于关脉；脐以下部位的疾病可反映于尺脉。但是到现在为止，并没有一个被广泛认可的通过现代生理学和病理学角度对脉诊寸、关、尺分部原理进行分析的正式实验研究及理论阐释。将桡动脉分段划分成寸、关、尺3个部位，并以此反映整个人体上、中、下部位的生理病理状态信息，这是脉学现代研究中一个非常重要的问题，也是以现有科学手段解释中医脉学的基本原理，并使更多学者了解、理解脉诊科学的一个关键之处。

我们通过采用宋氏水声学脉诊仪分为5层脉和寸口脉的寸、关、尺3部方法检测了共1668例志愿者，经过统计学分析，从客观上和科学上证实了人体脏器组织的上、中、下3部分与寸口脉的寸、关、尺3个部位是相吻合的，对于古人寸、关、尺分布的科学性给出了坚实的客观证据。当然在实际检测中发现寸、关、尺可以进一步分得更细，如寸部可以分为寸上、寸中、寸下，分别可以反映出头、颈和胸腔脏器组织，尺部可以分尺上、尺中和尺下，分别可以反映盆腔、腰部、大腿、小腿以及足。我们初步以客观事实证实了脉诊寸、关、尺分部的科学性（图6-9）。

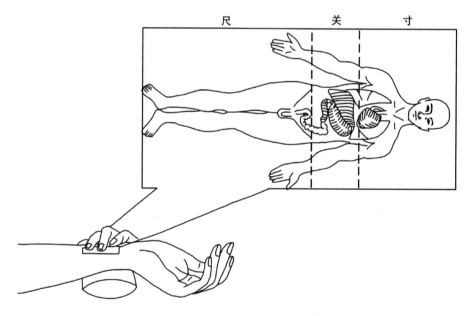

图6-9　寸口脉寸、关、尺分布与人体脏器和组织分布的关系

中医脉诊选择部位解读：人体中可以触摸的表浅动脉很多，但是古人并不全是采用这些表浅动脉作为诊脉部位。我注意到应用最多的传统脉诊部位是这3个部位的动脉：即人迎脉（颈动脉）、寸口脉（桡动脉）、趺阳脉（足背动脉），而这3

个诊脉部位的动脉都有一个共性的特征，就是都具有动脉弓或环状结构，而且都接近动脉分布的末端，对此尚无人做出现代科学的假说或解释（图6-10、图6-11、图6-12）。

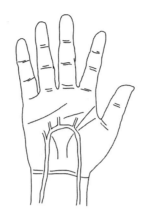

图 6-10　桡动脉及其动脉弓图示

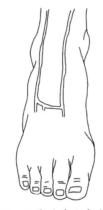

图 6-11　足背动脉及其动脉弓图示

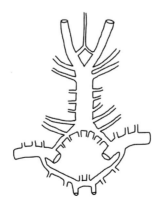

图 6-12　大脑动脉环

　　我认为从人体生理状况的角度来看，动脉中传导的声波尤其是心脏收缩和舒张产生的水击声波在人体的末端如头、四肢末端应该被消除掉，不再使得这些声波返回传导，如果返回传导则会导致与向人体外围离心性传导的声波发生逆向碰撞，影响正常声波的传导，导致能量的损耗。从脉诊学上看，如果没有声波折返传导，则不会影响脉诊信息尤其是声波信息的真实呈现，从而可以诊出真实的脉象。这些具有动脉弓部位的动脉内声波可出现波的特殊干涉现象——驻波，它是由振幅相同、频率相同、振动方向相同而传播方向相反的两列波叠加形成的。在有动脉弓或环的上述脉搏处的两个方向相反的两声波引起的位移大小相等但方向相反，则搏动振动位移为零，即两波互相抵消。图 6-13 给出了两个互相抵消的驻波形成的图示，图中的虚线是向右传播的波，细实线为向左传播的波，粗实线为合成的波，可以看出合成的波为一直线，振动消失。

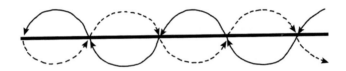

图 6-13　动脉弓或环处的驻波

第七章

涩脉的病理学概述

各种类型的涩脉是疾病的病理变化产生的，各种病理变化导致了血管壁变形、血液性质等改变，从而使得血管内原来稳定的层流变化为异常湍流，湍流产生了异常声波，通过相关的微音器则可能检测到异常的声波。

一、组织细胞的适应和损伤

组织细胞的适应和损伤包括萎缩和增生。①萎缩：萎缩的细胞、组织和器官功能大多下降，可以出现血液供应的减少，并有可能导致血流湍流的发生。②增生：除了器官和组织的弥漫性增大之外，还可以形成单发或多发增生性结节。尤其是增生性结节可以挤压血管变形从而产生湍流，导致涩脉的产生。另外，肥大和化生都可以导致病变局部的组织细胞的质地发生改变，进而可能导致局部小血管血流异常湍流的产生，微细的涩脉则会出现。

二、组织和细胞的损伤

可逆性损伤：①细胞水肿，可以导致受累器官体积增大，包膜紧张，必然导致其中的血管包括动脉受挤压，导致血管内血流的层流改变，产生湍流，异常声波就可以产生。②脂肪变，多见于肝、心、肾小管上皮和骨骼肌，脂肪变导致了细胞核组织的质地发生变化，也可引起小动脉的管腔发生改变，则也影响了其中管腔的层流，产生湍流。③玻璃样变，包括细胞内玻璃样变、纤维结缔组织玻璃样变以及细动脉壁玻璃样变产生湍流。④淀粉样变。⑤黏液性变。⑥病理性钙化，可以导致组织变形、硬化和功能障碍产生异常湍流。

不可逆性损伤主要为坏死，可以出现凝固性坏死、液化性坏死、纤维素样坏死、坏疽。结局有囊腔、糜烂、溃疡、窦道、瘘管、空洞、机化、包裹、纤维瘢痕、钙化等，均可产生异常湍流。

三、炎症

分为急性炎症、慢性炎症，导致变质、渗出、增生等病理变化，产生异常湍流。

四、局部血液循环障碍

导致充血、瘀血、出血、血栓、栓塞、梗死和水肿等病理变化，产生异常湍流。

五、肿瘤

肿瘤是机体的细胞异常增殖形成的，常表现为机体局部的异常组织团块。这些异常的团块必然影响局部的血液循环，从而产生异常湍流。当然，肿瘤的数目、大小、形状和质地的不同，湍流的大小及其强度也不同。肿瘤的生长方式和扩散方式的不同造成的湍流也不同。肿瘤血管的新生化导致肿瘤组织内的小血管湍流形成，肿瘤血管不同于正常血管，具有形态的不规则性、结构幼稚性、血流紊乱性、高通透性及低反应性，必然导致血流紊乱而产生湍流。

六、循环系统疾病

循环系统的动脉粥样硬化、高血压导致的一系列血管和脏器病变，风湿病导致的各个系统改变，感染性心内膜炎的病理改变，心脏瓣膜病的血流动力改变，心肌病和心肌炎导致的局部心肌和血管的影响，周围血管病导致的尤其是动脉系统的病理变化等都可以产生异常的湍流。

七、呼吸系统疾病

呼吸系统的上呼吸道及肺部炎症性疾病、慢性阻塞性肺疾病、肺尘埃沉着病、慢性肺心病、呼吸窘迫综合征、呼吸系统常见肿瘤以及胸膜疾病均可导致异常的湍流产生。

八、消化系统疾病

消化系统的食管炎症、狭窄与扩张，胃炎，消化性溃疡，阑尾炎，非特异性肠炎，病毒性肝炎，酒精性肝病，肝代谢性疾病与循环障碍，胆囊炎，胆石症，胰腺炎及消化系统常见肿瘤等可以导致异常湍流产生。

九、免疫系统疾病

免疫系统的淋巴良性增生、淋巴组织肿瘤、髓系肿瘤、组织细胞核树突状细胞肿瘤等可以导致异常湍流的产生。自身免疫性疾病、免疫缺陷病等可以导致异常湍流产生。

十、生殖系统疾病

生殖系统的子宫颈疾病、子宫体疾病、滋养层细胞疾病、卵巢肿瘤、前列腺疾病、睾丸和阴茎肿瘤等可以导致异常湍流产生。

十一、内分泌系统疾病

内分泌系统的垂体疾病、甲状腺疾病、肾上腺疾病、胰岛疾病等可以导致异常湍流的产生。

十二、神经系统疾病

　　神经系统的神经元及神经纤维病变、神经胶质细胞病变、颅内压升高及脑疝形成、脑水肿、脑积水、中枢神经系统感染性疾病、神经系统变性疾病、缺氧与脑血管病、神经系统肿瘤等可以产生异常湍流。

十三、传染病

　　传染病中的结核病、伤寒、细菌性痢疾、麻风、钩端螺旋体病、肾综合性出血热、性传播疾病、深部真菌病等可以产生异常湍流。

十四、妊娠和月经

　　妊娠由于一系列代谢内分泌变化、血流分布变化、胎儿生长等变化可以产生不同于非妊娠期间的湍流；月经期间子宫内膜的脱落出血和修复也可以产生湍流。

　　综上所述，细胞、组织及各个系统的病理改变，以及女性的生理改变均可以导致湍流产生，湍流的产生会产生异常的声波。

第八章

水声学脉诊的基础实验

我在长期的临床实践中，通过反复感受病患桡动脉的寸、关、尺不同分部和不同深浅脉层中的病理性特征涩脉，发现涩脉在手指下的感觉与触摸喉结时感受到的发声声带产生的振动感非常相似，因此推断涩脉的基本物理特征可能是不同频率的声波。涩脉为声波并能在脉层中分层传导，出现异常声波的原因可能是血液出现湍流所产生的振动。正常状态下人体血流从主动脉流出之后进入动脉循环，直至流入各脏腑组织毛细血管网进行微循环的过程中，除毛细血管直径接近 20 μm，血细胞不得不变形后缓慢平滑流动之外，都是我们物理意义上有速度分层的层流状态，当脏器组织出现病变后影响了局部的血管形态，血液的层流状态被破坏，杂乱的湍流及血液流经变形的血管时会产生异常的病理声波。

因此推测声波在脉层中差异传导的原因可能与血液中的物理因素有一定关系。声波作为涩脉在脉管中的传导形式，传导过程中受到多种物理因素的影响。不同密度和黏度的媒质对传导的声波黏滞吸收系数不同，即声波出现差异性传导。血液在微动脉之前基本都是标准的层流状态，轴心层聚集的血细胞与贴在动脉壁血浆层出现明显密度和黏度差异，声波以纵波形式在血液层流中传导时容变黏滞和切变黏滞各不相同，因此差异性传导会比较明显，这种差异性导致诊脉时在不同按压力度下会感受到不同血流层流中携带的声波，从而可以感受到不同脏器组织的病变信息。

由此我判断现代微观脉学中的特征性涩脉应是脉搏中夹杂的异常声波，声波在脉管中出现的具体脉象层次和脉位反映了具体病变的部位。人体各器官组织因各自密度、脏器包膜等差异存在特有的固有频率，在受到撞击或其他振动源发出声波引发共振时会出现比较明显的振动，例如胃有 4 ～ 8 Hz 的固有频率，肝脏有 80 Hz 左右的固有频率，这种振动在没有引发共振的振动源的时候是不会出现的。因此在各脏器正常的情况下，我们从脉诊中不能感知这些脏器的存在，当脏器处于病理状态时，则可能因血液流动受阻等情况出现异常声波，从而在脉搏中被感知。我们尝试把血流动力学与人体组织结构的病理变化结合起来研究，当血液流经病变区域时，器官或者组织的炎症充血、水肿、结构增生、纤维化或坏死等病理变化改变了该部位血管的形状结构、走行状态或者血流速度，导致血液流动由正常状态下稳定的层流变为湍流，从而产生病理状态下的声波，这种声波是正常血液流动状态时所不具备的。不同脏器、组织因其自身密度和局部病变前后的压力变化程度的不同，加之受影响的血管直径、走行的差异，产生的湍流速度、强度、长度各不相同，湍流产生的声波的频率也应各不相同，这种不同频率的声波与原本脏器固有频率叠加之后在脉搏中有着特异性的表现，被熟练掌握现代微观脉诊的医师通过手指在特定的层次、脉位所感受，这可能就是"涩脉"诊断的具体机理。

本研究的理论基础主要参考了现代微观脉学中的脉象分层和时域位置理论，我结合临床经验加入传统的寸、关、尺脉位因素，因此本脉诊实验需探究的内容包括寸、关、尺3部，上下共5层的完整脉搏过程中声波的图像。

传统脉学中脉象多分为3层进行诊断，通过由轻至重的3种指力在桡动脉处分出浮、中、沉3层来检测身体内不同脏器和组织的病变。除了经典的浮、中、沉3层诊脉法，传统脉学中也有更为精细的分层以诊察不同层次病变的脉诊方法。如《难经》和《诊家正眼》中提到的菽重分层法："初持脉，如三菽之重，与皮毛相得者，肺部也；如六菽之重，与血脉相得者，心部也；如九菽之重，与肌肉相得者，脾部也；如十二菽之重，与筋平者，肝部也；按之至骨，举指来疾者，肾部也。"这说明古人在脉象分层对应不同脏腑疾病方面已经有了一定的经验。

金伟教授经过临床多年摸索，在《金氏脉学》中将脉象诊断分为浅、中、深、底4层，浅、中、深层又各分为浅层面和深层面，因此金氏脉诊采集共分为7层进行。由浅层面开始至底层，分别反映由体表皮肤的疾病直至骨骼疾病，大致可以认为越远离体表的脏器组织，其病理改变的脉象特征就反映在更深一层的脉层中。

本研究采集脉搏声波图时对于脉管的分层，则是根据我的临床经验及实验研究需要，由初探及脉搏的浅层至按之至骨的底层，按照层流密度层次不同将脉诊压力程度分为5层：皮肤组织分布在浅层脉（第1层）；骨骼肌组织和空腔脏器少部分组织分布在中浅层之间的脉（第2层）；空腔脏器如胃肠等和实质性脏器少部分组织分布在中层脉（第3层）；实质性脏器如肝、肾等分布在深层脉（第4层）；骨骼组织分布在底层脉（第5层）。

脉位因素主要对应我们左右手的寸、关、尺三3个部位，对应关系主要参考李中梓的《诊家正眼》中的描述，以左寸候心和膻中，右寸候胸中与肺，左关候肝和膈，右关候脾和胃，两侧尺部同候腹里、季肋与肾腰骨胫膝足。我根据自己多年临床经验加以修正，认为寸脉对应人体头颈到胸的脏器；关脉对应人体膈肌下到肚脐上的脏器；尺脉对应肚脐下的脏器。如果头颈到胸的位置发生病变，则根据病变的脏器类别能够在寸脉位置的相应分层下检测到声波的涩脉出现；如果膈肌下到肚脐上的位置发生病变，则根据病变的脏器类别能够在关脉位置的相应分层下检测到声波的涩脉出现；如果肚脐下的位置发生病变，则根据病变的脏器类别能够在尺脉位置的相应分层下检测到声波的涩脉出现。

由脉位、脉层综合判断定位，加之可以对采集的声波进行频率谱差异、时域位置差异、能量谱估计差异的分析，我们能借以进行判断的信息量就会大大增加，脉象诊断精确度方面在数据量上首先得到了保障。

因为我们需对测得脉搏声波图按照脉位和脉层来进行对应分析，这就需对寸、关、尺 3 部和不同脉层的脉搏声波的差异性进行对照研究。分层诊脉技术目前临床应用较多，但基础实验研究极少。鉴于正常的桡动脉直径大约只有 3 mm，古代以浮、中、沉 3 层或以菽重进行分层，整体而言，这在临床实践比较容易掌握，但在微观实验上则难以实现，主要原因在于没有一种很好的理论来阐释脉诊中为何不同脏器的病理信息会在脉诊中出现分层，另外就是对脉象分层方面研究的实验器材需要尽可能精密纤细，脉象采集探头等研究器材的制备还相对欠缺。

结合上文中不同的脏器疾病可能产生不同频率和强度声波的猜想，本文在脉学基础实验方面重点进行动脉血流中的层流不同层次是否传导不同频率涩脉类声波的实验研究，以探讨脉诊分层的具体机理。从临床血流动力学中可以得知，正常情况下大部分动脉血管中的血液基本都是以层流的形式向前流动的，血细胞多居中流动，血浆则贴近动脉管壁流动，从生理学角度来看，其密度必然有一定差异，我们拟研究这种密度差异是否会导致声波的传导出现明显分层差异。血流中的声波传导有血管壁和血液两种媒质，血管壁对于声波的较高阻尼作用导致声波沿血管壁传导作用较差，而且人体动脉管壁传导的信息在诊脉力度变化下差异不大，因此动脉血管内血液的层流状态是最接近物理形态分层的因素，血流层流中声波的传导主要受到不同血液层流密度和黏度差的影响。

为了验证血液层流对声波传导的影响，我们设计了静态密度液体观察和检测声波在不同密度分层溶液中传导有无增强或衰减的实验。然后再建立一个模拟血液循环的硅胶管路体系，管内充满新采集的抗凝牛血，以重力势能为主提供血液循环动力，调整血液循环的流速确保管内血液流动为层流状态，在检测点的上游位置设声波发出点，提供 10 ~ 500 Hz 区间内的不同频率声波，在硅胶管检测点的浅、中、深层面分别检测不同频率声波在层流血液内的振幅，并比较其差别。

在上述两种模拟实验后，第 3 步我们借助实验猪造模进一步研究声波在脉诊中的意义，选择以实验猪制作急性肝炎和急性胃炎模型，以微音器检测实验猪造模前后股动脉的脉象变化，并与两名熟练掌握现代微观脉诊技术的副主任及以上职称的中医师脉诊结果相参考，判断检测的脉象图中是否有明显的声波改变，且此声波改变与中医师脉诊结果改变是否在分布脉层有类似之处。

如果本实验研究能得到客观条件下不同频率声波在层流液体和血流中出现差异性传导的实验数据，则可以对中医脉诊中的浮、中、沉 3 层和不同菽重分 5 层检测不同脏腑疾病进行部分客观解释，为现代新脉学分层检测脏腑组织疾病提供初步的实验依据。这也为中医脉诊被世界主流医学的认同走出试探性的一步，并对脉诊仪的研发提供一定的实验依据和研发方向。

一、静态分层蔗糖溶液中声波传导差异性实验

（一）实验材料

1.实验器材

管外径为 10.5 cm、长 100 cm、管壁厚度 0.2 cm 的亚克力透明有机玻璃管 1 根；厚度分别为 1 mm、2 mm、3 mm，直径为 11 cm 的硅胶圆垫片各 10 片；厚度 0.5 mm、直径为 10.8 cm 的涤纶片 1 片；带三爪夹、十字夹、固定夹的铁架台 4 个；方形减震硅胶垫 12 个，直径 10 cm 圆形硅胶减震垫 20 片；环保食品级 HC-9000 # 型液体硫化硅橡胶 2000 mL；瓦克化学 130 型专业级有机硅密封胶 1 支；上海绩泰 NDJ-5S 型黏度计 1 台；全钢天平三级避震台 1 个（十万分之一天平设计，产品批号：201306300802）；3W 扬声器（松藤，3W 4ω）、60W 扬声器（南鲸 YD218-10 型，60W 8ω）各 1 个，自制 3W 扬声器连接探针 1 枚，自制 60W 扬声器连接探柱 1 个；2M微音器 2 个（技术参数：工作电压 3.3 VDC，工作电流 2 ~ 4 mA，音频响应频率 10 ~ 1500 Hz，灵敏度 10 mV/Pa）；防辐射布若干（材料成分：PET/Ni+Cu+Ni，厚度 0.1±0.02 mm，电阻 ≤ 0.07 ω，屏蔽效能 ≥ 65 DB）；铁架台改装的声波发生器固定支架、微音器固定支架各 1 个；微音器转接头 2 个；装有 Cool Edit Pro version 2 软件的 DELL Inspiron（戴尔灵越）14-3442 笔记本电脑 1 台。

2.实验试剂

分析纯蔗糖 20 kg（上海西陇化工有限公司，生产许可证号：粤 XK13-011-00027）。

（二）实验器材制备及安装

1. 将亚克力透明有机玻璃管清洗平置，实验管一端以涤纶片覆盖，接触部分的边缘以有机硅密封胶黏附固定，密封后作为振动源发射端；另一端以液体硫化硅橡

胶调入固化剂密封，以有机硅密封胶加固，使有机玻璃管两端密闭。

2. 3W 扬声器振膜上连接探针，作为小窗口声波发生源；60W 扬声器振膜上连接探柱，作为较大面积的声波发生源，各加装发声单元后制作成声波发生器。

3. 2 M 微音器 1 个，微音器探头部分做好防水处理，微音器连接线以防辐射布细致包裹，防止各类电磁干扰采集结果。再以微音器转换头连接至装有 Cool Edit Pro version 2 软件的 DELL Inspiron 14-3442 笔记本电脑上。

4. 将密封后的亚克力管水平置于硅胶块软垫上，安装好声波发生器，将蔗糖溶液按高浓度在前、低浓度在后的顺序沿管壁缓慢滴入，配置成由上至下浓度逐渐升高的蔗糖浓度梯度溶液，声波发生器以铁架台改装的声波发生器固定支架固定于亚克力管的左端，微音器以铁架台改装的微音器固定支架固定于亚克力管另一侧，接收端安装好微音器并调试好笔记本电脑及 Cool Edit Pro version 2 软件。实验仪器装置如图 8-1。

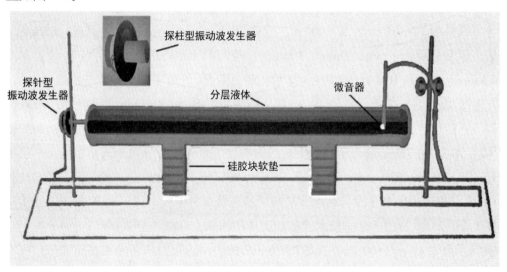

图 8-1　静态分层蔗糖溶液中声波传导实验装置

（三）实验试剂制备及可行性分析

我们选择可静态下稳定分层的密度梯度蔗糖溶液作为实验材料，将有密度差分层的蔗糖溶液类比为血管中的血液层流下的密度及黏度分层状态，然后测量不同频率的声波在这种静态分层溶液中的传导差异性。

1. 为使密度差异和黏度差异有一定梯度差异，选择 20%、40%、50%、60% 的蔗糖溶液制备 4 层分层蔗糖溶液，测量其密度在 25 ℃室温下为 1.2927 g/cm³、1.3987 g/cm³、1.4339 g/cm³、1.4614 g/cm³，使用黏度计测量 25 ℃室温下的其黏度分别为 1.36 cp、2.33 cp、3.32 cp、5.36 cp，密度梯度可以稳定形成分层溶液，黏度也可形成梯度差，符合实验对黏度梯度的要求。3 层分层溶液选择蔗糖溶液浓度分别为 20%、40%、60%。

2. 因人体内正常声波频率多在 50 Hz 之内，即使病理状态下产生声波频率也相对较低，我们放大声波频率范围，将声波测量范围扩大至 200 Hz，故我们着重模拟声波频段选为 10～200 Hz，再选择性地观察 500 Hz、2000 Hz 等较高频率的声波在密度分层溶液中传导情况。

3. 为观察声波的折射与反射对于不同密度液体层之间声波的传导差异性的影响，在 10.5 cm 直径的亚克力透明有机玻璃管内分别制备 3 层不同浓度的蔗糖分层溶液和 4 层不同浓度的蔗糖分层溶液，观察声源在每层液体中心位置发出不同频率声波时，声波在不同厚度液体层间声波的传导、折射、反射后经微音器在不同液体层内声强的差异性。

4. 因为需要在管同一侧面切割出边长为 3 cm 的正方形开口做声波采集微音器置入口，所以为求得比较好的分层效果，需进一步计算 10.5 cm 内径亚克力管内实际液体总量为 7990.919 cm^3。分 3 层时平均滴入各密度的蔗糖溶液体积为 2663.64 cm^3，分 4 层时平均滴入各密度的蔗糖溶液体积为 1997.73 cm^3。

（四）实验方法及操作

1. 整体声波传导实验

（1）选择直径为 10.5 cm 的亚克力透明有机玻璃管作为实验管，将 60W 声波发生器所连接探柱贴合涤纶片，使探柱面积可基本覆盖对应液体的上、中、下 3 层，确保声波可同时在 3 层蔗糖溶液中传导。

（2）将管中装入超纯水，根据预实验的结果分析，选择 10～200 Hz 为声波检测区间，间隔频率为 5 Hz，将微音器分别置于与分层溶液对应的上、中、下 3 层来测量声波幅度结果，观察各频率声波在超纯水中传导的差异性。

（3）按照计算出的蔗糖溶液剂量依次将 60%、40%、20% 的蔗糖溶液装入管中。根据预实验的结果分析，选择 10～200 Hz 为声波检测区间，间隔频率为 5 Hz，将微音器分别置于上、中、下 3 层来测量声波幅度结果，观察在声波传导中频率差异的影响。再选取 500 Hz 和 2000 Hz 作为高频声波传导观测频率。为了更加直观地描述声波传导现象，将液体的分层命名为浅、中、深层（分 4 层观察声波传导时将液体分层命名为浅、中、深、底层）。检测声波在有浓度梯度的蔗糖溶液中传导是否有差异性。

（4）于声波发生器近端浅、中、深 3 层放置微音器，观察微音器收集声波强度，适当调低声波强度，以 10 Hz 为间隔再次测量 10～200 Hz 声波振幅情况，收集完成后再次将微音器放置在远端接收相同强度的声波，对比两次收集结果观察相同功率、相同频率的声波在靠近声波发射端和远端的振幅大小。

2. 单层发出声波分层传导实验

（1）将探柱型 60W 声波发生器换为探针型 3W 声波发生器，将实验管声波发生器一端贴合的涤纶片换下，计算分 3 层时各层溶液的高度，以液体硫化硅橡胶调入固化剂密封声波发出端管口，注模时预留有 3 个对应浅、中、深层的振动探针方形凹槽作为声波发出窗，探针抵住凹槽底部薄层硅橡胶作为声波发出点，进行分 3 层声波传导实验。

（2）测量某层发出的声波传导情况时，将探针抵住该层振动探针凹槽，使其振动源局限在该层溶液振动端硅橡胶的某一点，将微音器依次置于远端浅、中、深层溶液，检测不同液体分层中发出的不同频率声波在分层蔗糖溶液中传导情况。测量完成后将声波发生探针转移至下一层，重复检测以观察远端浅、中、深层溶液中声波的传导情况并观察其差异性。

（3）将留有 3 个对应浅、中、深层的振动探针方形凹槽的硫化硅橡胶密封层去掉，计算分 4 层时各层溶液的高度，再次以液体硫化硅橡胶调入固化剂密封声波发出端管口，注模时留有 4 个对应浅、中、深、底层的振动探针方形凹槽作为声波发出窗，探针抵住凹槽底部薄层硅橡胶作为声波发出点，进行分 4 层声波传导实验。

（4）测量某层发出的声波传导情况时，将探针抵住该层振动探针凹槽，使其振动源局限于该层溶液振动端硅橡胶的某一点，将微音器依次置于远端浅、中、深、底层溶液，检测不同液体分层中发出的不同频率声波在分层蔗糖溶液中传导情况。测量完成后将声波发生探针转移至下一层，重复检测以观察远端浅、中、深、底层溶液中声波的传导情况并观察其差异性。

（五）实验结果

1. 超纯水实验

管内置入等量超纯水后，于检测端微音器采集浅、中、深 3 层不同频率声波的波幅，统计其结果并描记如图 8-2 所示（另见彩图 24）。

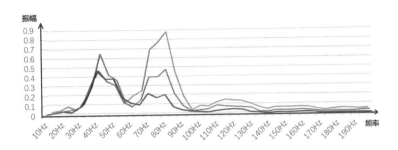

图 8-2　超纯水中不同频率声波分层传导情况

2. 蔗糖分层溶液中声波传导差异性实验

将超纯水置换为由深到浅分别为 60%、40%、20% 的蔗糖溶液，微音器采集浅中深层蔗糖溶液中的声波传导情况，统计其结果并描记如图 8-3 所示（另见彩图 25）。

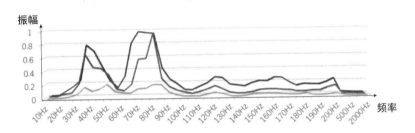

图 8-3　探柱型声波发生器声波分层溶液中传导情况

为观察分层蔗糖溶液是否对声波的传导产生影响，故将超纯水中声波传导情况与分层蔗糖溶液中传导情况整合后进行对比，对比分析结果见图 8-4（另见彩图 26）。

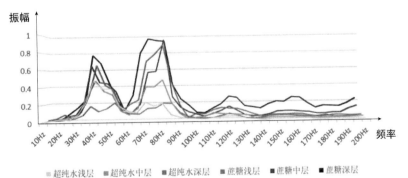

图 8-4　超纯水与分层蔗糖溶液声波传导对比

3. 蔗糖溶液中远近端声波传导差异性对比

声波发生器近端 5 cm 处和远端离声波发生器 95 cm 处分别放置微音器，以 10 Hz 为间隔播放 10 ~ 200 Hz 的声波并测量近端和远端的声波传导情况，记录声波振幅并描记结果如图 8-5 所示（另见彩图 27）。

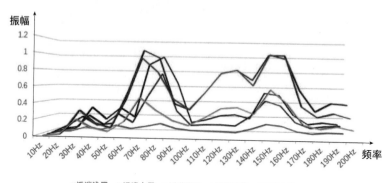

图 8-5 蔗糖溶液中远、近端声波传导差异性对比

4. 单层声波发出 3 层蔗糖溶液传导实验结果

探针型 3W 声波发生器发出声波，将探针抵住浅、中、深层硅橡胶在该层预留的探针凹槽，使其振动源局限于该层溶液振动端的一点，将微音器置于远端每一层溶液，检测不同液体分层中发出的不同频率声波在分层蔗糖溶液中传导情况。具体结果如图 8-6 所示（另见彩图 28）。

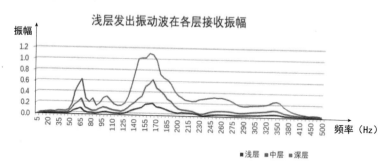

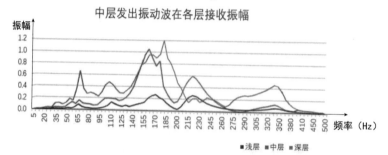

图 8-6 分 3 层发出声波在接收端浅、中、深 3 层传导情况

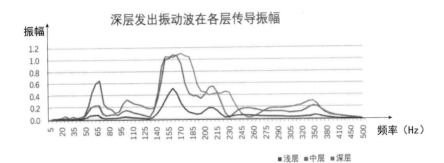

图 8-6　分 3 层发出声波在接收端浅、中、深 3 层传导情况（续）

为进一步观察各层发出的声波在浅、中、深层的蔗糖溶液中的传导情况，再将实验所测得的数据重新整理，从接收端角度，观察接收端每层蔗糖溶液接收到浅、中、深层传导声波的振幅，整理数据描记如图 8-7 所示（另见彩图 29）。

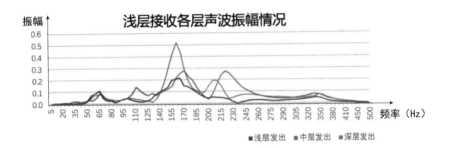

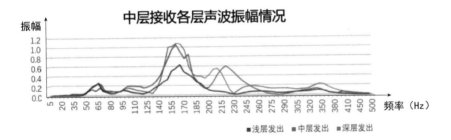

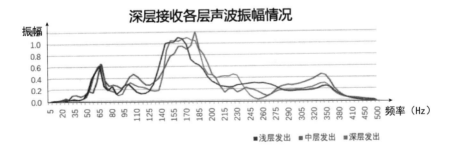

图 8-7　浅、中、深 3 层接收各层发出的声波振幅对比

5. 单层声波发出 4 层蔗糖溶液传导实验结果

探针型 3W 声波发生器发出声波，将探针抵住浅、中、深、底层硅橡胶在该层预留的探针凹槽，使其振动源局限于该层溶液振动端的一点，将微音器置于远端每一层溶液，检测不同液体分层中发出的不同频率声波在分层蔗糖溶液中传导情况。具体结果如图 8-8 所示（另见彩图 30）。

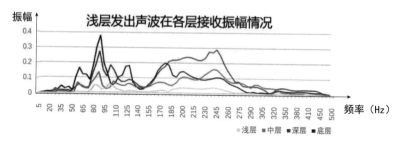

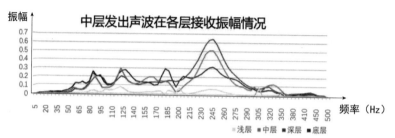

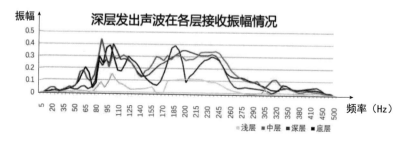

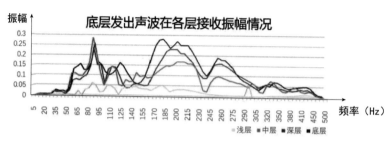

图 8-8　分 4 层发出声波在接收端浅、中、深、底 4 层传导情况

为进一步观察各层发出的声波在浅、中、深、底层的蔗糖溶液中的传导情况，再将实验所测得的数据重新整理，从接收端角度，观察接收端每层蔗糖溶液接收到的浅、中、深、底层传导来的声波振幅，整理数据描记如图 8-9 所示（另见彩图 31）。

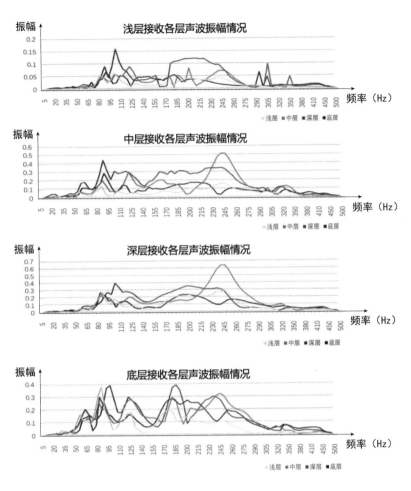

图 8-9 浅、中、深、底 4 层接收各层发出的声波振幅对比

二、模拟血液循环状态下声波传导实验

（一）实验材料

1.实验器材

配置 L14-6Ns 线阵高精度超声探头的迈瑞 M7 Series 便携式彩色多普勒超声系统 1 台；天津鑫洋医疗器械有限公司生产的医用超声耦合剂 1 瓶，登记号：津（食）药管械（南开）字第 2010 第 2 号（更）；配备 0 号转子的上海绩泰 NDJ-5S 型黏度

计1台；重庆杰恒BT-300EA/153Yx型蠕动泵1台；kamoer KCP PRO-N40蠕动泵1台；圣戈班 PharMed BPT 耐腐蚀医疗级 4.8 mm×8.0 mm 蠕动泵硅胶软管 10 m；长 2 m 的铝合金导轨1条；大小为 4.0 cm×2.0 cm×1.0 cm 的减震硅胶块20个；瓦克化学130型专业级有机硅密封胶1支；金属卡扣若干；蠕动泵硅胶软管速度调节器1个；福威 F-W12SA 型车载冰箱1台；3L 的洁净储血罐2个；50 mL 量筒1个；电子天平1台；四川南格尔生物科技有限公司生产的 S-400 型一次性使用塑料血袋20个，内有血液保存液（Ⅲ），国药准字：H20045509；载玻片、盖玻片若干，手术刀片1枚，细胞计数板1块；冰袋10个；输液架、带铁夹的铁架台各4个；全钢天平三级避震台1个（十万分之一天平设计，产品批号：201306300802）；3W 扬声器连接探针制作为声波发生器1个，信号放大器1个，2M 微音器2个，微音器转接头2个，50～75 mm 量程螺旋测微器改装的微音器固定支架2个，装有 Cool Edit Pro version 2 软件的 DELL Inspiron 14-3442 笔记本电脑1台。

2. 实验试剂

新鲜采集牛血 2 L（在健康肉牛屠宰之前以一次性使用塑料采血袋采集牛血 2 L，保存于 4 ℃冰箱中）；0.9%NaCl 溶液（生理盐水）2 L；抗凝剂2份（每份含枸橼酸 $C_6H_8O_7 \cdot H_2O$ 3.27 g、枸橼酸钠 $C_6H_5Na_3O_7 \cdot 2H_2O$ 26.3 g、磷酸二氢钠 $NaH_2PO_4 \cdot H_2O$ 2.22 g、腺嘌呤 $C_5H_5N_5$ 0.275 g）。

（二）实验方法

1. 铝合金导轨水平安置在避震台的减震硅胶块上，将蠕动泵硅胶软管以金属卡扣固定在铝合金导轨上，将距离导轨左侧端 50 cm 处定为声波发出点，在此处铝合金导轨底面钻出直径 0.8 cm 的圆孔，用手术刀片仔细将此处的硅胶软管的顶层及底层管壁削出约 1 cm² 大小薄壁窗口，使该处管壁厚度为 0.5～1 mm。当模拟声波在浅层或中层传导时，将声波发生器的探针在此硅胶软管的顶面薄壁窗口处适度下压，使探针顶端可以压在浅层和中层的模拟血流上；当模拟声波由深层传导时，将 3W 扬声器探针由铝合金导轨底面圆孔穿出，向上按压在硅胶软管的底面薄壁窗口处，使探针顶端可以压在深层的模拟血流上。沿硅胶软管内血流方向，距离声波发出点远端 100 cm 处（距离导轨右侧端 50 cm）定为声波检测点，此处硅胶软管的顶层用手术刀片同样削出约 1 cm² 大小薄壁窗口，使该处管壁厚度为 0.5～1mm。将固定于螺旋测微器的测微螺柱上的微音器探测面轻压在此薄壁窗口上，以检测声波的传导情况。

2. 铝合金导轨的左侧上方约 50 cm 处安置一个 3 L 的储血罐，铝合金导轨的右侧下方放置 4 ℃的恒温冰箱，在冰箱内安置一个 3 L 的储血罐，使左上方储血罐内的血液可以在重力势能的作用下流入右下方恒温冰箱内的储血罐中。根据摆放位置，截取硅胶软管的长度，使上方的软管长度恰好可伸入上方储血罐的底部；下方硅胶软管的长度可伸入下方储血罐中，但保持硅胶软管与下方储血罐没有任何接触，将截取下的硅胶软管用于建立蠕动泵，抽取下方储血罐内血液上输至上方储血罐的回路，注意蠕动泵、上方储血罐、下方储血罐、安置铝合金导轨的平台相互之间不能有接触，需各自安置于独立的平台。蠕动泵回收血液输送回上方储血罐的硅胶软管不能与上方储血罐接触。

3. 将声波发生器连接到信号放大器，音频接入口连接至播放各频率声波的电脑，微音器通过微音器转接头连接接收分析声波信号的笔记本电脑，两台电脑分别安置于另外两处平台。具体装置示意图如图 8-10 所示。

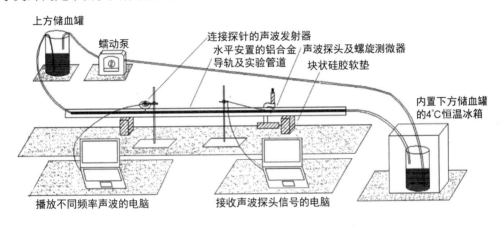

图 8-10　模拟血液循环状态下声波传导实验装置图

4. 连接好血液循环模拟管道之后，打开声波发生装置，播放 10 ~ 300 Hz 的声波，按照硅胶软管的直径及后续彩色多普勒超声对血液层流的观察结果，设定接触硅胶软管上方薄壁窗口继续下压 1 mm 为浅层、下压 2.3 mm 为中层，由硅胶软管下方向上压在硅胶软管下方薄壁窗口继续上压 1 mm 为深层的设定，依次将发生器探针调整下压的位置，观察微音器接收到的声波振幅。下压微音器探头 1 mm、2.3 mm、3.6 mm 模拟微音器检测浅、中、深层脉层中的声波，观察不同频率的声波在没有液体流动状态下的硅胶软管中传导情况。

5. 将上方储血罐中装入 2 L 生理盐水，启动蠕动泵，使生理盐水在整个模拟通路中开始循环，观察两个储血罐中生理盐水的容量变化，调节蠕动泵转速，使上下两个储血罐中的生理盐水达到相对动态平衡状态，即蠕动泵回抽速度与重力势能作用下流出的生理盐水量大致相同。

6. 以彩色多普勒超声系统观察生理盐水的流动状态，并分别测量管内流体上边界附近位置、轴心位置、下边界附近位置的流体速度，速度测量点选择在声波发出点、声波检测点以及两点中间 3 个相隔 25 cm 的位置，在每个位置反复测量 6 次，上边界附近位置、轴心位置、下边界附近位置的流体速度以 5 个位置的所有数值取平均数表示。

7. 因人体内正常声波频率多在 50 Hz 之内，即使病理状态下产生声波频率也相对较低，我们将声波测量范围扩大至 300 Hz 进行实验验证测量，依次调整声波发生器探针下压在硅胶软管上方薄壁窗口的深度 1 mm、2.3 mm 模拟浅层、中层声波，由硅胶软管下方向上压在硅胶软管下方薄壁窗口上压 1 mm 模拟深层声波，观察不同频率声波在生理盐水与硅胶软管的复合系统中的传导。

8. 取出一袋 4 ℃ 冰箱中的牛血，混匀后以 1 mL 空针抽取 0.5 mL 置于移液管中，以移液枪吸取 100 μL 置于载玻片上做血液涂片观察血细胞的生存状态并拍照存档；再以移液枪吸取少量血液从计数板中间平台两侧沟槽沿盖玻片边缘滴一小滴，吸水纸吸去沟槽中过多的血液，进行红细胞计数。

9. 量筒取混匀后的牛血 20 mL，以电子天平测量牛血质量，计算牛血密度。然后将 20 mL 牛血置于黏度计的 0 号转子中，周围以冰袋降温保持 4 ℃ 左右，使用 NDJ-5S 型黏度计测量新鲜牛血在 4 ℃ 下的黏度，再取混匀后的牛血 20 mL 以水浴加热至 25 ℃，再次以黏度计测量新鲜牛血在 25 ℃ 下的黏度。

10. 将储血罐中生理盐水抽出 1.5 L，在剩余 0.5 L 生理盐水中加入两份抗凝剂，在硅胶软管中继续运行 5 分钟后将生理盐水导出。

11. 将测量后剩余新鲜牛血混匀后加入上方储血罐，于上方储血罐外围包裹一个毛巾，毛巾外再覆盖以 6 个 0 ℃ 的冰袋，冰袋温度升高则随时更换冰袋。提前打开下方放置储血罐的 4 ℃ 恒温冰箱，在打开蠕动泵开始模拟血液循环的过程，观察上方和下方储血罐内的血液容量，调整蠕动泵的转速，使两个储血罐血容量达到大致动态平衡状态。

12. 以彩色多普勒超声系统观察血液的整体流动状态，并分别测量管内血流上边界、轴心位置、下边界的血流速度，测量点选择在声波发出点、声波检测点以及两点中间的 3 个相隔 25 cm 的位置，每个位置反复测量 6 次，上边界附近位置、轴心位置、下边界附近位置的血流速度以 5 个位置的所有数值取平均数表示。

13. 调整声波发生器，播放 10 ~ 500 Hz 的声波，依次调整声波发生器探针下压在硅胶软管上方薄壁窗口的深度 1 mm、2.3 mm 模拟浅层、中层声波，由硅胶软管下方向上压在硅胶软管下方薄壁窗口上压 1 mm 模拟深层的声波，依次将发生器探针调整下压的位置，观察微音器接收到的声波振幅，下压微音器探头 1 mm、2.3 mm、3.6 mm 模拟微音器检测浅、中、深层脉层中的声波，观察不同频率声波在新鲜血液与硅胶软管的模拟血液循环的复合系统中的传导情况。

14. 再次以彩色多普勒超声系统观察血液的整体流动状态，并分别测量管内血流上边界、轴心位置、下边界的血流速度，测量点选择在声波发出点、声波检测点以及两点中间的 3 个相隔 25 cm 的位置，每个位置反复测量 6 次，上边界附近位置、轴心位置、下边界附近位置的血流速度以 5 个位置的所有数值取平均数表示。

15. 将模拟完成血液循环状态下声波传导实验的牛血导出，以 1 mL 空针抽取 0.5 mL 置于移液管中，用移液枪吸取 100 μL 置于载玻片上做血液涂片观察血细胞的生存状态并拍照存档；再用移液枪吸取少量血液从计数板中间平台两侧沟槽沿盖玻片边缘滴一小滴，以吸水纸吸去沟槽中过多的血液，进行红细胞计数。

（三）实验结果

1. 硅胶软管空管实验

当硅胶软管平直地固定于铝合金导轨上，管内无任何液体时测量单纯硅胶软管对于 10 ~ 200 Hz 声波的传导作用。测量结果描记如图 8-11 所示。

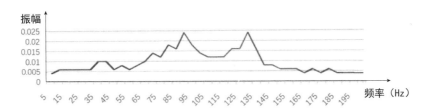

图 8-11　蠕动泵硅胶软管空管时声波传导振幅示意图

2. 生理盐水循环过程中声波传导实验

调整声波发生器探针下压位置，探针下压至浅层时，微音器依次下压至浅、中、深层采集 10 ~ 300 Hz 的声波信息，记录声波波形。依次将声波发生器探针下压至中、深层采集信息，以声波频率为横轴分别描记相同声波发出层或接收层的声波振幅的变化情况，如图 8-12、图 8-13 所示（另见彩图 32、彩图 33）。

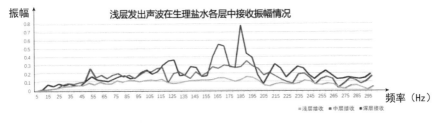

图 8-12　同层发出的声波在生理盐水循环实验中的传导情况

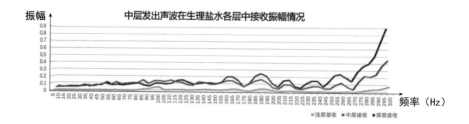

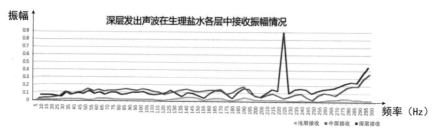

图 8-12 同层发出的声波在生理盐水循环实验中的传导情况（续）

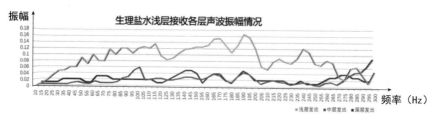

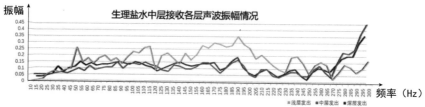

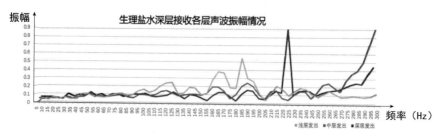

图 8-13 相同声波接收层的声波在生理盐水循环实验中的传导情况

3. 生理盐水与新鲜牛血流动速度检测

通过彩色多普勒超声系统检测生理盐水和新鲜牛血在硅胶软管 5 个位置处的管内流体上边界、轴心位置、下边界的流动速度，每个位点测量 6 次。见表 8-1。

表 8-1　生理盐水与新鲜牛血在循环管道内的流动速度（cm/s）

检测位置	流体上贴壁层	流体轴心层	流体下贴壁层
生理盐水	37.65 ± 0.60	58.02 ± 0.98	32.01 ± 0.81
新鲜牛血实验前	19.36 ± 0.88	30.78 ± 0.64	17.68 ± 1.06
新鲜牛血实验后	19.64 ± 0.97	32.15 ± 1.02	19.41 ± 0.62

检测数据经检验符合正态分布，采用 t 检验进行对照分析，结果显示生理盐水的模拟循环实验中上、下边界均与轴心位置速度有明显差异（$P < 0.01$）；新鲜牛血实验前的模拟循环实验中上、下边界均与轴心位置速度有明显差异（$P < 0.01$）；新鲜牛血实验后的模拟循环实验中上、下边界均与轴心位置速度有明显差异（$P < 0.01$）；新鲜牛血实验前后的模拟循环实验各位置速度对比差异无统计学意义（$P < 0.01$）。

4. 新鲜牛血黏度及血液密度检测

新鲜牛血 4 ℃ 黏度的测量结果为 4.6 mPa·s，25 ℃ 黏度测量结果为 3.9 mPa·s，新鲜牛血密度计算结果为 1049 kg/m³。

5. 模拟血液循环状态下声波传导的变化

根据生理盐水循环实验的声波振幅变化范围，将模拟血液循环实验中声波发生器频率区间调整为 10 ~ 500 Hz。调节探针下压至每一层位置，微音器依次下压至浅、中、深层记录声波波形。以声波频率为横轴分别描记相同声波发出层或接收层的声波振幅的变化情况，如图 8-14、图 8-15 所示（另见彩图 34、彩图 35）。

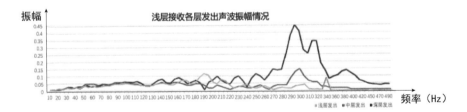

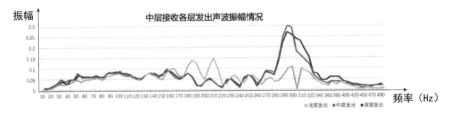

图 8-14　相同声波接收层的声波在血液循环模拟实验中的传导情况

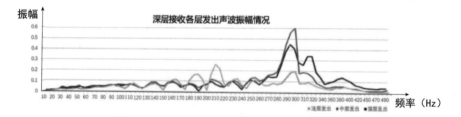

图 8-14 不同声波接收层的声波在血液循环模拟实验中的传导情况（续）

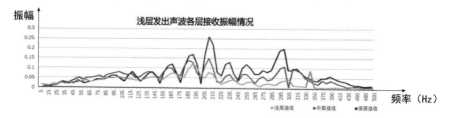

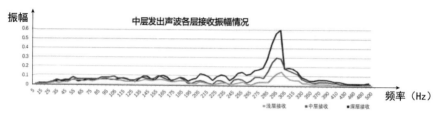

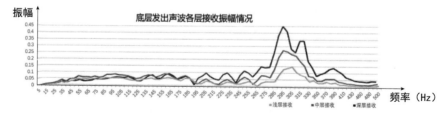

图 8-15 同层发出的声波在血液循环模拟实验中的传导情况

三、脉搏中声波因素与涩脉相关性动物实验

（一）实验材料

1. 实验动物

实验用猪 4 头，雌雄各 2 头，平均体质量（26.50±2.00）kg，5 月龄。

2. 实验条件

实验在山东省千佛山医院医学研究中心进行，室温控制在 18 ~ 22 ℃，相对湿度维持在 40% ~ 70%。饲料和垫料均购自山东大学医学院实验动物中心。适应性饲养 1 周后开始分组和造模。

3. 实验试剂

100 mL 10% 水合氯醛 10 瓶（国药准字 H37022673）；1 mL：5 mg 硫酸阿托品注射液 30 支，产自天津金耀药业有限公司（国药准字 H2020383）；1 mL：1 mg 地塞米松磷酸钠注射液 20 支，产自山东辰欣药业股份有限公司（国药准字 H37021969）；1 mL：1 mg 盐酸肾上腺素注射液 20 支，产自上海禾丰制药有限公司（国药准字 H31021062）；5 mL：2% 盐酸利多卡因注射液 20 支，产自中国大冢制药有限公司（国药准字 H20065387）。

4. 造模药物

500 mL 99.5% 四氯化碳（CCl_4）（分析纯）1 瓶，购自天津永晟精细化工有限公司，批号：20170813。

500 mL 75% 酒精 1 瓶，购自河北建宁药业有限公司，卫生许可证号：冀卫消证字（2013）第 0040 号。

5. 实验仪器

1M 及 2M 高精度微音器各 2 个（技术参数：工作电压 3.3 VDC，工作电流 2 ～ 4 mA，音频响应频率 10 ～ 1500 Hz，灵敏度 10 mV/Pa）；微音器转接头 2 个；装有 Cool Edit Pro version 2 软件的 DELL Inspiron 14–3442 笔记本电脑 1 台；1 mL、10 mL、20 mL、30 mL、50 mL 注射器各 30 个，产自成都市新津事丰医疗器械有限公司（产品批号 180211）；口咽通气管 4 根，产自扬州强盛生物科技有限公司（苏食药监械生产许可 20140086 号）；全数字多道心电图机 1 台，产自迈瑞生物医疗电子股份有限公司（BeneHeart R12 型）；真空采血管 10 个；实验操作台及固定支架、固定凹槽各 1 个；迷你工作台虎钳 1 个；洁净的手术剪、止血钳、有齿镊、手术刀柄、手术刀片、纱布等手术器械若干；装有福尔马林的广口瓶 4 个。

（二）实验方法

1. 造模方法

以实验用猪造模前数据作为对照，观察实验用猪造模后收集的各项实验数据的变化。将 4 头实验用猪随机分为急性肝炎模型组和急性酒精性胃炎模型组两组，急性肝炎模型按照徐萍等 CCl₄ 腹腔注射造急性肝炎模型法，急性酒精性胃炎模型参考赵云制作的急性酒精性胃炎造模的方法。

2. 实验步骤

（1）4 头实验用猪在适应性饲养 1 周后，观察其生存状态并做记录。

（2）在实验麻醉前 1 小时，于急性肝炎造模组 2 头实验用猪耳缘静脉处以 10 mL 注射器缓慢抽取 5 mL 静脉血液，置于真空采血管中，送山东省千佛山医院检验科化验肝功。

（3）每头实验用猪于麻醉前先肌肉注射 1 mg 阿托品注射液及 10 mg 地塞米松注射液，按 2 mL/kg 的剂量于耳缘静脉注射 10% 水合氯醛溶液，将猪麻醉。

（4）待猪麻醉后将其包裹于恒温电热毯中，并腹面向上固定于可贴合并支撑其背脊的固定凹槽中，四肢固定于实验台支架，并连接心电图机肢体导联。

（5）由两名熟练掌握现代微观脉诊技术的副主任及以上职称中医师于实验用猪双侧股动脉诊断脉搏状态，轻微转动实验用猪躺卧姿势反复诊断 3 次，确定实验用猪不同测量姿势下双侧股动脉的脉象基本正常，未出现明显涩脉。（如果两名副主任及以上职称中医师意见相左，则由第三名熟练掌握现代微观脉诊技术的副主任及以上职称中医师进行诊脉判断此脉象是否属于涩脉。）

（6）将微音器固定于小型台钳活动钳上，平行下压于猪股动脉最强搏动处，做好标记，计算由最初出现清晰的脉搏声波开始，到旋转至完全压实股动脉后手指在探测点后方无法感觉到脉动出现为止，旋转台钳旋把的总圈数。定义每次调节旋把下压深度，其旋转圈数为总圈数的 1/5。把最初出现清晰脉搏声波的脉象深度定义为第 1 层脉象层次，由此处每次旋转台钳旋把固定圈数下压即代表微音器下压至下一层脉象层次，旋转 1、2、3、4 次旋把代表由中层至底层的第 2、3、4、5 层，旋转至第 5 次旋把时则脉管血流基本被阻断，在此接近阻断状态下，血管严重变形血流中出现湍流，采集的脉象信息极不稳定，此脉象分层中的信息不做采集。

（7）采集实验用猪的脉搏声波图时，每层采集总数不少于 50 个声波，并且必须有连续 10 个声波未受明显干扰，其波形大致相同之后，才可认为该层声波采集完成。旋转旋把 1 次，将微音器下压至下一脉层，依次检测第 1、2、3、4、5 层的声波，每侧股动脉最少重复测量 3 次。实验过程中密切观察实验用猪的状态，如其出现清醒倾向，可静脉补充注射 10 mL 至 30 mL 的 10% 水合氯醛溶液。

（8）待声波数据采集完成后，分别制备实验用猪的急性肝炎模型和急性酒精性胃炎模型。使用 CCl_4 制备实验组实验用猪急性肝炎模型。抽取 CCl_4 原液，给予实验用猪 1 mg/kg 的剂量一次性腹腔内注射，制备实验用猪 CCl_4 急性肝炎模型。注射完成后实验动物禁食，但可自由饮水。

（9）将 75% 医用酒精稀释至 70%，按照 2 mL/kg 的剂量一次性灌胃，制备实验用猪急性胃炎模型。灌胃完成后实验动物禁食，但可以自由饮水。

（10）20 小时后，观察实验用猪生存状态并做记录。再次于急性肝炎模型组实验用猪的耳缘静脉以 10 mL 注射器缓慢抽取 5 mL 静脉血液，置于真空采血管中，送山东省千佛山医院检验科化验肝功。

（11）每头实验用猪肌肉注射 1 mg 阿托品注射液，10 mg 地塞米松注射液。此时因急性肝炎模型组的实验用猪肝功能可能已经严重受损，急性酒精性胃炎模型的实验用猪肝功能也可能会出现一定损伤，为降低实验用猪在麻醉状态下出现抽搐、呼吸频率或心率剧烈变化的概率，因此调低水合氯醛的麻醉剂量，以 1 mL/kg 的剂量于实验用猪耳缘静脉注射 10% 水合氯醛溶液，待猪麻醉后将其包裹于恒温电热毯中，再次腹面向上固定于固定凹槽，四肢固定于实验台支架。

（12）仍由造模前两名熟练掌握现代微观脉诊技术的副主任及以上职称中医师于实验用猪双侧股动脉诊断脉象，轻微转动实验用猪躺卧姿势反复诊断 3 次，确定实验用猪双侧股动脉的脉象特征，观察是否出现涩脉。（如果两名副主任及以上职称中医师意见相左，则由第 3 名熟练掌握现代微观脉诊技术的副主任及以上职称中医师进行诊脉判断此脉象是否属于涩脉。）

（13）将微音器平行压于前1天标记的猪股动脉最强搏动处，依次检测由浅至深的1、2、3、4、5层的脉搏声波，测量规范与造模前相同，每侧股动脉最少重复测量5次，实验过程中密切观察猪的状态，如实验用猪表现出清醒倾向，可耳缘静脉补充注射10%水合氯醛溶液10 mL至30 mL。如出现心率或呼吸频率骤然变化，可能为水合氯醛过量，可用肾上腺素酌量注射，待呼吸频率及脉率恢复到正常状态后再次测量。

3. 病理组织的形态观察与检测

（1）待股动脉处声波测量完成后，以盐酸利多卡因注射液逐层浸润麻醉，切开腹腔，暴露实验用猪的肝脏或胃部。

（2）急性肝炎模型组实验用猪暴露肝脏，观察肝脏的形态颜色，分离肝脏组织，生理盐水冲洗瘀血，随机于肝脏各处取拇指大小组织数十块，以10%福尔马林溶液固定并储藏。

（3）急性酒精性胃炎模型组实验用猪暴露胃，观察胃的形态颜色，分离胃部组织，剖开胃并以生理盐水清洗瘀血和胃内黏液，拍照后随机于胃各处取拇指大小组织数十块，以10%福尔马林溶液固定并储藏。

（4）待福尔马林溶液固定完成，取肝脏和胃组织块脱水后石蜡包埋，组织切片后行HE染色，光镜下观察组织病理学改变。

实验过程中对动物的处置符合实验动物福利伦理标准。

（三）实验结果

1. 实验用猪造模前后的生存状态观察

两组实验用猪造模前都比较安静，眼角、鼻孔无明显分泌物，皮色不红，皮温正常，精神及活动正常，饮水量正常。

急性肝炎模型造模后实验用猪精神烦躁不安，喜趴卧，眼角、鼻孔有明显分泌物，皮色发红但皮温较前略低，再次固定时挣扎剧烈，但体力较造模前下降，饮水量较前增多。

急性酒精性胃炎模型造模后实验用猪初始4～5小时静卧昏睡，鼾声较前明显变大，呼吸间隔变长，清醒后精神烦躁易惊，眼角有明显分泌物，皮色发红，皮温升高，再次固定时挣扎剧烈，体力无明显变化，饮水量较前增多。

2. 实验用猪造模前后中医师诊脉感受的脉象变化

两名熟练掌握现代微观脉诊技术的副主任及以上职称中医师经过细致脉诊后确认，造模前实验用猪股动脉脉搏基本正常，因其股动脉处脂肪较少，故脉象较正常人略洪大，但未感受到明显涩脉。左右侧倾改变实验用猪体位，实验用猪脉象变化不大。

20 小时后急性肝炎模型造模完成后，实验用猪股动脉脉搏明显变涩，脉诊的中深层有明显涩脉出现，整段脉搏搏动中涩脉都比较明显。左右侧倾改变实验用猪体位，实验用猪脉象中仍有明显涩脉，体位变化对于涩脉的脉象诊查影响不大。

20 小时后急性酒精性胃炎模型完成后，实验用猪股动脉脉搏较前变涩，脉诊的中深层有比较明显的涩脉出现。左右侧倾改变实验用猪体位，实验用猪脉象中仍有比较明显的涩脉，体位变化对于涩脉的脉诊测定影响不大。

3. 实验用猪急性肝炎造模前及造模后的肝功变化

2 头实验用猪造模前后各项指标变化比较差异具有统计学意义（$P \leq 0.05$）。见表 8-2。

表 8-2　实验用猪急性肝炎造模前及造模后的肝功变化

实验用猪	谷丙转氨酶（U/L）	谷草转氨酶（U/L）	碱性磷酸酶（U/L）	谷氨酰转肽酶（U/L）	总胆汁酸（umol/L）
1 号实验用猪造模前	18	16	68	11	12.5
1 号实验用猪造模后	107	672	420	101	327.5
2 号实验用猪造模前	22	18	71	12	10.7
2 号实验用猪造模后	87	491	227	52	212.1
t	−7.55	−6.24	−2.63	−2.65	−4.47
P	0.008	0.012	0.05	0.05	0.023

4. 实验用猪造模前后脉搏声波图

实验用猪造模前后脉搏声波变化见图 8-16、图 8-17、图 8-18、图 8-19。

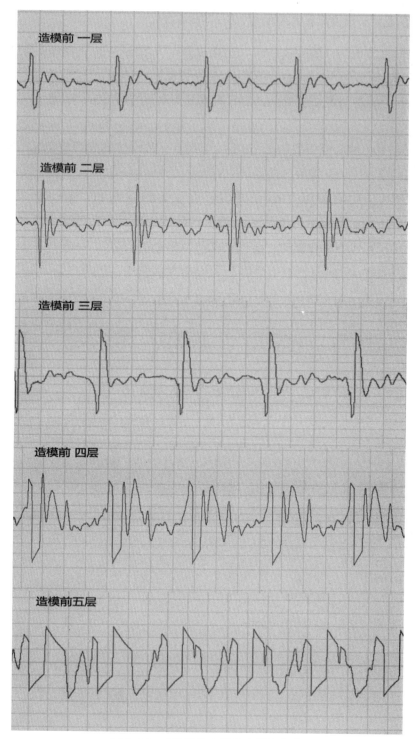

造模前 一层

造模前 二层

造模前 三层

造模前 四层

造模前五层

图 8-16　实验用猪造模前脉搏声波图

　　注：造模前的实验用猪股动脉脉搏声波图中可观察到，实验用猪的脉搏搏动比较规律，形态比较类似，其中并未发现各脉搏之中夹杂有明显异常的声波出现。

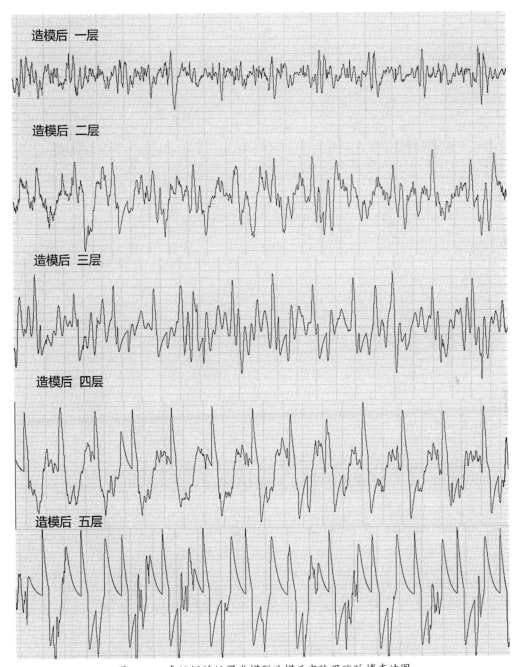

造模后　一层

造模后　二层

造模后　三层

造模后　四层

造模后　五层

图 8-17　急性酒精性胃炎模型造模后实验用猪脉搏声波图

注：急性胃炎造模后的实验用猪股动脉脉搏声波图中可以发现，脉象第 1 层、第 2 层中夹杂有大量杂乱的声波出现，第 3、4 层出现较多的 50 Hz 左右的声波，且声波的幅度随脉象层次的加深不断增高。

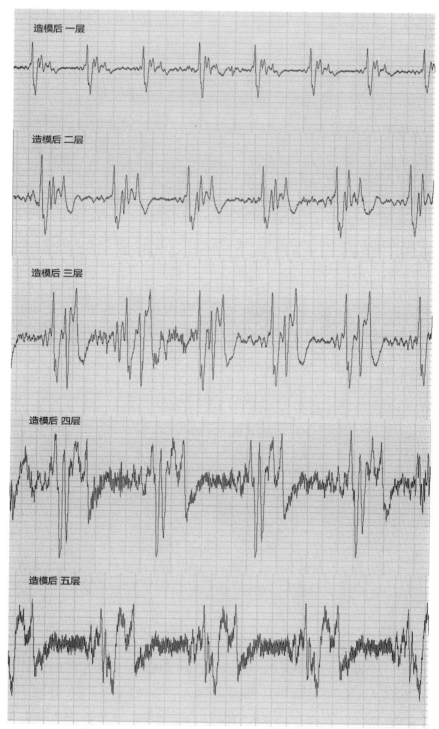

图 8-18　急性肝炎模型造模后实验用猪脉搏声波图

　　注：CCl$_4$急性肝炎造模后的实验用猪股动脉脉搏声波图中可以发现，其中夹杂有大量异常的声波出现，且随层次的加深其声波的幅度不断增高。

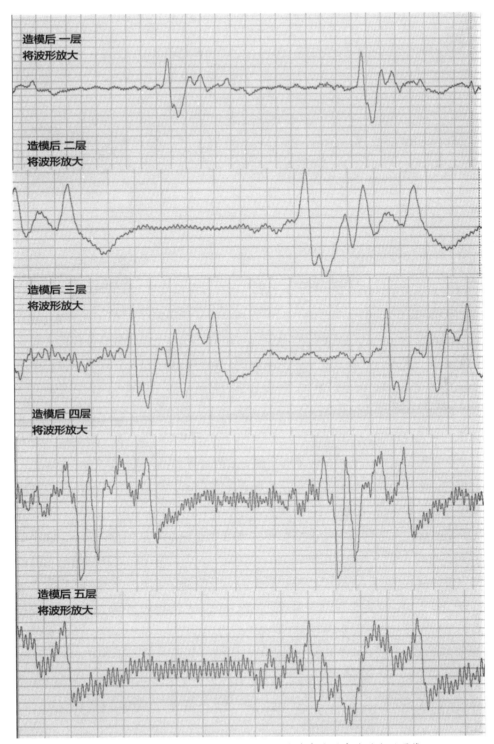

图 8-19 急性肝炎模型造模后实验用猪脉搏声波图声波放大后图像

注：将造模后的脉搏声波图中声波放大，经过计算发现异常声波频率皆在 120 Hz 左右，且其振幅由 1 ～ 5 层随脉层的加深不断增大。

四、讨论

（一）声波与涩脉的相关性

脉学是中医学诊疗体系中的一大特色，古代文献中多以"脉""脉象"和"脉动"来描述诊脉所获取的患者病理信息。例如杨上善《黄帝内经太素》中"故脉象三阳之脉，浮者是也"，是最早使用"脉象"二字的文献，至宋元以后使用频率越来越高，崔嘉彦、滑寿、沈金鳌著作中常用此词，并一直沿用至今。现多认为脉象是患者的脉动信息在诊脉医师头脑中的意象，受医者感觉器官敏感性的客观差异和个人知识、经验的主观差异的影响，是一种人类主观认识的产物。对于传统脉学二十余种脉象的学习推广中，这种认识是有道理的。但是脉象有"位、数、形、势"的不同，同一个患者的脉象除代表心搏速率的"数"之外，其他特征在浅、中、深3层，寸、关、尺3部都可出现差异。当我们用"脉浮""脉紧""脉涩""脉细"以描述患者整体脉象的时候，即便跟随名师，耳提面命，对于老师诊脉后口述的脉象再去体会，可能在没有抓住老师得出结论的层次和脉位这个重要影响因素的情况下，而根据自己手下不明确的感觉强行定这种感觉的"脉象"，总会有自己诊脉结论与老师诊脉结果出现矛盾之时。因此对于传统脉学来说，脉象确实更像一个主观的判断，可能跟师学习多年也难以完全复制传承老师的脉诊体会。但是随着现代脉诊学说发展，诊断结果越来越精准，其对于脉象的分层定位达到了一个新的层次。例如金伟教授所著《金氏脉学》，将脉象分为7层，每次脉动按照其脉搏波的上升和下降分为上升段的A1、A2、A3与下降段的B1、B2、B3、C1、C2共8个脉点，排除携带信息很少的C1、C2两个位点不去多做诊断分析之外，每层脉动都有其代表意义，则双手共有84个位点，这样一来不仅脉诊的精确性，脉诊教学的精确性也可以大大提高。《淮南子·泰族训》云："所以贵扁鹊者，非贵其随病而调药，贵其麜息脉血，知病之所从生也。"这种精确性、可复制性是我们脉学研究的一个重点。当不同的医师可以使用同一种脉诊方法，感受到同一个患者脉象中的某层、某脉点的脉象信息时，当微观脉学被更多人学习并可以精准地临床应用时，我们可能才终于发现脉象并不是一个医者针对手下某种感觉，根据自己经验、学识做出的一个主观判断，而是患者脉象的层次、脉位中确实有这种客观存在的信息，只是我们现在还不知道这种客观信息的载体。因此探索这个载体的性质是脉学进一步研究的重点。

由以上现代微观脉学的论述可知，现代微观脉学中的涩脉与传统脉学理论中的定义已出现偏差，传统脉学理论中，诊断出涩脉或者滑脉一般即代表该患者脉象的整体特征是涩脉或者滑脉，其脉象在寸、关、尺脉位和由浅至深数层总结出的整体特征是涩象或者滑象，这种对脉象特征的描述是不具体的。现代微观脉学中划分不同脉层和脉位组合来对应不同的脏器组织，按照脉层和脉位的组合将特定脉象的意义进一步对应到相应的脏器组织，增加了脉诊对于疾病诊断的精准程度。

我曾在"浅释涩脉和滑脉同时存在现象"一文中阐述现代微观脉学不同类型脉象同时存在的现象，其根本原因就是不同脉层和脉位的组合中可能会有不同的脉象出现。例如涩脉可以表现为覆盖各个脉层和脉位，在各脉层和脉位组合中均可以感知的整体涩脉，也可仅局限于某一个脉位、某一时域位置或者某一脉层的涩脉。同样滑脉也可以表现为在各个脉位和脉层中均可以感知的整体滑脉，也可表现为仅局限于某一时域位置或者某一脉层的滑脉等。因此我提出，在同一人的桡动脉处感知脉象，可以同时从脉象中感知到滑脉与涩脉，这就是滑脉与涩脉不在同一脉位和脉层的缘故。

我在数十年的中医临床经验中，发现涩脉与声带振动时在肌肤表面所触及的脉象感觉非常类似，即这种脉象特征传波的载体可能与声带振动产生的声波性质相同，涩脉在脉诊中的传播、传导形态可能是一种声波。我仔细体会涩脉"轻刀刮竹"描述的特征，发现其最基本的物理因素是刀刃在竹皮上缓缓刮过时因竹皮细微的破碎而与刀刃之间产生的细密声波，这也与声带振动产生声波的根本特征相同。如果进一步定义这种声波的特征，根据临床观察和人体手指触觉的感知范围，它的物理基础应该是一种频率较低的可闻声波，可闻声波是指频率范围在 20 ~ 20000 Hz 的可以被人耳听闻的振动声波，人体产生的病理声波其频率应主要在 20 ~ 250 Hz，且声强较低而难以被我们通过耳朵在远离脉管处听取而已。

当人体脏器组织出现疾病或处于异常状态时，会产生异常声波，其中很大一部分是由于血液流动状态的改变。正常人体的动脉血流基本上都是层流状态，湍流状态的血流会消耗大量的能量，阻碍血液的流动，并且湍流造成动脉壁高剪应力状态，极易造成动脉内壁的损伤，出现动脉硬化。罗森通过实验计算生物动脉血流的雷诺数值，发现其一直低于定常流的转变雷诺数，说明生物体内动脉内的血流在没有病变的条件下基本都是层流状态。

血管中血液的瞬时流动状态主要受到血液惯性力、压力及管壁弹性力之间的平衡状态的影响，当其中某一个环节出现变化导致平衡状态被打破，血液就会出现湍流。所以当人体的脏器组织出现病变之后，这些病理改变都会导致流经病变区域的血液层流状态改变，血流中就会出现湍流而产出不同频率和强度的声波。

湍流状态下的血流与管壁的摩擦力将成倍增加，湍流中的速度波动导致局部的压力变化，这种压力变化引起附近组织或者血流的异常振动，就会出现声波。如果这种振动频率在可闻范围之内且声强足够大，声波就会变为上文所说的"可闻"。例如心脏瓣膜病变产生的杂音，我们量血压在缓慢放松袖带时出现的科罗特科夫音（Korotkov sound），还有些严重颈动脉斑块的患者以听诊器贴近颈动脉处时也会听到杂音，这都是血流出现湍流时形成的声波。冯元帧先生将因运载流体的可坍陷管道产生的这种异常振动现象称为颤振（flutter），也叫自激振荡。

与此同时，我们对心脏瓣膜出现疾病或者颈动脉出现比较明显斑块的患者进行脉诊可以发现，他们大多都会在桡动脉寸部的中深层出现比较明显的涩脉。假如这种涩脉就是以声波的形式在动脉血管与血液组成的脉象信息传导系统中传导，那么结合我们临床中所见，涩脉在不同的患者脉象中的脉层分层，寸、关、尺3部的脉位，在脉搏波上升支与下降支的部位等皆可不同，我们可进一步探究这种情况是否与涩脉作为声波在动脉血管与血液组成的脉象信息传导系统中的差异性传导相关。

（二）基础实验研究讨论

本研究设计了静态分层蔗糖溶液中声波传导差异性实验，观察声波在分层且有明显密度和黏度差异的蔗糖溶液中的传导情况，观察各频率声波在密度梯度和黏度梯度溶液中是否有差异传导。根据前期的动物脉搏声波实验和肝硬化患者脉搏声波结果分析，病理声波的频率基本都在200 Hz以下，因此实验中声波频段着重关注范围在10 ~ 200 Hz。第1个验证实验中，我们安置声波发射源并确保其覆盖了各种密度、黏度的介质层，再研究相同的振幅、频率且时间同步的声波在不同的介质层中的传导情况。因为实验中静态分层蔗糖液体管道为亚克力有机玻璃管，需观察亚克力透明有机玻璃管管壁材料与10 ~ 200 Hz的共振因素，但直接检测有机玻璃管管壁的声波振幅对整体实验意义不大，因此将有机玻璃管内装入超纯水，观察有机玻璃管管壁振动对于声波传导的影响。从图中声波传导后振幅可见，声波在50 Hz和80 Hz附近形成明显的振幅顶峰，超过100 Hz之后超纯水与有机玻璃管组成的复合系统对于声波传导阻尼较大，各层接收的声波振幅均明显减小。因管内液体成分为等密度、等黏度的超纯水，所以传导差异性主要在于超纯水对不同频率声波的阻尼作用和管壁对于声波的传导。因为本实验研究中声波发生器产生的是一种声波，因此我们考虑可以通过讨论有机玻璃管和管中介质组成的声振动系统的声阻抗率来探讨声波的传导特性。根据声阻抗率公式：$Z = \dfrac{p}{v}$ 或 ρc，声阻抗率等于该点声压与质点的振动速度 v 的比值或者介质密度与声波速度的乘积。根据拉普拉斯声速公式，声波传导速度 c 与密度的平方根 $\sqrt{\rho}$ 成反比。则声阻抗率 $Z = k\sqrt{\rho}$，k 为与介质相关的一个系数。对于超纯水这样的连续平均介质，其对于 20 ～ 200 Hz 频率声波的传导影响基本可忽略不计。因此，超纯水中检测的声波传导差异性基本就代表了本实验系统对于不同频率声波的影响。

检测完超纯水中声波传导差异性研究之后，将管内液体换为密度分层的蔗糖溶液，再次进行 20 ～ 200 Hz 的声波传导实验。观察到不同密度、黏度的蔗糖溶液中声波的传导随频率变化而振幅不断变化，在 40 ～ 50 Hz 和 70 ～ 85 Hz 处形成明显的顶峰，在 120 Hz 和 160 Hz 左右形成次峰。相同频率及强度的声波在不同密度及黏度的静态分层溶液中有着明显差异性。与超纯水实验相比，在 50 Hz 和 80 Hz 附近都形成了声波振幅高峰，考虑可能是本实验系统材料对这两个频率范围传导效率较高的缘故。

但排除实验系统材料传导声波的因素之后，我们仍可发现分层蔗糖溶液与超纯水中传导不同声波效率的差异。将超纯水实验测得数据与蔗糖分层溶液数据整合到图中进行对比观察可以发现诸多不同之处。①就大多数频率而言，深层的高密度、高黏度蔗糖溶液的声波传导幅度更大，中层中等密度和黏度蔗糖溶液的声波传导振幅次之，但均较超纯水的相同层次微音器接收声波的振幅高；②有别于高、中密度黏度的蔗糖溶液，浅层低密度、低黏度蔗糖溶液的声波传导振幅整体上低于相同位置超纯水传导的声波整体振幅，考虑此为蔗糖分层溶液之间的折射或反射作用影响所致；③在声波频率大于 100 Hz 之后，低密度黏度的蔗糖溶液和超纯水对声波的传导作用明显弱于高、中密度黏度的蔗糖溶液，说明较高频率的声波要更依赖密度及黏度高的液体介质进行传导；④从声波传导的振幅来看，该频段内的声波大部分在分层蔗糖溶液的声波传导后振幅离散度更大，符合实验前不同频率声波在不同密度、黏度的介质中传导有差异的预测。

为进一步判断此种差异是否主要是因管内溶液的密度和黏度差对不同频率声波产生的不同阻尼作用所致，故调整微音器接收位置，将其置于声波发生端附近，并再次重复 10 ～ 200 Hz 声波传导实验进行对照研究。由于预实验中发现声波发生器近端声波振幅明显大于远端声波振幅，为了信号采集的准确性，故将声波发生器的声强调低，于声波发生器的近端和远端分别放置微音器并再次测量声波振幅情况，并切换不同频率进行观察记录。

分析图中数据可以发现，不同频率声波在近端不同密度、黏度的溶液层中振幅的差别并不大。与远端声波振幅比较可发现，不同频率的声波在不同分层溶液中振幅的变化程度有明显差异。从图中可以看到，第一，近端中、高密度黏度的蔗糖分层中传导的声波在频率大于 50 Hz 之后振幅逐渐大于低密度、低黏度的蔗糖分层中传导的声波振幅，中、高密度黏度的蔗糖分层中声波的振幅在整个 10 ~ 200 Hz 频段差别不大，保持了很高的一致性；第二，远端接收的声波振幅在大于 100 Hz 之后明显低于近端接收的声波，10 ~ 100 Hz 之间与近端接收的声波整体相差不大。远近端声波差异性研究实验说明，不同密度、黏度的介质对于声波的传导有比较明显的影响，尤其是大于 100 Hz 的声波，在传导一段距离后声波振幅明显减小，且不同密度、黏度的介质中减小的幅度也各不相同。

但是不同器官产生的不同频率声波在血液中传导，因其频率差异在血管中不同的层流可能会有不同的阻尼，在传导一段距离之后这种声波的声强差异可能会更加明显，因此我们再进行声波声源分层实验，在不同层次中观察不同层次来源的声波在实验管内传导的差异性。

我们将实验管声波发生器能覆盖 3 种蔗糖密度层以发出声波的探柱更换为仅限于某一层某一点发出声波的探针时，声波发出源即局限为该密度蔗糖分层溶液的振动端一点，此时将微音器置于远端的每一层溶液检测该点发出的不同频率声波在各层蔗糖溶液中传导的振幅差异性。

相同声波发出点发出声波在接收端 3 层中接收的声波振幅，由图中描记结果可见，在 10 ~ 50 Hz 的区间，浅层发出的声波在浅、中、深 3 层振幅差别不大，且超过 400 Hz 声波的传导都迅速降低，但在 50 ~ 400 Hz 区间内不同密度黏度分层导致声波传导的差异性表现更为明显。且中层和深层发出的声波形态变化趋势表现比较类似，中深层声波发出后在中高密度黏度蔗糖层的传导振幅明显较低密度黏度的蔗糖层传导强，且中层和深层接收的声波振幅曲线比较类似，仅在 65 Hz 左右出现一个深层接收的高峰。

接收端接收 3 层发出声波振幅描记曲线的对比图整体来看，声波传至深层被接收时振幅最大，浅层接收的声波振幅最小。浅、中、深层接收图中可以发现 10 ~ 100 Hz 区间的声波在各层接收端振幅表现差别不大，但深层接收该频段的声波传导强度要明显大于浅中层。浅层发出的 100 ~ 300 Hz 区间声波在浅中层振幅最低，中深层发出的声波振幅也各不相同。深层接收的各层发出的声波在整个波段似乎都未出现明显分离情况，但是细分每个频率段还是有着较明显的区别。

通过分层发出声波并在接收端分层次接收，可以发现声波的变化曲线较整体声波发出源的图像曲线更加复杂，整体振动源发出的声波在 3 层蔗糖分层溶液中的传导基本遵循了深层声波传导振幅＞中层声波传导振幅＞浅层声波传导振幅的规律，但分层声波发出后声波的传导出现了明显的差异，除浅层大致遵循深层＞中层＞浅层之外，中层发出和深层发出的声波在 140 Hz 之后出现了多处中层与深层声波传导振幅高度的交替，以 150 Hz 左右和 210 ～ 260 Hz 处最为明显。

这种差异说明不同频率的声波在不同密度和黏度的静态分层溶液介质中传导还是有明显差异。尤其是针对某一密度黏度层发出的声波是单一振动源的情况，不同密度介质之间的折射和反射也是一个很重要的影响因素。声波的反射或者折射对于声波的能量是一种损耗。根据斯奈尔声波反射与折射定律，声波遇到分界面时，反射角 θ_3 等于入射角 θ_1，而折射角 θ_2 的大小则取决于两种介质中的声速 c，具体比值为 $\dfrac{\sin\theta_1}{\sin\theta_2}=\dfrac{c_1}{c_2}$，即声波传导速度更快的一侧折射角更大。具体示意图见图 8-20。

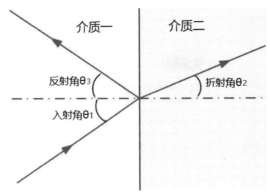

图 8-20　不同介质声波反射、折射示意图

基于本研究的声振动系统，声波发生器发出的声波在有机玻璃管中的传导方向难以确定。在这种情况下，我们可以运用能量守恒定律来进行分析。在 25 ℃的条件下，蔗糖溶液层声波的传导速度 c 遵循速度与密度的相关性公式，其速度 c=1507.7+6.81× 浓度（ρ）。

当声波从浅层 20% 蔗糖溶液层（低密度黏度层）发出，则该层声波传导速度 c_1=1643.9 m/s，中层 40% 蔗糖溶液层中声波传导速度 c_2=1780.1 m/s，下层 60% 蔗糖溶液层中声波传导速度 c_3=1916.3 m/s。假设声波由浅层低密度蔗糖溶液中发出，则可能有以下几种情况，全透射，全反射，或者折射与反射并存。

全透射需满足以下条件：$\dfrac{\rho_2}{\rho_1}>1$ 时，$\dfrac{\rho_2}{\rho_1}>\dfrac{c_1}{c_2}>1$；或者 $\dfrac{\rho_2}{\rho_1}<1$ 时，$\dfrac{\rho_2}{\rho_1}<\dfrac{c_1}{c_2}<1$。将本实验中 3 层介质的密度和声速带入条件公式发现不满足全透射条件。

全反射条件为声波由声速快的介质传入声速慢的介质中，当入射角 θ_1 达到一定角度后，折射角 θ_2 的角度为 90°，此时入射角 θ_1 如果继续增大则 $\sin\theta_2>1$，反射系数变成复数，即反射波幅值等于入射波幅值。本实验设计的声振动系统在高密度黏度层的声波传向低密度黏度层时可能会有这种全内反射临界角出现。例如 40% 的蔗糖溶液向 20% 的蔗糖溶液入射时，当入射角大于 67.44° 时即会全反射；60% 的蔗糖溶液向 40% 蔗糖溶液入射时，当入射角大于 68.26° 时即会全反射。当由低密度蔗糖溶液入射高密度蔗糖溶液或高密度对低密度入射角小于全内反射临界角时，会出现折射和反射共存的现象。

以浅层低浓度蔗糖溶液发出声波为例，声波向中层部分透射，一部分声波反射回浅层，另有一部分折射入中层中等密度黏度蔗糖溶液中，各层的声波平均声能量流重新分布，各层声波的振幅即会出现较明显的差异。

当密度分层为 3 层时，这种声波的传导差异性较两种介质之间的反射、折射更为复杂。因为从浅层或深层的蔗糖层中发出的声波通过相邻媒质的折射之后，还有向第 3 层媒质反射和折射的作用，因此 3 层媒质内有着非常复杂的反射与折射现象。对于这种有声波隔层传播的现象，声波通过中间层时的反射波与透射波不仅与两种媒质的特性阻抗有关，还与中间层的厚度 D 与所传播的波长 λ 之比有关。

我们将 3 种媒质内的声波传导的差异性通过 $\dfrac{D}{\lambda}$ 的大小来进行判断。根据本研究的实验设备数据，$k_2 D = \dfrac{2\pi D}{\lambda} < 1$，中间层的厚度 D 远远小于声波波长 λ 时，此时 $\cos k_2 D \approx 1$，$\sin k_2 D \approx 0$，通过完美条件下的声强投射系数计算公式，声强投射系数

$$t = \cfrac{4}{4\cos x^2\, k_2 D + \left(\dfrac{R_1}{R_2} + \dfrac{R_2}{R_1}\right)^2 \sin^2 k_2 D}$$，将本蔗糖分层溶液中声波传导的数据代入可

知声强投射系数 t ≈ 1。在透射系数接近 1 且条件处于理想状态时，声波可以较好地通过中间层，并且损失较少的能量。这种情况是基于假设整体实验是处于理想状态下达到的，中间层在假设中不会出现上下两个媒质界面间的多次反射波，也就不会出现较明显的声能量损耗，而且这种完美条件情况要求声波的频率较低，如果频率较高也会出现一定的能量损失。

脉搏中按照血液层流的分层导致声波的血流层次之间传导差异的出现，那么这种层次按照 Hagon–Poiseuille（哈根 – 伯肃叶）流动的抛物线速度分布，层流的层次可能不止简单的上贴壁流、轴心流和下贴壁流 3 层，因此本文为探究更多层媒质间声波折射及反射的差异性传导，又进行了 4 层蔗糖溶液分层传导声波实验的研究。

4 层蔗糖溶液分层传导声波实验结果为：各频率间的传导差异性较 3 层蔗糖溶液分层传导声波实验结果更为复杂，但是整体特征却还有一些共通之处。

10 ～ 50 Hz 区间的声波由浅中深底各层发出并被各层微音器接收后振幅表现差别不大，但 50 ～ 400 Hz 区间的声波受密度和黏度分层影响非常明显。整体来看浅

层和底层发出的声波振幅较低。40% 以上浓度的蔗糖溶液层（中、深、底层）发出的声波在较高密度黏度的蔗糖层（中、深、底层）中传导振幅明显比 20% 浓度蔗糖溶液层（浅层）传导强。中层发出的声波振幅改变类似 3 层蔗糖溶液分层声波传导实验中声波传导的表现，各层接收端声波振幅呈现出一定的规律性。深层发出的声波振幅改变更像是中层发出声波与底层发出声波在接收端声波振幅形态表现的一个过渡段，除 80 Hz 左右声波之外，中、深、底层接收的声波振幅都比浅层发出声波振幅高。

接收端接收 4 层发出声波振幅描记曲线的对比图，整体来看中深层接收的声波振幅要比浅层和底层更高，浅层接收各层声波振幅最低。在 10 ～ 65 Hz 之间和大于 300 Hz 的区间的声波在浅层接收端振幅很小，在 50 ～ 230 Hz 区间振幅最高的是中深层接收的深层声波，在 230 ～ 300 Hz 之间振幅最高的是中深层接收的中层声波。浅层和底层接收的声波振幅较低且形态杂乱。中、深层中振幅最高的就是中、深层发出的声波，浅、底层发出的声波在这一层中表现并不明显。深层接收的各层发出的声波在整个波段似乎都未出现明显分离情况，甚至浅层发出的声波也有很高的振幅表现。4 层蔗糖溶液分层传导声波实验中声波在各层媒质之间传导的过程中，其透射至其他层的过程中反射、折射是一定会出现的，甚至在多个媒质分界面之间一定会出现反射后再折射或者折射后再反射的现象，具体分析是非常复杂的，但是就从不同媒质之间折射和反射的推导分析过程来看，10 ～ 500 Hz 声波在不同密度、黏度的媒质之间是会有明确的传导差异性的，这说明动脉血管中的血流层流状态可能是声波差异性传导的物理学基础。

根据蔗糖溶液分层传导声波实验表现，可以总结为以下特点：①静态密度与黏度分层溶液中不同频率的声波有着比较明显的传导差异；②中深层接收的声波中大部分频率范围内都是中深层发出的声波；③浅层接收的各层发出的声波整体观察其振幅最低；④声波不仅受不同密度、黏度媒质阻尼作用，还有各密度层之间的折射、反射作用，导致不同频率的声波在不同密度与黏度分层之间传导作用明显不同。

为了验证血液层流时是否会有声波传导的差异性，本研究进行了新鲜牛血模拟循环状态下的声波传导实验，用以观察声波在血流中的传导。

为排除模拟血液循环状态的硅胶软管系统自身特性对于实验结果的影响，首先我们观察实验装置中的硅胶软管系统对于声波的传导作用。在导管内有内容物之前，测量单一硅胶软管及支架结构对于由声波发出点到声波探测点声波传导是否有较强的传导作用。结果显示，在 10 ～ 200 Hz 区间声波沿硅胶软管和支架结构传导并不明显，整体声波幅度很低，且传导的声波频率显示较模糊。因此我们可以得出以下结论，单纯硅胶软管和支架系统对于声波的传导影响不大。

然后设计硅胶软管系统与内容物复合作用下的对照实验，本研究选择使用生理盐水代替新鲜牛血模拟血液循环状态，观察硅胶软管与均匀介质形成的复合系统对声波传导的影响。根据生理盐水在上贴壁层、轴心层、下贴壁层的流速，综合生理盐水的密度和黏度进行分析，该系统的雷诺数值非常低，可确定生理盐水是处于层流状态。

　　整体来看，浅层发出的 10 ～ 270 Hz 区间声波振幅要强于中、深层发出的同频率段声波，中深层发出的声波传导至浅层并被接收后声波振幅极低。中层发出在 200 ～ 300 Hz 区间的声波中，深层接收的声波振幅要强于浅、中层接收的声波，中深层发出的 280 ～ 300 Hz 区间声波在中深层接收端的振幅明显升高。

　　浅层接收的各层 10 ～ 270 Hz 区间声波中振幅最大的是浅层发出的声波，浅层接收的该频率区间中深层声波振幅均处于极低的水平，在 270 ～ 300 Hz 区间中层发出的声波振幅明显上升，浅层发出的声波振幅开始下降。中层接收的各层声波表现与浅层类似，在 45 ～ 270 Hz 区间浅层发出的声波振幅最大，中、深层发出各频率的声波振幅变化基本同步且振幅值基本相近，在 270 ～ 300 Hz 区间振幅明显增大。深层接收的 100 ～ 200 Hz 区间的声波振幅以浅层发出的振幅最高。生理盐水循环实验中声波的传导中有一个最特殊的点，是发自深层且被深层接收的 220 Hz 声波，其声波幅度值突然升至 0.9，经验证实此数据并非实验误差或失误操作导致，该特殊声波幅值对整体实验结果影响不大。

　　在得到生理盐水模拟血液在硅胶管道中进行层流循环状态下声波传导实验的数据之后，我们先在少量生理盐水中加入抗凝剂并多次循环冲刷系统中的硅胶管道，然后将新鲜牛血置换到储血罐中，使储血罐中的血液依靠重力势能匀速从高处储血罐流向低处储血罐，在流经平直轨道的硅胶管段时，我们使用彩色多普勒超声确认由声波发出点至微音器检测点之间平均 5 个位置的各层流速，确定上贴壁层、轴心层、下贴壁层的平均流速分别为 19.36 ± 0.88 cm/s、30.78 ± 0.64 cm/s、17.68 ± 1.06 cm/s，新鲜牛血在模拟血液循环管道内是否能够形成稳定层流取决于该系统的雷诺数 Re 的数值。雷诺数求值公式为 Re=ρvd/μ，其中 ρ、v、μ 分别为流体的密度、流速与动力黏度，d 为管道的直径。牛血的密度 ρ 经测量为 1049 kg/m³，新鲜牛血的动力黏度 μ 经过黏度计检测为 3.9 mPa·s，流速分别取上贴壁层、轴心层、下贴壁层的流速，管道直径为 4×10⁻³ m。计算 3 种速度下的平均雷诺数分别为 208.3、331.2、190.2，雷诺数远远小于 2000，我们能确保流体是处于层流状态。因为实验过程中牛血细胞会出现不可避免的死亡，血细胞的浓度较实验前有所降低，这可能会影响实验中血液层流的分布或者状态。因此我们通过彩色多普勒超声再次确认由声波发出点至微音器检测点之间平均 5 个位置的各层流速，确定实验之后上贴壁层、轴心层、下贴壁层的平均流速分别为 19.64 ± 0.97 cm/s、32.15 ± 1.02 cm/s、19.41 ± 0.62 cm/s，这种流速与实验前数据相差不大，仍可以确定整体血液层流循环模拟系统中的血液流动仍然处于一个稳定的层流状态，血细胞也仍在轴心层中流动，虽然细胞的死亡会对整体声波在血液循环中有一定影响，但是影响不会很大。

观察浅、中、深层发出声波在各层接收情况，不同频率段的声波在各层中传导有明显差异。

浅层发出的声波在浅、中、深层接收端声波振幅变化表现大致相似，各层接收到的 $10 \sim 100$ Hz 区间声波，振幅最高是中间轴心层发出的声波。各层接收到的 $200 \sim 300$ Hz 区间振幅最高的是深层贴壁层发出的声波，中间轴心层和浅层贴壁层接收的声波振幅依次降低。除个别频率外，各层发出的声波振幅在各脉层接收端变化趋势基本一致。

中层发出的声波在浅、中、深层接收端振幅表现较浅层发出声波有类似之处，但也有一定差异。类似之处如：在 $10 \sim 100$ Hz 区间各层接收到振幅最高也是中间轴心层发出的声波，$200 \sim 300$ Hz 区间深层贴壁层接收到的振幅最高，不同之处在于中层发出的 300 Hz 声波在中间轴心层和深层贴壁层接收到的振幅较浅层接收显著升高。

深层发出的声波在浅、中、深层接收端振幅表现与中层发出声波在振幅变化趋势方面比较类似，但频率范围有一定差别。例如在 $10 \sim 150$ Hz 区间接收到振幅最高的也是在中间轴心层，$200 \sim 500$ Hz 区间接收到振幅最高的是深层贴壁层。深层发出的 $300 \sim 500$ Hz 区间的声波被浅中深层微音器采集后振幅大小的离散程度明显比中层发出的声波振幅离散程度高。

浅层接收各层发出声波在 $10 \sim 100$ Hz 区间振幅大致相类似，在 $130 \sim 500$ Hz 区间中除 190 Hz 外，振幅最高的是深层发出的声波，其在 $250 \sim 340$ Hz 区间的声波振幅较浅中层明显升高。

中层接收各层发出声波在 $10 \sim 100$ Hz 区间中振幅最高的是中层发出的声波，在 $180 \sim 220$ Hz 区间振幅最高的是浅层发出的声波，在 $265 \sim 320$ Hz 区间中层和深层发出的声波振幅同样明显升高，中深层发出声波变化情况基本同步。

深层接收各层发出声波在 $30 \sim 100$ Hz 区间中振幅最高的是中层发出的声波，在 $180 \sim 220$ Hz 区间振幅最高的是浅层发出的声波，在 $265 \sim 300$ Hz 区间中层发出的声波振幅比较高，在 $300 \sim 500$ Hz 区间深层发出的声波振幅比较高。中深层发出的声波振幅变化保持一定同步，300 Hz 中深层发出声波达到振幅高峰。浅层发出的 210 Hz 左右声波相对较高。

从实验数据分析来看：①不同密度黏度分层媒质中声波传导后振幅出现明显差异；②生理盐水模拟层流实验与新鲜牛血模拟血液层流实验结果有明显差异；

③新鲜牛血模拟层流实验中，测量结果与我们预想的情况有一定的类似之处，例如 10 ~ 100 Hz 在各层中振幅最高的声波是中层发出的；④中深层振幅最高的 200 ~ 300 Hz 声波是深层发出的；⑤频率越高的声波在深层传导明显增强等。针对整个声波频率段来分析，100 Hz 之后，每隔 25 Hz 左右即出现一次规律性的类似于正弦函数样频率振幅变化。

生理盐水模拟血液循环层流实验与新鲜牛血模拟血液循环层流实验对比来看，差别最明显的是浅层发出的声波，在新鲜牛血中层传导的 10 ~ 100 Hz 频率的声波振幅能够稳定大于浅层和深层的相同频率的声波振幅，但是在生理盐水中层传导的同频率声波振幅与深层多有交错。浅层发出的声波在生理盐水各层中的传导振幅描记相较于新鲜血液各层中的传导振幅描记更加无序。新鲜牛血模拟血液循环状态下声波传导实验与生理盐水模拟血液循环状态下声波传导实验中得出的声波振幅描记图相比，生理盐水传导的声波振幅整体上要明显大于血液传导的声波波幅，但是生理盐水深层发出、浅层接收的声波却明显低于相同层次中血液传导的声波振幅。从接收端来看，10 ~ 270 Hz 的区间内，浅、中层接收各层发出的声波中振幅最大。生理盐水传导的 10 ~ 100 Hz 频率的声波的振幅相对稳定性明显小于新鲜牛血传导的相同频率的声波振幅。

这说明新鲜牛血的血液循环模拟实验较生理盐水循环模拟实验中测试结果还是有明显差异，说明生理盐水与新鲜牛血的层流状态对声波的传导会产生比较明显的影响。相较于生理盐水模拟循环实验中的声波振幅描记曲线的无序状态，新鲜牛血的层流状态下声波振幅描记曲线有一定的规律性，不同脉层中的声波振幅的特征性表现更加符合本研究前期动物实验和临床采集患者脉搏声波图的特征性表现，也更加贴合临床脉诊的感受特征。

通过模拟血液循环状态下的声波传导实验结果分析，我们可以认为脉诊中的分层诊断的临床机理与动脉血液层流分层中声波的差异性传导有着一定的关联性，动脉血液层流中的不同分层对不同频率和层次来源的声波有着各异的传导特性，当不同的脏器在不同病理状态下出现不同频率或声能量的声波，在动脉中血液层流可能就会出现差异性传导。人体动脉血流大多数位置在大部分时间都是层流状态，因此正常人体动脉中血液流动的分布参数可以通过 Womersley 理论进行描述。Womersley 数 α 是一个可以用之衡量动脉中血液流动程度的参数，Womersley 数计算公式 $a = R\sqrt{\dfrac{\omega}{\upsilon}}$，其中 R 是血管半径，ω 为脉搏波基频谐波的圆频率，υ 是运动黏度，$V = \dfrac{u}{\rho}$ 即该模型中流体某温度下的动力黏度 μ 与同温度下的密度 ρ 之比。查询资料可知中国人男性桡动脉平均半径 2.7 ± 0.6 mm，女性为 2.2 ± 0.49 mm，桡动脉处的 Womersley 数 α 值在 2.0 左右。根据冯元帧先生统计的管轴和管截面上的速度比值的模随 α 数值的变化情况，当 α=2 时与 α=0 时速度比变化很小，其流动特征基本保持了 Poiseuille 流的性状。因此我们可以认为桡动脉处的血液流动特征属于标准的 Poiseuille 流的性状，动脉血液流动处于经典的层流状态，动脉血管中的血流出现轴心为平均速度的 2 倍流动的高浓度血细胞层、速度明显降低的贴壁血浆层的明显分层流动现象。从血液层流模型可以观察到，在最轴心高速度流动的高浓度血细胞层与外周血浆层之间还有中等密度、平均速度流动的低浓度血细胞层，这种由浅至深最少可以分为 5 层的血液层流状态与本研究提出的诊脉时脉象分层假设非常贴合。

动物实验部分：

设计脉搏中声波因素与涩脉相关性的动物实验时，为使实验动物动脉搏动尽量清晰准确，贴近正常人的脉象情况，实验动物的信号采集动脉需达到一定的直径。实验动物中小型猪的股动脉平均外径大约在 3 mm，与人体桡动脉直径非常接近，且猪的股动脉与表皮之间只有少量脂肪层，测量面平整，因此选择猪作为实验动物进行病理造模并观察造模前后股动脉处测量的脉搏声波图是合适的。接下来需考虑给实验用猪造何种病理模型来完成脉搏声波的前后对照实验。

对于实验用猪造模疾病的选择有着如下考虑：

1. 疾病受累脏器应为实验用猪主要脏器之一，熟练掌握现代微观脉诊技术的副主任及以上职称中医师可以在造模后从脉搏诊断中获取明显的信息。

2. 脏器血流丰富，出现疾病后血流明显受到影响，且有相关的动物实验证实。

3. 造模方法、形式需尽可能简洁，可以快速成功造模。

4. 疾病造模成功后不会影响心率、呼吸等基础生理功能，不会导致实验用猪出现咳嗽、打鼾等影响脉搏声波测量的振动。

经过筛选，我们首先选择血流量非常丰富的肝脏作为造模脏器，造模方法选择以 CCl_4 腹腔注射来制造肝损伤实验用猪模型。该造模方法比较适合本实验的要求，CCl_4 原液 1 mL/kg 腹腔注射造模迅速，20 小时即可造模成功，CCl_4 虽然对实验动物的心、脑、肺、肾有一定的影响，但正常剂量下不会影响实验动物心率、呼吸。CCl_4 对于肝脏损伤也相当明显，会因剂量不同造成肝脏的不同程度的急性损伤。造模后实验用猪的肝功出现明显异常，其中谷草转氨酶、谷丙转氨酶、碱性磷酸酶、谷氨酰转肽酶、总胆汁酸等均出现了明显升高，说明实验用猪的肝脏处于急性炎症状态，成功制备出实验用猪 CCl_4 急性肝炎模型。除此之外，正常肝组织多见肝细胞排列整齐，无炎性细胞浸润或者组织坏死、出现空泡样改变；而本实验 CCl_4 肝损伤造模后实验用猪肝组织状态为肝细胞排列疏松，肝细胞水肿并出现空泡样改变，肝小叶中央组织凝固性坏死，局部可见炎细胞浸润，嗜酸性坏死，符合 CCl_4 急性肝损伤的病理特点。

当然 CCl_4 腹腔注射造模还是有其不足之处，就是 CCl_4 对实验动物的心、脑、肺、肾都有一定的损害，实验所用剂量虽不影响实验用猪的心率、呼吸，但这种损害在实验动物体内是实际存在的，而且药品直接注射到实验用猪腹腔内，对于腹膜、腹腔动静脉都有损伤，这可能影响我们对于脉搏声波的定位测量。造模后采集的脉搏声波图也确实证实了我们的猜想，脉搏声波图中在浅、中、深层和整个心脏搏动周期的脉搏声波图中都存在着大致相同的异常声波，并未反映出肝炎单一局部病变的特征性脉位和脉层。但是造模前后所采集的脉搏声波变化情况足以反映，涩脉和脉搏声波应该有着密切的联系。

除肝脏之外，我们又选择了胃作为第 2 个实验造模研究的脏器。胃部的血流也非常丰富，且高浓度的乙醇溶液直接灌胃刺激后，高浓度的乙醇可以造成胃黏膜的急性坏死、脱落，继而造成更深层次的胃损伤，临床可诊断急性酒精性胃炎。高浓度酒精灌胃对胃造成的急性损伤在数小时内即可形成，胃炎所致的涩脉对于熟练掌握现代微观脉诊技术的副主任及以上职称中医师来说是非常明显的，属于比较容易通过脉诊判断的疾病。我结合多年临床经验，认为胃部疾病在脉搏中的表现还是有脉位差异的，胃部的炎症表现主要反映在左手关脉，胃窦的炎症表现主要反映在右手关脉。除临床多见，易于诊断之外，急性酒精性胃炎模型造模完成后对于心率和呼吸影响较小。但是本造模方式也有着不足之处，最主要的一点就是虽然酒精对于心、肺、肾等主要脏器的影响较小，但是对肝脏组织甚至大脑也会造成一定损伤，对于后续麻醉药物剂量的应用和脉搏声波图中的声波来源判断还是会造成一定影响。当然实验结果还是成功地反映了声波与涩脉的相关性，与造模前正常状态下实验用猪的脉搏声波图相比较，急性酒精性胃炎造模后实验用猪脉搏中出现大量的有一定规律性的异常声波，其中第 2、3、4 层的脉搏声波图中出现较多的 50 Hz 左右的异常声波。

高浓度乙醇对胃造成损伤的机制研究已基本达成共识，高脂溶性的乙醇可以对胃黏膜黏液层、黏液细胞、胃壁细胞造成直接的损伤。高浓度乙醇明显抑制胃黏膜中黏蛋白寡聚糖结构的合成，并阻滞该结构在胃黏膜表面的停留，诱发氧自由基导致黏膜脂质层的过氧化作用等。高浓度乙醇还可导致胃黏膜中髓过氧化物酶、丙二醛升高，促进 COX-2 的表达，导致胃黏膜组织出现明显炎症反应。

胃黏膜遭到高浓度乙醇的破坏后，白蛋白出现明显渗出，局部血流会出现明显的流速减缓、血细胞淤积，损伤区域血管内皮可出现白细胞的聚集现象。明显的局部组织炎症水肿状态、血流速度减慢和血细胞淤积必然导致原本正常的血液层流状态被破坏，血流受到胃黏膜组织的压迫和血管内血细胞淤积的影响，血液流动中必然出现细小湍流，局部组织可能在血液的冲击下出现轻微的振动，湍流自身产生的声波与这些组织的细微病理声波沿动脉管壁及血液传播至桡动脉处，在我们的微音器下得到显示。从脉图中我们可以看到，相较未进行造模时的脉搏声波图，其中第2、3、4层中出现了明显的 50 Hz 左右的声波，在第 5 层中第二心音主波和第二心音主波后段中掺杂了较多的异常声波，其频率在 20 ~ 50 Hz。乙醇主要依靠肝脏的乙醇脱氢酶、细胞色素 P450 等进行代谢，急性酒精性胃炎造模也会对肝脏造成一定的损伤，造模后测得的脉搏声波可能有肝脏损伤造成的结果。但即使部分异常声波产生原因是肝脏损伤，这依然证实当脏器组织出现炎症反应并明显影响到血流状态的情况时，脉搏中诊脉会出现比较明显的涩脉，应用微音器可以探测到脉搏中明显存在着异常声波，此急性酒精性胃炎造模前后对照实验的目的已经达到。

因此，我们通过实验用猪的急性肝炎造模和急性酒精性胃炎造模前后脉诊诊断结果和股动脉处脉搏声波图采集结果的前后对比可以发现，造模后脉诊出现的明显涩脉与采集的各层脉搏声波图中的大量异常声波有着明确的对应关系。例如急性肝炎造模实验中造模后脉象中出现的大量涩脉很有可能就是我们采集的脉搏声波图中新出现的 120 Hz 声波，且该 120 Hz 声波在第 3、4、5 脉层最为清晰，与副主任及以上职称中医师脉诊涩脉出现最明显的由中、深、底层的脉象层次分布也相符合。急性胃炎造模后出现的涩脉与造模后脉搏声波图中出现的明显的 50 Hz 异常声波也有着非常高的契合度，副主任及以上职称中医师脉诊认为造模后中、深层涩脉最为明显，而测得的脉搏声波图中异常声波最明显的层次就是第 2、3、4 层，两者的层次分布也较吻合。因此这个结果与我们提出的脉诊中所感受涩脉即为脉搏声波图中异常声波的推断非常符合。

本研究进行了两次实验用猪 CCl_4 急性肝损伤造模实验，造模造成的肝功损伤因实验用猪个体抗性的不同略有差异，其脉搏中检测到的异常声波也有不同。例如第 1 头实验用猪，急性 CCl_4 肝损伤造模后查看其体力较造模前下降较明显，精神略萎靡不振，第 2 天其脉搏声波图中的声波频率在 30 Hz 左右。第 2 头实验用猪造模后其体力及精神状态与造模前未出现明显变差，造模后脉搏声波图中的声波频率则基本在 120 Hz 左右。因此我们认为这种异常声波的频率不仅仅受实验动物损伤脏器决定，也取决于该脏器的固有生理频率、损伤情况以及该实验动物的整体生理状态等情况。

实验用猪在腹腔注射 CCl_4 造急性肝损伤模型后，其肝脏组织出现大面积急性损伤，与之相对应的是脉象中出现具有明显特征的声波，且这种声波覆盖了浅、中、深各层及脉搏的整个时间段，与熟练掌握现代微观脉诊技术的中医师手下测得造模后实验用猪股动脉出现明显涩脉的结果相吻合。急性酒精性胃炎模型在造模前后的脉诊结果与脉搏声波图中特征性声波的变化也很好地证明了涩脉和声波出现的同步性。动物模型实验的结果说明声波应该是涩脉在动脉管壁及血液层流构成的脉象传导系统中的一种主要传播形式，其形成与传导与发病部位的组织结构密度、血流状态变化差异等有一定联系，只要脉诊感觉有较明显、清晰的涩脉出现，其脉搏声波图中就会有特征性的声波出现。

实验用猪 CCl₄ 急性肝损伤造模实验的结果证实，动物在炎症造模后股动脉处脉诊诊断出的明显涩脉是一种异常声波，这说明我们可以做出假设，即人体桡动脉处的涩脉也是一种异常声波，假设是否成立需要我们进一步进行临床试验探究。动物模型实验从动物模型的股动脉进行脉诊数据采集，无法进行分脉位判断，且造模后多层出现涩脉和异常声波，无法通过动物模型实验结果探讨寸、关、尺的脉位差异因素及浅、中、深的分层因素对声波传导的影响，我们不得而知。因此，为进一步研究声波因素与脉象分层及脉位的关系，我们继续设计临床研究部分进一步研究脉诊中获得的涩脉与声波因素的相关性。

动脉血管中不同密度、黏度的血流分层可以携带不同的声波信息，诊脉时随手指下压力度变化，血流中贴壁血浆层受压不断变薄，直至手指可感受到下一血流层次中传导的声波信息。当手指按压下动脉血管受压变扁超过 50% 时，轴心层流随手指下压其相对位置也在不断下降，轴心血流仍处在变形的动脉血管靠近中央偏上的位置，只是形态变为扁平的状态。不同脏器出现病理状态产生的声波频率与能量状态各不相同，种种声波在血液层流中因频率、能量、与桡动脉之间的间距等多种原因出现差异性传导，某些脏器病理状态下在某层血液层流中传导明显较其他层流中更强，诊脉时手指可以感受动脉血流中不同层流中携带的不同声波信息，将这些信息进行分析判断，以此来得到脏器的疾病状态信息，这就是我们通过上述几个实验做出的推断。

第九章

水声学脉诊的临床
诊断学研究

脉诊的临床诊断学研究需要采用各种脉图分析解读方法，在此简略介绍一下比较常用的脉图分析方法。

时域分析法：主要分析波幅的高度和脉动时相的关系，即脉象图的波、峡的高度、相应时值、脉图面积，是目前广泛应用的分析方法。主要局限于从脉图的时间、振幅、角度、形态等方面分析上升支下降支、重搏波的高度及各种高度的比值，以及它们夹角的大小、面积大小时值等。直观形态分析法脉象采集方式，目前以压力波为主，我们团队采集的低频可闻声波是一个创新，但无论压力波和声波，它们的具体描记方式都是一个时域二维的脉图。我们通过临床实践证实，此脉图优点是直观和整体的情况反映好，可以直接发现一些微小的异常波的数量、大小、振幅、时域的显示，此类图的细节表现好、不失真且直观易懂，此脉图类似于心电图的解读，能直接发现病理性的异常波，不用花费较多时间计算和转换，对疾病即刻做出初步的诊断。但时域分析法也有其局限性，角度单一，不能把脉图的丰富信息充分利用和发掘出来，因而有必要采用更多的分析方法，以充分解读脉图中大量的信息。

频谱分析法：是把脉搏波分解成为一系列频率为基本频率整数倍的简谐振动，构成一个频率谱，用频谱与倍频的不同来分析脉象的不同。频谱分析是近代工程力中常用的一种处理波动信息的方法，主要采用傅里叶频谱分析方法。

频域（frequency domain）为描述信号在频率方面特性时用到的一种坐标系，就是正弦函数的空间。频域的重要性质是它不是真实的，是一个遵循特定规则的数学范畴。此数学范畴就是正弦波是频域中唯一存在的波形，这是频域中最重要的规则，即正弦波是对频域的描述，因为时域中的任何波形都可用正弦波合成。对于一个信号来说，信号强度随时间的变化规律就是时域特性，信号是由哪些单一频率的信号合成的就是频域特性。

时域分析与频域分析是对信号两个方式的观察面。时域分析是以时间轴为坐标表示动态信号的关系；频域分析是把信号变为以频率轴为坐标呈现出来。时域分析的呈现较为形象与直观，频域分析则较为简练，解析信号更加深入和便利。信号分析的大的趋势是从时域向频域发展。然而，它们之间互相联系，缺一不可，相辅相成。

傅里叶分析：贯穿时域与频域的方法之一就是傅里叶分析。傅里叶分析可分为傅里叶级数（Fourier serie）和傅里叶变换（Fourier transformation）。傅里叶变换理论诞生于19世纪初，其经历了200多年的发展历程而日臻完善，并与由其衍生出的众多分支理论一同构成了完整的理论体系。傅里叶变换就是满足一定条件的某个函数表示成三角函数（正弦和/或余弦函数）或者它们的积分的线性组合。在不同的研究领域，傅里叶变换具有多种不同的变体形式，如连续傅里叶变换、快速傅里叶变换和离散傅里叶变换。

通常傅里叶变换只适合处理平稳信号，对于非平稳信号，由于频率特性会随着时间变化，为了便于捕获这一时变特性，则需要对信号进行时频分析，其中就包括短时傅里叶变换、小波分析、希尔伯特变换（Hilbert transform）、希尔伯特 – 黄变换（Hilbert–Huang transformation）这几种变换。

小波分析：不同于传统的建立在傅里叶变换基础上的信号分析，小波分析是近30多年来发展起来的新兴学科，是傅里叶变换突破性的发展，为很多领域和工程应用提供了全新的工具。小波分析是在特定的函数空间，用一种方法构造一种称为小波的基函数，即小波基，对给定的函数或者信号进行展开与逼近，进行"局部"分析，因而小波变换有"数学显微镜"之称，这个是傅里叶变换不能够做到的。小波分析还解决了傅里叶变换不能解决的许多困难问题，它是函数信号分析发展史上里程碑式的进展。其思想类似于多采样率的滤波器组，对一个函数或者信号进行多次滤波分解，得到小波分解结果，而这些结果体现了不同频率滤波器的滤波输出。在MATLAB 环境下，采用离散小波进行信号分析，通过小波分解，从原始信号中发现和提取有用信息。

希尔伯特 – 黄变换：傅里叶变换、小波变换等方法常用来分析复杂的信号，但其具有较大的局限性。傅里叶变换只适合分析频率固定的平稳信号，并不适合分析非平稳、非线性的大的信号；而小波变换本质上是一种窗口可调的傅里叶变换，其窗口内的信号必须是平稳的，并没有摆脱傅里叶变换的束缚，分解效果很大程度上依赖于小波基函数的选取。另外，小波变换是非适应性的，小波基一经选定，在整个信号分析过程中是固定不变的。

1998 年，美国国家航空航天局（NASA）首席专家黄锷（Norden E. Huang）院士在《英国皇家学会会刊》发表了一篇经典文章，一个全新的时频分析方法——希尔伯特 – 黄变换由此产生。通过希尔伯特 – 黄对信号进行一维经验模态分解（empirical mode decomposition，EMD），将信号分解为各阶本征态函数（intrinsic mode function，IMF）和一个剩余分量（residue， res），各阶的 IMF 频率由高到低变化，且每一阶的 IMF 分量有其自身的物理意义。再对 IMF 进行希尔伯特变换，可得到包含时间、能量、频率三维离散时频谱的分布特征。希尔伯特 – 黄变换不仅具有多分辨率的特性，而且具有自适应性，该方法的提出很好地解决了非线性、非平稳信号的时频分析问题。

多尺度熵算法：多尺度熵（multiscale entropy，MSE）由美国哈佛医学院彭仲康教授提出，是一种分析信号复杂程度的方法。多尺度熵由两部分组成：首先是输入的语音信号经过粗粒化后得到多组新序列；其次个别计算新序列样本熵的熵值。多尺度熵将样本熵扩展到多个时间尺度，以便在时间尺度不确定时提供额外的观察视角。样本熵的问题在于它没有很好地考虑到时间序列中可能存在的不同时间尺度。为了计算不同时间尺度下信号的复杂性，Costa（科斯塔）等提出了多尺度熵。与其他熵测量方法一样，多尺度熵的目标是评估时间序列的复杂性。使用多尺度熵的主要原因之一是不知道时间序列中相关的时间尺度。例如，在分析语音信号时，在单次时间尺度下统计信号的复杂度会比统计整个语音片段的复杂度更加有效。但如果你不知道音频信号代表语音，甚至对语音概念没有任何了解，你就不知道应该运用什么时间尺度以从原始信号中获得更多有用的信息。因此，通过多个时间尺度来分析问题将会得到更多信息。

一、中晚期妊娠孕妇桡动脉特征性声波的临床研究

随着医学的不断发展和深入的研究，现代微观脉学为中医脉诊注入了新的活力，也为中医辨证的发展提供了新思路，但仍存在一部分未解决的问题，如脉诊仪仍难以通过脉象进行疾病的诊断，无法将脉象具体分层定位等。我发现了涩脉的物理性质是异常声波在动脉内的传导，研制出能够检测出声波的"宋氏水声学脉诊仪"，团队开展了一系列相关的基础实验并对近十种疾病的涩脉进行了检测，证实了涩脉的低频可闻声波可以初步对这些疾病进行定位、定性诊断。

妊娠是女性特殊的生理阶段，其体内气血的变化可以通过脉象的动态变化及时反映出来，为临床诊断治疗提供重要依据。历代医家虽然对妊娠脉有着较为详细的描述，如往来流利、如珠走盘、应指圆滑、尺脉按之不绝，但脉象模糊、笼统、难以掌握，缺乏客观、统一的量化标准。妊娠脉诊有无初步诊断妊娠价值、有无发现异常妊娠的作用值得研究。本研究在阅读文献的基础上，运用宋氏水声学脉诊仪采集中晚期妊娠孕妇的脉象，以及同期相对健康女性的脉象，探讨中晚期妊娠孕妇的特征性声波及其出现的寸、关、尺分布、层面、点位等信息，分析比较中晚期妊娠孕妇与相对健康女性在声波脉象上的差异，初步建立妊娠脉象数据库，为将来鉴别妊娠期可能发生的异常情况做进一步的探讨，进一步丰富脉学理论，逐步实现脉诊的客观化，为中医脉诊的发展与创新提供新的思路。

（一）对象与方法

1. 研究对象

选取 2021 年 1 月 1 日至 12 月 31 日就诊于山东省千佛山医院中医科、妇产科门诊病房的 76 例中晚期妊娠孕妇为试验组，随机连续招募健康体检中心的 76 例相对健康女性为对照组，受试者年龄在 20 ~ 35 周岁。

（1）西医诊断标准

病史：有早期妊娠的经过，感觉腹部逐渐增大，自觉胎动。

临床表现：腹部逐渐增大；胎动（16 ~ 20 周出现），随妊娠进展逐渐加强，第一次胎动称为初动感；不规律宫缩，孕 28 周后明显增多，对促进宫颈容受性和子宫下段的发育有重要作用；乳房增大，乳晕色素沉着更加明显，晚期妊娠还可以有初乳分泌；皮肤色素沉着、腹纹出现：妊娠中期以后腹中线、会阴部等处可有明显的色素沉着，下腹部以至大腿上 1/3 外侧可见紫红色或粉红色的斑纹。

临床检查：子宫增大；胎动，正常 3 ~ 5 次 / 小时，< 10 次 /12 小时异常（妊娠周数越多，胎动越活跃，但至妊娠末期胎动会逐渐减少）；胎心，18 ~ 20 周出现；110 ~ 160 次 / 分；胎体 20 周后可扪及。

辅助检查：超声检查，确定妊娠外，还可以检测胎儿的基本情况；胎儿心电图。

（2）特征性声波的诊断标准

传统脉学对脉象信息未能做出数量化的评判指标，本研究统计的特征性声波与《金氏脉学》提出的周程密度（ρ）、周期密度相似，《金氏脉学》通过脉形的特征实现对疾病定性、定位、定量的诊断，即确定以《金氏脉学》ρ > 20% 作为脉诊标准。在数个连续的心动周期中，同一特征的异常声波出现频率 > 20% 时即可作为诊断生理性变化或疾病的重要指标，出现频率越高，表明生理性变化越明显或病情越重。在本研究中，异常声波指在中晚期妊娠孕妇脉象中出现区别于非妊娠女性的特征性声波。

（3）纳入标准

试验组纳入标准：须同时具备以下标准方可纳入。

结合病史、临床表现、临床检查、辅助检查等，符合西医诊断标准的孕妇；年龄 20 ~ 35 周岁的孕妇，单胎妊娠，妊娠 13 周至临产；无严重妊娠合并症及并发症，血压，血、尿常规检查，肝肾功能，血生化检查结果正常，随访至分娩结束；知情同意接受本次脉象采集的患者。

对照组纳入标准：须同时具备以下标准方可纳入。

随机纳入的非妊娠的相对健康女性，年龄 20 ~ 35 周岁，后随访 3 个月无妊娠征象；知情同意接受本次脉象采集的患者。

（4）排除标准

试验组排除标准：具备以下 1 项即予排除。

明确诊断患有呼吸、心脑血管、肝肾、血液、内分泌等系统疾病的患者；合并有急性感染性疾病的患者；精神病患者或其他原因不能配合完成调研者；排除标准反关脉或斜飞脉者；有药物或酒精依赖史者；曾经做过剖宫产手术，有流产史、宫外孕者，合并盆腔疾病者；由于主观或客观原因造成资料不全影响结果判断者；合并帕金森或其他肢体震颤的患者；高龄孕妇及不愿参与本次研究者。

对照组排除标准：具备以下 1 项即予排除。

曾有流产史、宫外孕者，患妇科囊肿、肿瘤等盆腔疾病者；妊娠或哺乳期妇女；有严重传染性疾病的患者；反关脉、斜飞脉等不易于脉象采集者；精神病患者或其他原因不能配合完成调研者；由于主观或客观原因造成资料不全影响结果判断者；合并帕金森或其他肢体震颤的患者。

（5）临床资料采集

临床资料采集包括采集地点，患者姓名、年龄、体质量、月经情况、孕周、预产期、血压、血糖、B 超检查结果、心电图等。

2. 研究方法

（1）研究设备

宋氏水声学脉诊仪的工作原理见图 9-1。

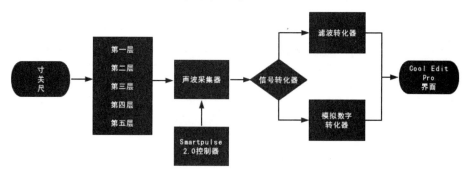

图 9-1　宋氏水声学脉诊仪工作原理图

声波脉诊探测系统由宋氏水声学脉诊仪、笔记本电脑两部组成。宋氏水声学脉诊仪由声波采集器、上肢固定装置、信号转化器组成。声波采集器采用无创微音器探头，上肢固定装置由硅胶减震垫及符合人体工学设计的木质板构成。笔记本电脑（DELL Inspiron 14-3442）配备记录脉搏声波的 Cool Edit Pro 及控制宋氏水声学脉诊仪的 SmartPulse 2.0 软件，Cool Edit Pro 软件采样率 16000，单声道，采样精度设置为 16 位。见图 9-2。

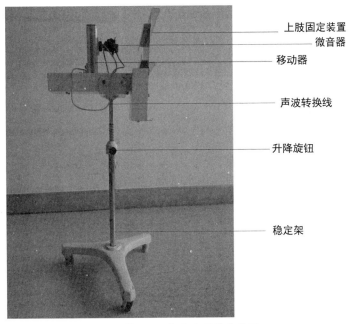

图 9-2 宋氏水声学脉诊仪

（2）测量方法

运用宋氏水声学脉诊仪检测所有受试者的双手桡动脉寸、关、尺 3 部和 5 层脉。

3. 研究过程

（1）预试验

前期已经于山东第一医科大学第一附属医院（山东省千佛山医院）中医科及妇产科门诊、病房进行了预试验，收集了经血液和 B 超检查明确诊断为中晚期妊娠孕妇并且诊断排除合并妊娠并发症和其他疾病的受试者和非妊娠女性的声波脉诊信息各 11 例。在 11 例中晚期妊娠孕妇中，出现阳性声波的为 8 例；在 11 例同期非妊娠女性受试者中，有 2 人出现阳性声波。

（2）样本量计算

根据前期预试验计算的敏感度与特异度，运用诊断性试验样本量计算公式（如下）计算诊断性试验所需样本量。

试验组样本量估计为

$$n1 = \frac{Z_\alpha^2 Sen(1-Sen)}{\delta^2}$$

对照组样本量估计为

$$n2 = \frac{Z_\alpha^2 Spe(1-Spe)}{\delta^2}$$

其中，Sen 为敏感度（或称灵敏度，Sensitivity），Spe 为特异度（Specificity），δ 为容许误差，本次试验取值 0.1，α=0.05，Zα=1.96（双侧）。将算得"试验组"样本量 n1 和"对照组"样本量 n2，两者比较取大者。故本诊断性试验至少需要样本量为：试验组和对照组各 76 例。

（3）统计学方法

所有的临床资料应用 SPSS 26.0 统计软件进行分析处理。计量资料符合正态分布以 $\bar{x}\pm s$ 表示，组间比较采用独立样本 t 检验；符合正态分布用非参数检验中独立样本 Mann–Whitney（曼 – 惠特尼）U 检验。计数资料以 n（%）表示，比较采用 χ^2 检验。以 $P < 0.05$ 为差异具有统计学意义。声波脉象图应用 MATLAB R2020b（9.9.0.1467703）软件进行频率、时域图及其叠加、小波分析、希尔伯特 – 黄变换、多尺度熵等分析。

（4）脉图截取分析

使用 Cool Edit Pro 软件对收集到的所有波形按照图 9–3 进行截取，每个部位截取 5 层，每层截取连续 10 个心动周期。另见彩图 36。

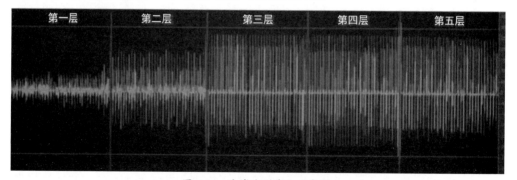

图 9–3　脉搏波形截取示意图

随机截取相对健康女性桡动脉尺脉深层，用 MATLAB 软件进行脉象叠加，发现相对健康女性尺脉深层光滑平整有规则，为更加方便描述波形的变化，将波形设置 ABCDEFGHI 点，根据张亚萌等的前期研究，发现桡动脉声波脉象图与心脏搏动产生的心音相似，故将相对健康女性桡动脉尺脉深层按照心音划分为第一心音前段（AC 段）、第一心音后段（CE 段）、第二心音前段（EH 段）、第二心音后段（HI 段）。见图 9–4。

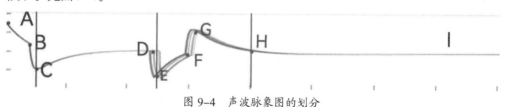

图 9–4　声波脉象图的划分

（5）诊断性试验

将收集到的波形图按照随机数字表法进行编号后，将收集到的受试者的波形图打乱，隐藏编号，与诊断标准进行单盲法比较，将诊断的结果与实际脉象结果相比较，中晚期妊娠孕妇脉搏特定层面点位出现特征性声波的为真阳性，中晚期妊娠孕妇脉搏特定层面点位无特征性声波的为假阴性，相对健康女性脉搏特定层面点位出现特征性声波的为假阳性，相对健康女性脉搏特定层面点位无特征性声波的为真阴性。根据所得结果计算相应灵敏度、特异度、P值和可信区间。

（6）采集流程

本课题采用单盲法进行诊断性试验，尽可能减少误差偏倚。

（7）技术路线图

技术路线图见图9-5。

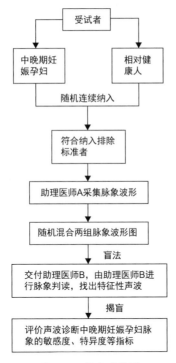

图 9-5　技术路线图

（8）安全性分析

本试验已通过山东省千佛山医院伦理委员会批准［YXLL-KY-2021（009）］。

（9）试验声波分析方法

① 振幅频谱图：振幅频谱图（magnitude spectrum）即将脉搏声波每一分量的振幅用一条竖线画在坐标上，其角频率为横轴，振幅为纵轴。

② 语谱图（spectrogram）：语谱图是频谱分析视图，即语音信号的傅里叶分析

的显示图形，表示语音频谱随时间变化的图形。其横坐标为时间，纵坐标为频率，颜色越亮，语音能量越强，其频率所占声波比重越大。

③ 时域图及时域叠加：时域图表示一段音频在一段时间内的音量的变化。横轴是时间，纵轴是信号的变化（振幅）。时域叠加是选取连续 10 个心动周期的最高点进行波形叠加。

④ 幅频图、功率谱：幅频图主要分析信号的振幅和频率，反映振幅随频率变化的规律。其横坐标为频率，纵坐标为振幅。功率谱表示信号功率随着频率的变化情况，即信号功率在频域的分布状况。其横坐标为频率，纵坐标为功率。

⑤ 小波分析：本试验采样频率为 16000 Hz，根据小波分析规律，8 层分解后各层代表频率范围见表 9-1。

表 9-1　小波分析 level 8 分解后各层频率范围

层数	近似分量（Hz）	细节分量（Hz）
1	0～4000	4000～8000
2	0～2000	2000～4000
3	0～1000	1000～2000
4	0～500	500～1000
5	0～250	250～500
6	0～125	125～250
7	0～62.5	62.5～125
8	0～31.25	31.25～62.5

⑥ 希尔伯特 - 黄变换分析：将试验组与对照组随机选取连续 10 个心动周期运用 EMD 进行分析，分解后分别得到 10 个 IMF 和 1 项残差，找到具有差别的 IMF 分量，并进行希尔伯特变换，以获得瞬时频率。其横坐标为时间，纵坐标为频率，反映信号的时频能量聚集性。

⑦ 多尺度熵、样本熵。

（二）结果

1. 一般情况

（1）两组研究对象年龄分布比较

试验组最小年龄 23 岁，最大年龄 35 岁，平均年龄 30.68±3.17 岁，两组研究对象年龄分布无统计学意义（$P < 0.05$），具有可比性。见表 9-2。

表 9-2 两组研究对象年龄分布比较

组别	例数	年龄（岁）	F	P
试验组	76	30.68±3.17	0.88	0.35
对照组	76	29.68±2.91		

（2）试验组研究对象不适症状

试验组孕妇不适感主要以腰酸乏力、尿频为主，其中中期妊娠占比 10.53%（8/76），晚期妊娠占比 28.95%（22/76）；尿路感染中期妊娠占比 6.58%（5/76），晚期妊娠占比 13.16%（10/76）。

2. 两组研究对象声波脉象图的比较

《难经集注》曰："此寸外主头，寸内主胸中。关上主膈中，关下主腹中。尺外主脐下，尺内主至足。"子宫位于脐下，在脉象上对应尺所主。同时，运用脉象图叠加代码分别叠加中晚期妊娠孕妇与相对健康女性的波形图，发现在尺脉上存在明显的特征性声波差异，故而选取尺脉进行分析。尺脉的第 1 层、第 2 层由于刚接触皮肤，部位较为表浅，受到外界环境的影响因素大，波形较为杂乱，无明显差异，且子宫位于盆腔中部，在微观脉诊中也处于中深部位。选用尺脉第 3 层、第 4 层、第 5 层分析中晚期妊娠孕妇脉象的特征性声波，每组随机各选取 1 例进行分析。

（1）试验组与对照组尺脉第 3 层脉象图比较

①试验组与对照组尺脉第 3 层声波时域比较

从波形宏观上分析试验组与对照组波形差异，找出特征性声波的特点及出现的位置。

试验组与对照组左尺脉第 3 层声波时域图比较，见图 9-6。

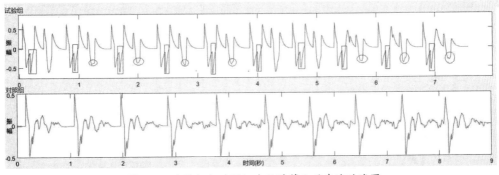

图 9-6 试验组与对照组左尺脉第 3 层声波时域图

从宏观上对比，对照组波形整体上较有规律，试验组圈处有区别于对照组的小波形波折，即 HI 段 10 个连续的心动周期中出现 7 次，符合阳性率 > 20%，且试验组第二心音 DG 段明显大、宽于对照组第二心音 DG 段。

试验组与对照组右尺脉第 3 层声波时域图比较，见图 9-7。

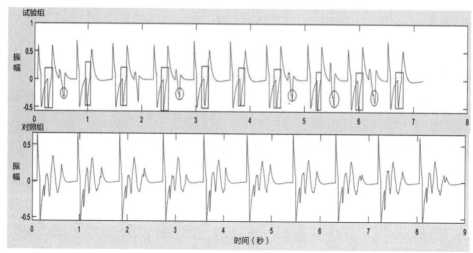

图 9-7　试验组与对照组右尺脉第 3 层声波时域图

从宏观上对比，试验组圈处有区别于对照组的小波形波折，10 个连续的心动周期中出现 5 次，符合阳性率 > 20%，且试验组第二心音 DG 段大、宽于对照组第二心音 DG 段。综上发现，试验组特征性声波在尺脉第 3 层的表现为第二心音 DG 段大、宽且 HI 段呈现小的波形波折。

②试验组与对照组尺脉第 3 层声波时域图叠加比较

将试验组与对照组各选取连续 10 个心动周期进行时域叠加，探索特征性声波出现的具体位置。

试验组与对照组左尺脉第 3 层声波时域图叠加比较，见图 9-8。

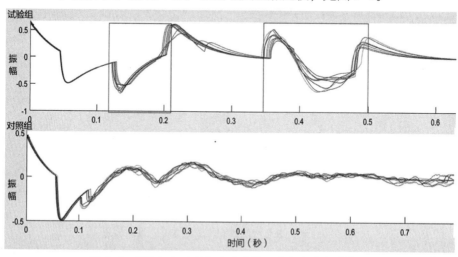

图 9-8　试验组与对照组左尺脉第 3 层声波时域图叠加

时域叠加后发现，试验组波形叠加后在 DG 段与 HI 段出现与对照组明显的波形差别，试验组 DG 段大、宽且 HI 段呈现波折。

试验组与对照组右尺脉第 3 层声波时域图叠加比较，见图 9-9。

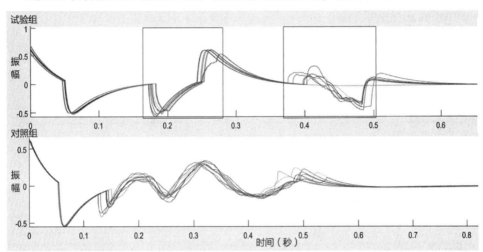

图 9-9 试验组与对照组右尺脉第 3 层声波时域图叠加

从图 9-9 中发现，试验组波形叠加后同样在 DG 段与 HI 段呈现出与对照组脉象的差别，试验组第二心音 DG 段大、宽，且 HI 段波形波折，对照组时域叠加后 HI 段较为光滑平整，这与宏观上发现试验组与对照组波形之间的差异一致。

为了验证两组尺脉第 3 层第二心音 DG 段与 HI 段波折是否存在差别，将两组 152 例尺脉第 3 层分别进行统计学分析。试验组尺脉第 3 层特征性声波为第二心音 DG 段大、宽及 HI 段波折，与对照组相比存在差别，差异有统计学意义（$P < 0.01$）。见表 9-3。

表 9-3 两组尺脉第 3 层第二心音 DG 段与 HI 段波折比较

组别	总例数	异常信号（例）		X^2	P
		是	否		
试验组左尺	76	63	13	37.00	0.000
对照组左尺	76	15	61		
试验组右尺	76	67	9	31.00	0.000
对照组右尺	76	23	53		
试验组尺 3	152	130	22	68.00	0.000
对照组尺 3	152	38	114		

③试验组与对照组尺脉第 3 层幅频图、功率谱比较

试验组与对照组左尺脉第 3 层幅频图、功率谱比较：幅频图中试验组振幅明显高于对照组，试验组最高振幅达 0.1 以上，对照组最高振幅达 0.05 以上；功率谱中，试验组脉搏信号变化范围为 0 ~ 0.1，对照组变化范围为 0 ~ 0.02，试验组脉搏信

号功率随频率变化范围更大。综上表明试验组左尺脉第 3 层波形振幅及变化范围更大。见图 9-10、图 9-11。

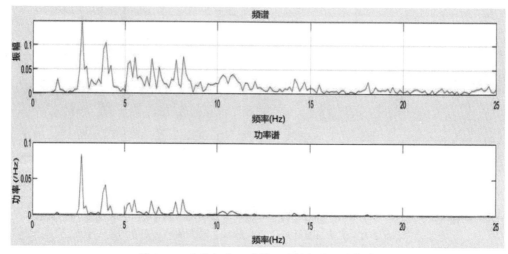

图 9-10　试验组左尺脉第 3 层幅频图、功率谱

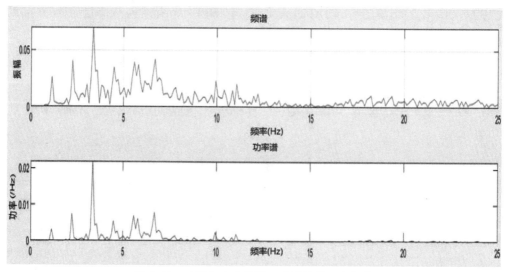

图 9-11　对照组左尺脉第 3 层幅频图、功率谱

试验组与对照组右尺脉第 3 层幅频图、功率谱比较：幅频图中试验组振幅高于对照组，试验组最高振幅高于 0.1，对照组最高振幅小于 0.1；功率谱中试验组脉搏信号功率随频率变化范围更大，试验组脉搏信号变化范围为 0 ~ 0.07，对照组变化

范围为 0 ~ 0.04。综上表明，试验组右尺脉第 3 层波形振幅及变化范围更大。见图 9-12、图 9-13。

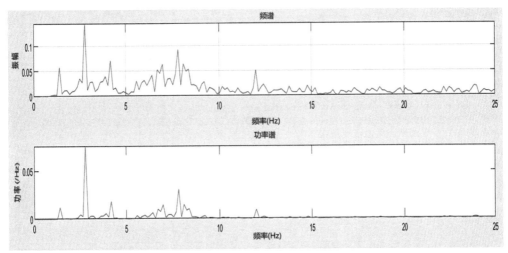

图 9-12　试验组右尺脉第 3 层幅频图、功率谱

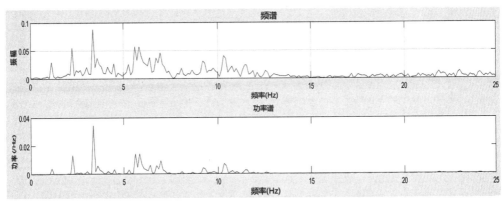

图 9-13　对照组右尺脉第 3 层幅频图、功率谱

观察尺脉第 3 层整体发现，试验组尺脉第 3 层脉搏信号振幅和随频率变化范围要明显高于对照组。

④试验组与对照组尺脉第 3 层小波分析比较

随机选取试验组与对照组各 1 例尺脉第 3 层连续 10 个心动周期，选取 sym2-level8 进行小波分析，得到总的波形 S 及 d_1 ~ d_8 高频信号。

试验组与对照组左尺脉第 3 层小波分析比较：试验组小波分析在原始信号的完全分解后即有差别，分解后试验组脉象图的第二心音 DG 段及 HI 段与对照组相比存在相对高频信号，其中 d_7、d_8 差异最为明显。见图 9-14、图 9-15。

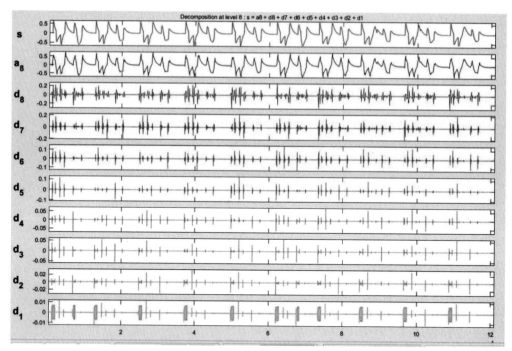

图 9-14　试验组左尺脉第 3 层小波分析

注：横坐标为时间（s），纵坐标为频率（Hz）。

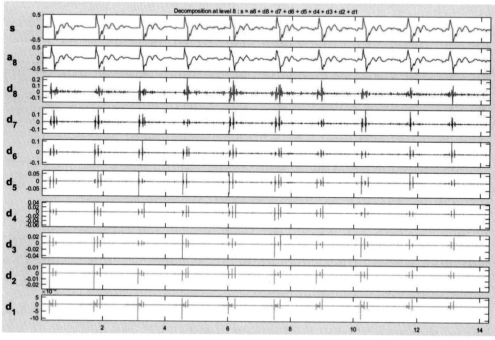

图 9-15　对照组左尺脉第 3 层小波分析

注：横坐标为时间（s），纵坐标为频率（Hz）。

试验组与对照组右尺脉第 3 层小波分析：试验组小波分析在原始信号的完全分

解后 d_7、d_8 存在明显差异，试验组脉象图的第二心音 DG 段及 HI 段与对照组相比存在相对高频信号。见图 9-16、图 9-17。

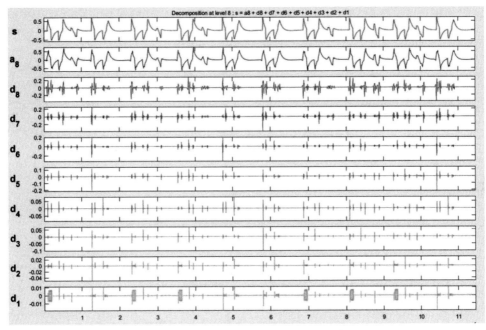

图 9-16 试验组右尺脉第 3 层小波分析

注：横坐标为时间（s），纵坐标为频率（Hz）。

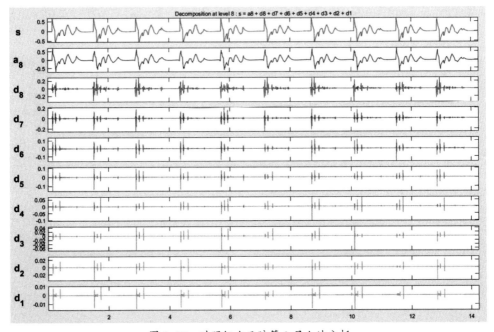

图 9-17 对照组右尺脉第 3 层小波分析

注：横坐标为时间（s），纵坐标为频率（Hz）。

为了验证两组 d_7、d_8 相对高频信号差异是否有统计学意义，将 152 例受试者尺脉第 3 层分别进行小波分析，观察 d_7、d_8 的信号特征，并进行统计学分析。结果显示，试验组尺脉第 3 层 DG 段及 HI 段小波分析后 d_7、d_8 异常信号与对照组存在差别，差异有统计学意义（$P < 0.01$）。见表 9-4。

表 9-4　两组尺脉第 3 层 d_7、d_8 异常信号比较

组别	总例数	异常信号（例）		X^2	P
		是	否		
试验组左尺	76	57	19	35.50	0.000
对照组左尺	76	14	62		
试验组右尺	76	59	17	36.00	0.000
对照组右尺	76	21	55		
试验组尺 3	152	116	36	75.50	0.000
对照组尺 3	152	35	117		

⑤试验组与对照组尺脉第 3 层希尔伯特 – 黄变换分析比较

将试验组与对照组随机选取 1 例尺脉第 3 层连续 10 个心动周期运用 EMD 进行分析，分解后分别得到 10 个 IMP 和 1 项残差。

试验组与对照组左尺脉第 3 层 EMD 分析比较：试验组 IMF2、IMF3 分量 2s、3s、4s 框处与对照组有明显差别，试验组 IMF2、IMF3 分量处存在高频、高幅值的波形。见图 9-18、图 9-19。

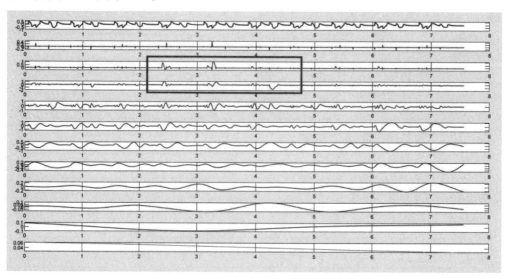

图 9-18　试验组左尺脉第 3 层 EMD 分析

注：横坐标为时间（s），纵坐标为频率（Hz）。从上至下依次为原始信号，IMF1，IMF2，IMF3，IMF4，IMF5，IMF6，IMF7，IMF8，IMF9，IMF10，残差。

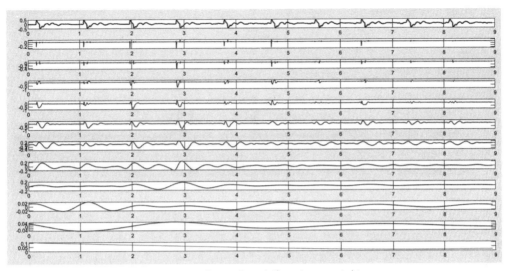

图 9-19　对照组左尺脉第 3 层 EMD 分析

注：横坐标为时间（s），纵坐标为频率（Hz）。从上至下依次为原始信号，IMF1，IMF2，IMF3，IMF4，IMF5，IMF6，IMF7，IMF8，IMF9，IMF10，残差。

为了更加了解试验组 IMF2、IMF3 分量 2 ~ 4 s 处的瞬时频率，进行希尔伯特变换。发现左尺脉第 3 层试验组 IMF2、IMF3 分量 2 ~ 4 s 的瞬时频率稍高于对照组，即特征性声波能量密度更高。见图 9-20、图 9-21。

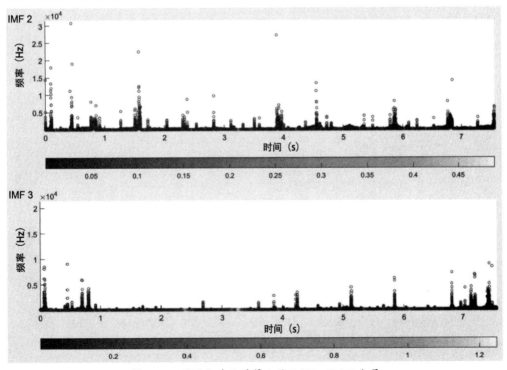

图 9-20　试验组左尺脉第 3 层 IMF2、IMF3 分量

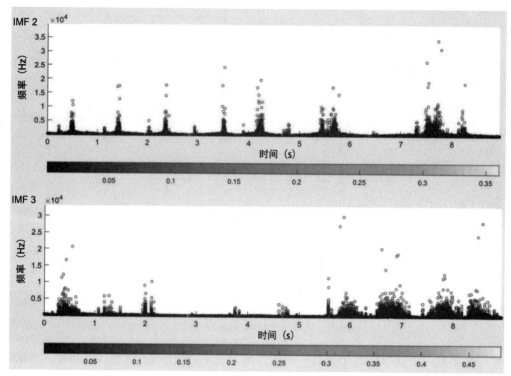

图 9-21　对照组左尺脉第 3 层 IMF2、IMF3 分量

试验组与对照组右尺脉第 3 层 EMD 分析比较：试验组 IMF2 分量 2 ～ 3 s、IMF3 分量 2 ～ 4 s 与对照组相比，存在高频、高幅值的波形。见图 9-22、图 9-23。

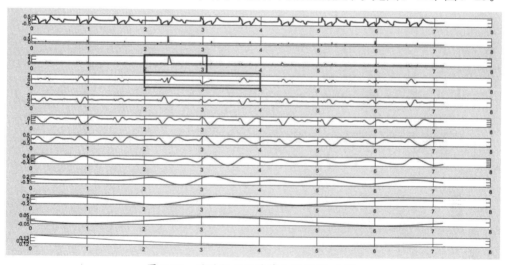

图 9-22　试验组右尺脉第 3 层 EMD 分析

注：横坐标为时间（s），纵坐标为频率（Hz）。从上至下依次为原始信号，IMF1，IMF2，IMF3，IMF4，IMF5，IMF6，IMF7，IMF8，IMF9，IMF10，残差。

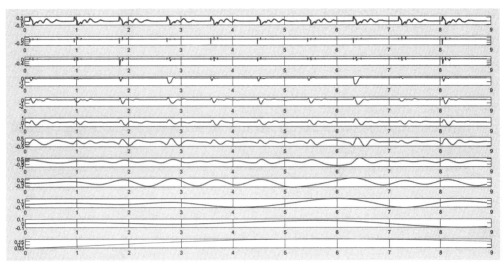

图 9-23　对照组右尺脉第 3 层 EMD 分析

注：横坐标为时间（s），纵坐标为频率（Hz）。从上至下依次为原始信号，IMF1，IMF2，IMF3，IMF4，IMF5，IMF6，IMF7，IMF8，IMF9，IMF10，残差。

将右尺脉第 3 层试验组 IMF2、IMF3 分量进行希尔伯特变换，获得 IMF2 分量 2 ~ 3 s、IMF3 分量 2 ~ 4 s 的瞬时频率。试验组 IMF2 分量 2 ~ 3 s、IMF3 分量 2 ~ 4 s 瞬时频率高于对照组，即试验组特征性声波的能量密度更高。见图 9-24、图 9-25。

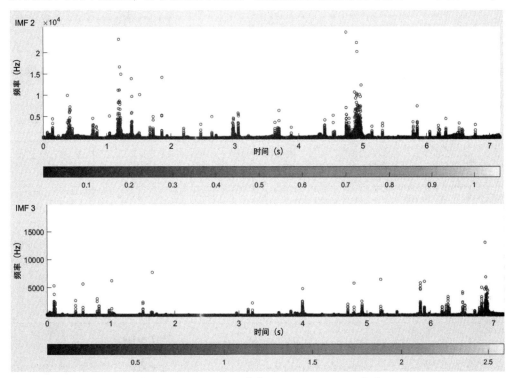

图 9-24　试验组右尺脉第 3 层 IMF2、IMF3 分量

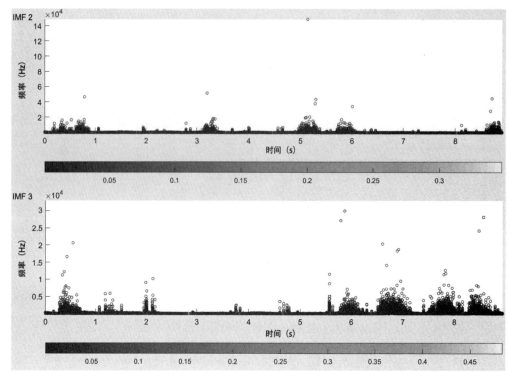

图 9-25　对照组右尺脉第 3 层 IMF2、IMF3 分量

为了验证两组 IMF2 分量 2 ～ 3 s、IMF3 分量 2 ～ 4 s 处特征是否存在统计学差异，将 152 例受试者尺脉第 3 层连续截取 10 个心动周期进行 EMD 分析并经希尔伯特变换，观察 IMF2、IMF3 分量的瞬时频率，并进行统计学分析。结果显示，试验组尺脉第 3 层 IMF2、IMF3 分量 2 ～ 4 s 处特征与对照组相比差异有统计学意义（$P < 0.01$），试验组尺脉第 3 层特征性声波的能量密度更高。见表 9-5。

表 9-5　两组尺脉第 3 层 IMF2、IMF3 分量 2 ～ 4 s 处特征比较

组别	总例数	异常信号（例）		X^2	P
		是	否		
试验组左尺	76	59	17	35.00	0.000
对照组左尺	76	23	53		
试验组右尺	76	56	20	35.50	0.000
对照组右尺	76	25	51		
试验组尺 3	152	115	37	70.50	0.000
对照组尺 3	152	48	104		

⑥试验组与对照组尺脉第 3 层多尺度熵、样本熵比较

试验组尺脉第 3 层样本熵色块面积高于对照组，表明脉象复杂性高于对照组（图 9-26）；多个时间尺度下，试验组的多尺度熵线下面积大于对照组，表明试验组脉

象相似性更高，而对照组脉象不相似，也说明每个健康女性的波形都是动态变化的，不是固定不变的（图 9-27）。

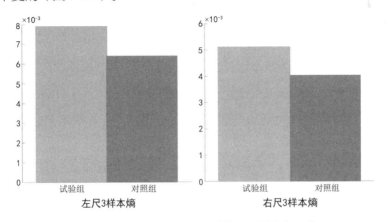

图 9-26 试验组与对照组尺脉第 3 层样本熵比较

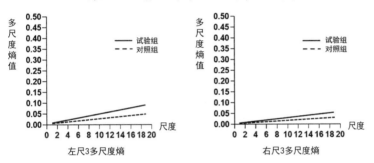

图 9-27 试验组与对照组尺脉第 3 层多尺度熵比较

运用 MATLAB 代码输入所有试验组与对照组 152 例尺脉第 3 层脉象波形，得到每个脉象的多尺度熵值，进行两组数据的比较。试验组与对照组数据符合正态分布，采用两独立样本 t 检验。试验组与对照组多尺度熵值相比差异有统计学意义（$P < 0.01$），试验组多尺度熵值高于对照组，试验组尺脉第 3 层较对照组波形更为复杂。

表 9-6 两组第 3 层多尺度熵值比较

组别	尺度熵值	Z	P
试验组左尺	0.27±0.12	− 6.976	0.000
对照组左尺	0.14±0.08		
试验组右尺	0.27±0.12	− 7.811	0.000
对照组右尺	0.14±0.06		
试验组尺 3	0.27±0.12	17.582	0.000
对照组尺 3	0.15±0.07		

结合时域图、时域叠加、振幅频谱、小波分析等分析发现，试验组尺脉第 3 层特征性声波主要出现于第二心音段，表现为第二心音前段 DG 段大而宽，第二心音后段 HI 段波形杂乱，且特征性声波的振幅及随频率变化范围更大，能量密度更高。

（2）试验组与对照组尺脉第 4 层脉象图比较

①试验组与对照组尺脉第 4 层声波时域比较

试验组与对照组左尺脉第 4 层声波时域图比较：从宏观发现，试验组第 4 层第二心音后段 HI 段阳性波 10 个心动周期中出现 7 次，符合阳性率 > 20%，且多为不规则的小锯齿波。见图 9-28。

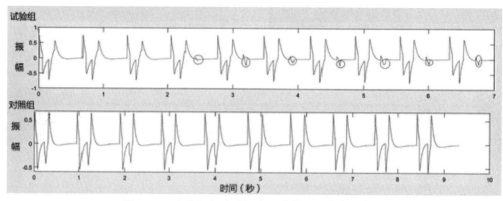

图 9-28　试验组与对照组左尺脉第 4 层声波时域图

试验组与对照组右尺脉第 4 层声波时域图比较：从宏观发现，试验组右尺脉第 4 层第二心音后段 HI 段阳性波 10 个心动周期中出现 3 次，符合阳性率 > 20%，试验组在 2、3、4、5、6、7、8 处 HI 段有小的波折信号，但此处光滑，无小锯齿波。见图 9-29。

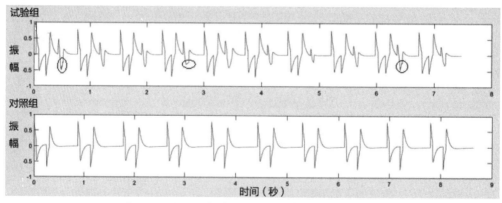

图 9-29　试验组与对照组右尺脉第 4 层声波时域图

综上，研究发现试验组特征性声波在尺脉第 4 层的表现为第二心音后段 HI 段波形杂乱。

②试验组与对照组尺脉第 4 层声波时域图叠加比较

试验组与对照组左尺脉第 4 层声波时域图叠加比较：左尺脉第 4 层时域叠加后发现，试验组与对照组在主波上无明显差别，在第二心音后段有明显区别，试验组 HI 段出现区别于对照组的波形杂乱，对照组 HI 段更加光滑平整。见图 9-30。

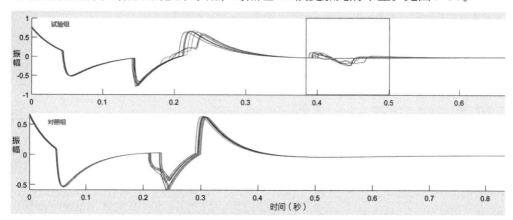

图 9-30　试验组与对照组左尺脉第 4 层声波时域图叠加

试验组与对照组右尺脉第 4 层声波时域图叠加比较：右尺脉第 4 层时域叠加后发现，试验组与对照组在主波上无明显区别，在第二心音后段同样出现 HI 段波形杂乱，这与左尺脉时域叠加后特征表现一致，同样与宏观上发现两组尺脉第 4 层脉象之间的差异相吻合。见图 9-31。

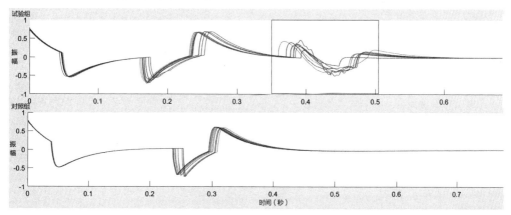

图 9-31　试验组与对照组右尺脉第 4 层声波时域图叠加

为了验证两组尺脉第 4 层 HI 段杂乱是否存在差别，将两组 152 例尺脉第 4 层分别进行统计学分析。结果表明，试验组尺脉第 4 层 HI 段与对照组相比差异有统计学意义（$P < 0.01$），试验组尺脉第 4 层特征性声波为第二心音后段 HI 段波形杂乱。见表 9-7。

表 9-7　两组尺脉第 4 层 HI 段杂乱差异比较

组别	总例数	异常信号（例）		X^2	P
		是	否		
试验组左尺	76	56	20	33.00	0.000
对照组左尺	76	30	46		
试验组右尺	76	52	24	33.50	0.002
对照组右尺	76	33	43		
试验组尺 3	152	108	44	66.50	0.000
对照组尺 3	152	63	89		

③试验组与对照组尺脉第 4 层幅频图、功率谱比较

试验组与对照组左尺脉第 4 层幅频图、功率谱比较：幅频图中试验组左尺脉第 4 层较对照组振幅高，试验组最大振幅达 0.18，对照组最大振幅 0.11；功率谱中试验组左尺脉第 4 层脉搏信号功率随着频率变化范围大，试验组脉搏信号变化范围为 0 ～ 0.1，对照组脉搏信号变化范围 0 ～ 0.07。综上表明，试验组左尺脉第 4 层振幅及脉搏信号随频率变化范围更大。见图 9-32、图 9-33。

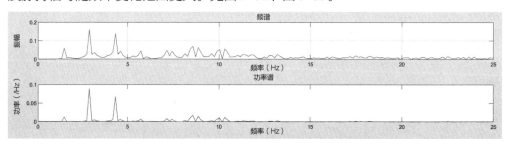

图 9-32　试验组左尺脉第 4 层幅频图、功率谱

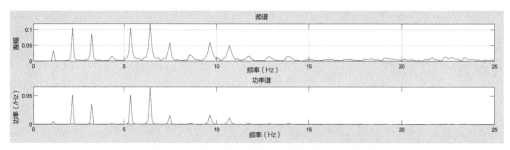

图 9-33　对照组左尺脉第 4 层幅频图、功率谱

试验组与对照组右尺脉第 4 层幅频图、功率谱比较：幅频图中试验组右尺脉第 4 层较对照组振幅高，试验组最大振幅 0.15，对照组最大振幅 0.08；功率谱中试验组右尺脉第 4 层信号功率随着频率变化范围大，试验组脉搏信号变化范围为 0 ～ 0.1，对照组脉搏信号变化范围为 0 ～ 0.04。综上表明，试验组右尺脉第 4 层振幅及脉搏信号随频率变化范围更大。见图 9-34、图 9-35。

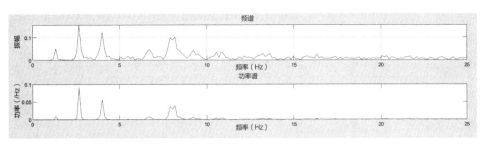

图 9-34　试验组右尺脉第 4 层幅频图、功率谱

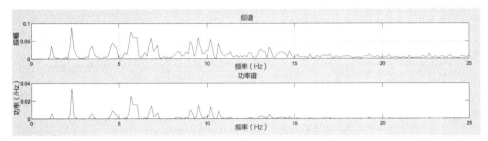

图 9-35　对照组右尺脉第 4 层幅频图、功率谱

观察尺脉第 4 层整体发现，试验组尺脉第 4 层脉搏信号振幅和随频率变化范围明显高于对照组。

④试验组与对照组尺脉第 4 层小波分析比较

试验组与对照组左尺脉第 4 层小波分析比较：试验组与对照组小波分析在 d_7、d_8 存在差别，试验组 d_7、d_8 存在相对高频信号，对照组此处信号更低，即试验组特征性声波 HI 段属于相对高频信号。见图 9-36、图 9-37。

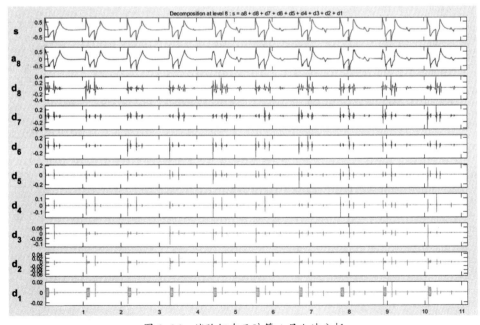

图 9-36　试验组左尺脉第 4 层小波分析

注：横坐标为时间（s），纵坐标为频率（Hz）。

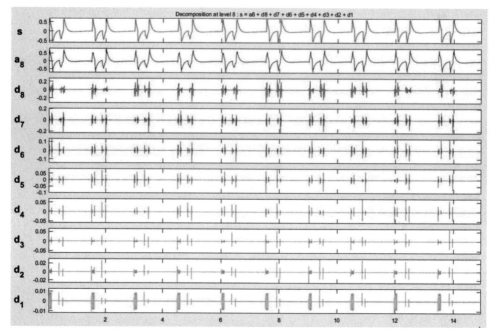

图 9-37　对照组左尺脉第 4 层小波分析

注：横坐标为时间（s），纵坐标为频率（Hz）。

试验组与对照组右尺脉第 4 层小波分析：试验组与对照组相比，试验组小波分析 d_7、d_8 处存在相对高频信号，试验组特征性声波 HI 段属于相对高频信号。见图 9-38、图 9-39。

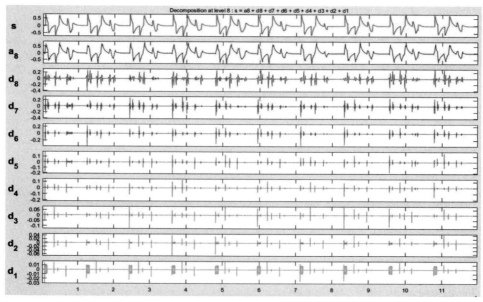

图 9-38　试验组右尺脉第 4 层小波分析

注：横坐标为时间（s），纵坐标为频率（Hz）。

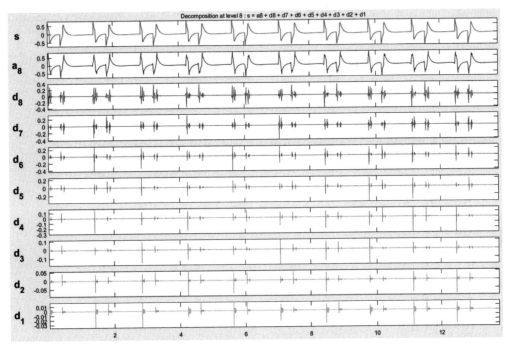

图 9-39 对照组右尺脉第 4 层小波分析

注：横坐标为时间（s），纵坐标为频率（Hz）。

为了验证两组 HI 段 d_7、d_8 高频信号差异是否有统计学差异，将 152 例受试者尺脉第 4 层连续 10 个心动周期分别进行小波分析，并进行统计学分析。结果显示，试验组尺脉第 4 层小波分析后 HI 段 d_7、d_8 异常信号与对照组相比差异有统计学意义（$P < 0.01$）。见表 9-8。

表 9-8 尺脉第 4 层 HI 段 d_7、d_8 高频信号差异比较

组别	总例数	异常信号（例）		X^2	P
		是	否		
试验组左尺	76	49	27	37.50	0.000
对照组左尺	76	26	50		
试验组右尺	76	47	29	37.00	0.000
对照组右尺	76	31	45		
试验组尺 3	152	96	56	75.50	0.000
对照组尺 3	152	57	95		

⑤试验组与对照组尺脉第 4 层希尔伯特 – 黄变换分析比较

试验组与对照组左尺脉第 4 层 EMD 分析：试验组 IMF2 分量框处与对照组存在差别，对照组此处存在相对高频、高幅值的波形，其中 IMF2 更加明显。见图 9-40、图 9-41。

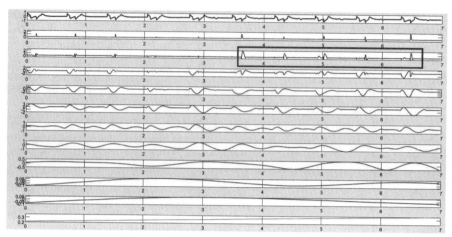

图 9-40　试验组左尺脉第 4 层 EMD 分析

注：横坐标为时间（s），纵坐标为频率（Hz）。从上至下依次为原始信号，IMF1，IMF2，IMF3，IMF4，IMF5，IMF6，IMF7，IMF8，IMF9，IMF10，残差。

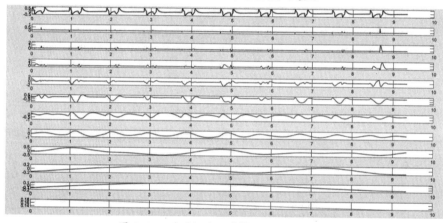

图 9-41　对照组左尺脉第 4 层 EMD 分析

注：横坐标为时间（s），纵坐标为频率（Hz）。从上至下依次为原始信号，IMF1，IMF2，IMF3，IMF4，IMF5，IMF6，IMF7，IMF8，IMF9，IMF10，残差。

　　为了更加了解 IMF2 分量 3 ~ 7 s 处的瞬时频率，进行希尔伯特变换，发现左尺脉第 4 层试验组 IMF2 分量 3 ~ 7 s 的瞬时频率要明显高于对照组，即试验组特征性声波能量密度更高。见图 9-42、图 9-43。

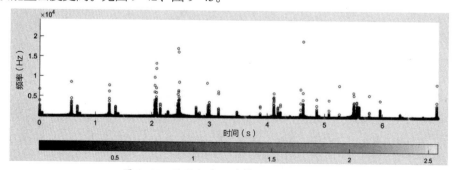

图 9-42　试验组左尺脉第 4 层 IMF2 分量

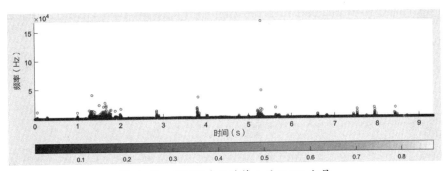

图 9-43　对照组左尺脉第 4 层 IMF2 分量

试验组与对照组右尺脉第 4 层 EMD 分析：试验组 IMF2、IMF3 分量 3 ~ 4 s 处与对照组存在差别，试验组 IMF2、IMF3 分量存在相对高频、高幅值的波形，对两组 IMF2、IMF3 进行希尔伯特变换，以得到 3 ~ 4 s 处的瞬时频率。见图 9-44、图 9-45。

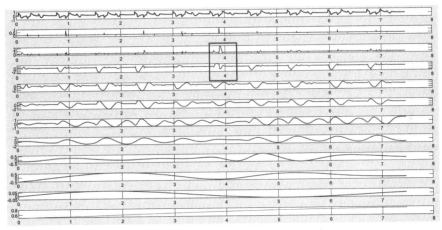

图 9-44　试验组右尺脉第 4 层 EMD 分析

注：横坐标为时间（s），纵坐标为频率（Hz）。从上至下依次为原始信号，IMF1，IMF2，IMF3，IMF4，IMF5，IMF6，IMF7，IMF8，IMF9，IMF10，残差。

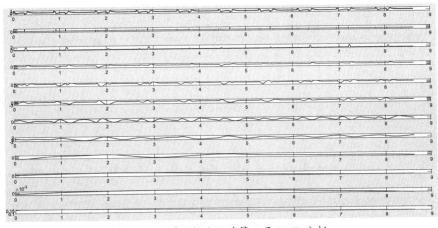

图 9-45　对照组右尺脉第 4 层 EMD 分析

注：横坐标为时间（s），纵坐标为频率（Hz）。从上至下依次为原始信号，IMF1，IMF2，IMF3，IMF4，IMF5，IMF6，IMF7，IMF8，IMF9，IMF10，残差。

试验组右尺脉第 4 层 IMF2、IMF3 分量 3 ~ 4 s 的瞬时频率要明显高于对照组，即试验组特征性声波能量密度更高。见图 9-46、图 9-47。

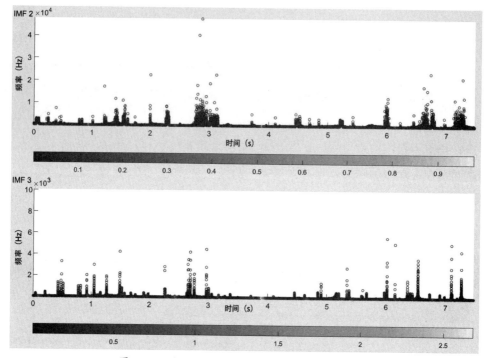

图 9-46　试验组右尺脉第 4 层 IMF2、IMF3 分量

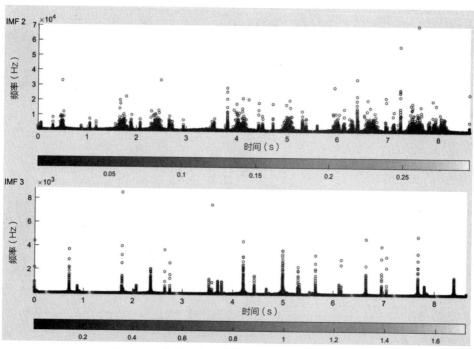

图 9-47　对照组右尺脉第 4 层 IMF2、IMF3 分量

为了验证两组 IMF2、IMF3 分量特征是否存在统计学差异，将 152 例受试者尺脉第 4 层截取 10 个心动周期分别进行 EMD 分析并进行希尔伯特变换，观察 IMF2、IMF3 的瞬时频率，并进行统计分析。结果显示，试验组 IMF2、IMF3 分量 3 ~ 4 s 处与对照组相比差异有统计学意义（$P < 0.05$），即试验组此处的特征性声波的能量密度高于对照组。见表 9-9。

表 9-9 尺脉第 4 层 IMF2、IMF3 分量差异比较

组别	总例数	异常信号（例）		X^2	P
		是	否		
试验组左尺	76	44	32	36.00	0.015
对照组左尺	76	28	48		
试验组右尺	76	46	30	37.50	0.023
对照组右尺	76	31	45		
试验组尺 4	152	90	62	74.50	0.001
对照组尺 4	152	59	93		

⑥试验组与对照组尺脉第 4 层多尺度熵、样本熵比较

试验组样本熵图色块面积明显大于对照组，表明试验组脉搏波形图复杂程度高于对照组（图 9-48）；试验组多尺度熵线下面积大于对照组，表明试验组在不同时间尺度下，波形复杂度更高（图 9-49）。样本熵和多尺度熵也证实了试验组第二心音 HI 段的复杂性明显高于对照组。

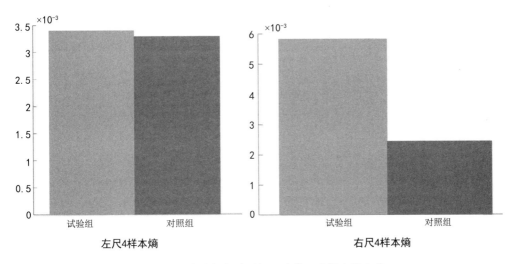

图 9-48 试验组与对照组尺脉第 4 层样本熵比较

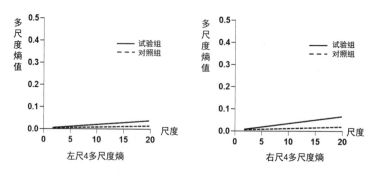

图 9-49　试验组与对照组尺脉第 4 层多尺度熵

　　运用 MATLAB 代码输入所有试验组与对照组 152 例尺脉第 4 层脉象波形，得到每个脉象的多尺度熵值，进行两组数据的比较。经统计学检验，试验组与对照组数据符合正态分布，采用两独立样本 t 检验。试验组尺脉第 4 层多尺度熵值与对照组相比差异有统计学意义（$P < 0.01$），试验组尺脉第 4 层多尺度熵值更高，波形更为复杂。见表 9-10。

表 9-10　两组 4 层多尺度熵值比较

	多尺度熵值	Z	P
试验组左尺	0.12±0.06	−0.819	0.003
对照组左尺	0.12±0.04		
试验组右尺	0.12±0.07	−0.377	0.004
对照组右尺	0.13±0.04		
试验组尺 4	0.12±0.06	−0.826	0.000
对照组尺 4	0.12±0.04		

　　结合时域图、时域叠加、振幅频谱、小波分析等分析发现，试验组尺脉第 4 层特征性声波主要出现于第二心音后段，表现为 HI 段波形杂乱，且特征性声波的振幅及随频率变化范围更大，能量密度更高。

　　（3）试验组与对照组尺脉第 5 层脉象图比较

　　①试验组与对照组尺脉第 5 层声波时域比较

　　试验组与对照组左尺脉第 5 层声波时域图比较：从宏观发现，试验组与对照组相比在第二心音前段 DG 段有区别于对照组的小波形波折，10 个心动周期中出现 7 次，符合阳性率 > 20% 的诊断标准；试验组在第 3、9 HI 段有小的波折，但不符合阳性率 > 20% 的诊断标准。见图 9-50。

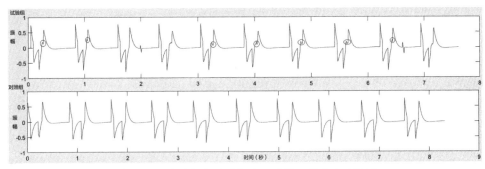

图 9-50　试验组与对照组左尺脉第 5 层声波时域图

试验组与对照组右尺脉第 5 层声波时域图比较：从宏观发现，试验组在第二心音前段 DG 段有区别于对照组的小波形波折，10 个心动周期中出现 3 次，符合阳性率 > 20% 的诊断标准；试验组在第 1、2 HI 段出现小的波折，但不符合阳性率 > 20% 的诊断标准。见图 9-51。

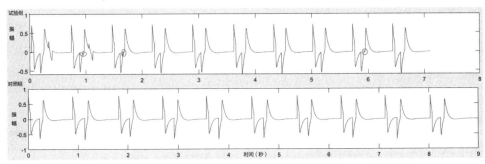

图 9-51　试验组与对照组右尺脉第 5 层声波时域图

综上，从宏观上发现，试验组特征性声波的特点为第二心音前段 DG 段出现小的波折。

②试验组与对照组尺脉第 5 层声波时域图叠加比较

试验组与对照组左尺脉第 5 层声波时域图叠加比较：试验组第二心音前段 DG 段出现明显波形杂乱，在 HI 段虽有小波折，但此处无阳性意义。见图 9-52。

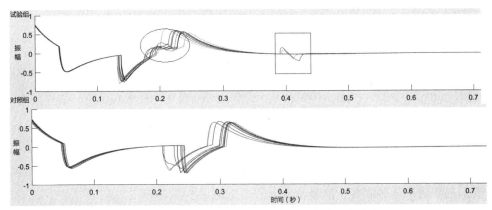

图 9-52　试验组与对照组左尺脉第 5 层声波时域图叠加

试验组与对照组右尺脉第 5 层声波时域图叠加比较：试验组波形叠加后于第二心音前段 DG 段出现波形小波折，结合时域图，此处叠加后的波折存在意义，第二心音后段 HI 段虽有波形波折，结合波形时域图发现此处无阳性意义。见图 9-53。

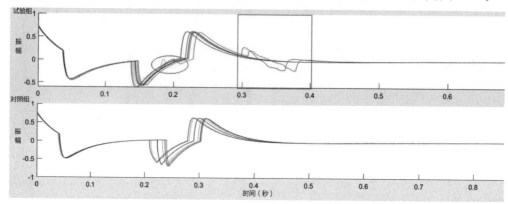

图 9-53　试验组与对照组右尺脉第 5 层声波时域图叠加

　　为了验证两组尺脉第 5 层 DG 段波折是否存在差别，将两组 152 例尺脉第 5 层分别进行统计学分析。结果表明，试验组尺脉第 5 层第二心音前段 DG 段与对照组相比差异有统计学意义（$P < 0.01$），试验组尺脉第 5 层特征性声波为第二心音前段 DG 段波形杂乱。见表 9-11。

表 9-11　两组尺脉第 5 层 DG 段波折差异比较

组别	总例数	异常信号（例）		X^2	P
		是	否		
试验组左尺	76	50	26	36.50	0.001
对照组左尺	76	29	47		
试验组右尺	76	53	23	34.00	0.000
对照组右尺	76	31	45		
试验组尺 5	152	103	49	70.50	0.000
对照组尺 5	152	60	92		

　　③试验组与对照组尺脉第 5 层幅频图、功率谱比较

　　试验组与对照组左尺脉第 5 层幅频图、功率谱比较：幅频图中试验组与对照组在 10 Hz 以下振幅基本一致，10 Hz 以上试验组的振幅变化高于对照组；功率谱中，试验组与对照组功率信号随频率变化范围基本一致。见图 9-54、图 9-55。

　　试验组与对照组右尺脉第 5 层幅频图、功率谱比较：幅频图中 10 Hz 以下试验组与对照组振幅变化基本一致，10 Hz 以上试验组高于对照组；功率谱中试验组与对照组功率信号随频率变化范围基本一致。见图 9-56、图 9-57。

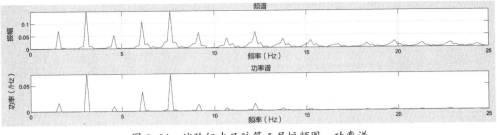

图 9-54　试验组左尺脉第 5 层幅频图、功率谱

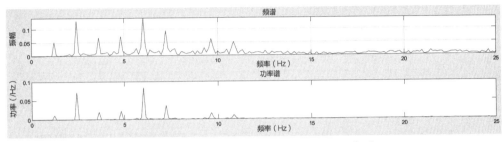

图 9-55　对照组左尺脉第 5 层幅频图、功率谱

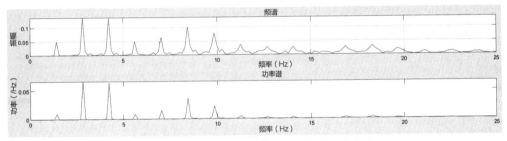

图 9-56　试验组右尺脉第 5 层幅频图、功率谱

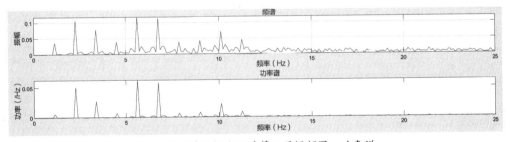

图 9-57　对照组右尺脉第 5 层幅频图、功率谱

综上，试验组尺脉第 5 层振幅在 10 Hz 以上高于对照组，两组脉搏信号随频率变化范围基本一致。

④试验组与对照组尺脉第 5 层小波分析比较

试验组与对照组左尺脉第 5 层小波分析比较：试验组与对照组相比，试验组 d_8 处存在明显的相对高频信号，表明试验组特征性声波 DG 段是相对高频信号。见图 9-58、图 9-59。

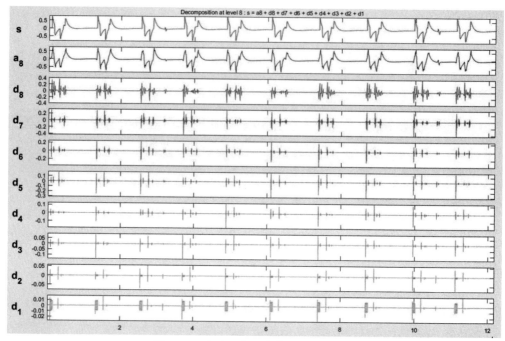

图 9-58　试验组左尺脉第 5 层小波分析

注：横坐标为时间（s），纵坐标为频率（Hz）。

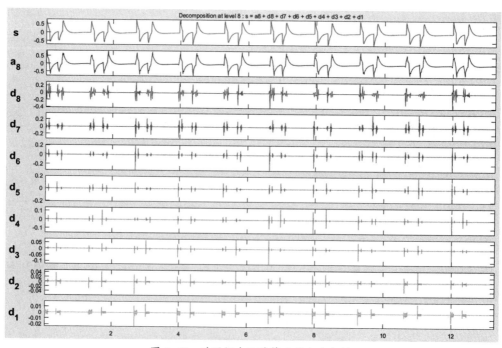

图 9-59　对照组左尺脉第 5 层小波分析

注：横坐标为时间（s），纵坐标为频率（Hz）。

试验组与对照组右尺脉第 5 层小波分析比较：试验组 d_7、d_8 处有区别于对照组的相对高频信号，试验组 DG 段特征性声波是相对高频信号。见图 9-60、图 9-61。

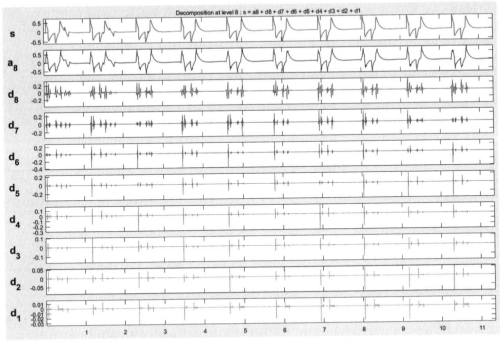

图 9-60 试验组右尺脉第 5 层小波分析

注：横坐标为时间（s），纵坐标为频率（Hz）。

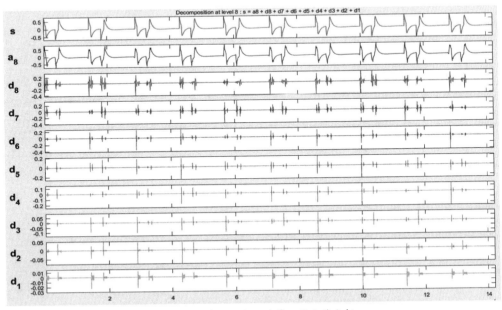

图 9-61 对照组右尺脉第 5 层小波分析

注：横坐标为时间（s），纵坐标为频率（Hz）。

为了验证两组左尺脉第 5 层 d_8，右尺脉第 5 层 d_7、d_8 高频信号差异是否有统计学意义，将 152 例受试者尺脉第 5 层连续 10 个心动周期分别进行小波分析，并进行统计分析。结果显示，试验组左尺脉第 5 层 d_8，右尺脉第 5 层 d_7、d_8 高频信号与对照组差异有统计学意义（$P < 0.01$）。见表 9–12。

表 9–12 尺脉第 5 层 d_7、d_8 高频信号差异比较

组别	总例数	异常信号（例）		X^2	P
		是	否		
试验组左尺	76	42	34	36.08	0.004
对照组左尺	76	27	49		
试验组右尺	76	46	30	37.00	0.006
对照组右尺	76	28	48		
试验组尺 5	152	88	64	71.50	0.000
对照组尺 5	152	55	97		

⑤试验组与对照组尺脉第 5 层希尔伯特 – 黄变换分析比较

试验组与对照组左尺脉第 5 层 EMD 分析：试验组与对照组在 IMF3 分量 2 ~ 3 s 处有显著差别，试验组 IMF3 分量此处存在相对高频、高幅值的波形信号。将 IMF3 进行希尔伯特变换，以获得瞬时频率。见图 9-62、图 9-63。

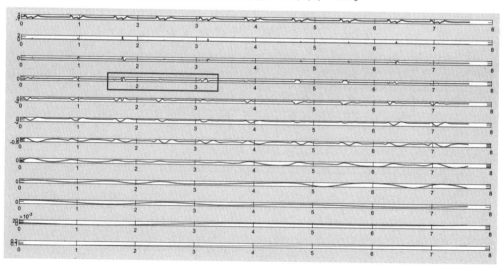

图 9-62 试验组左尺脉第 5 层 EMD 分析

注：横坐标为时间（s），纵坐标为频率（Hz）。从上至下依次为原始信号，IMF1，IMF2，IMF3，IMF4，IMF5，IMF6，IMF7，IMF8，IMF9，IMF10，残差。

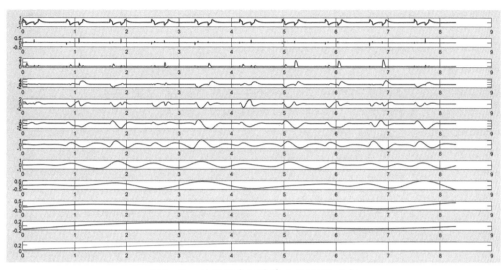

图 9-63　对照组左尺脉第 5 层 EMD 分析

注：横坐标为时间（s），纵坐标为频率（Hz）。从上至下依次为原始信号，IMF1，IMF2，IMF3，IMF4，IMF5，IMF6，IMF7，IMF8，IMF9，IMF10，残差。

试验组左尺脉第 5 层 IMF3 分量 2 ～ 3 s 处的瞬时频率明显高于对照组，即试验组的特征性声波能量密度更高。见图 9-64、图 9-65。

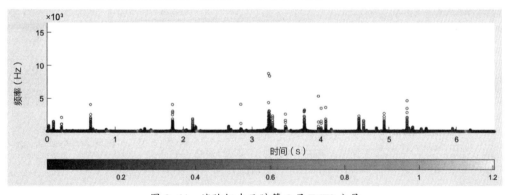

图 9-64　试验组左尺脉第 5 层 IMF3 分量

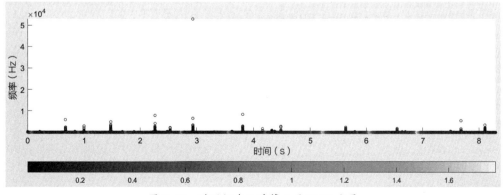

图 9-65　对照组左尺脉第 5 层 IMF3 分量

试验组与对照组右尺脉第 5 层 EMD 分析：试验组 IMF2 分量 2 ~ 3 s 处与对照组相比，存在相对高频信号。将 IMF2 分量进行希尔伯特变换，以获得瞬时频率。见图 9-66、图 9-67。

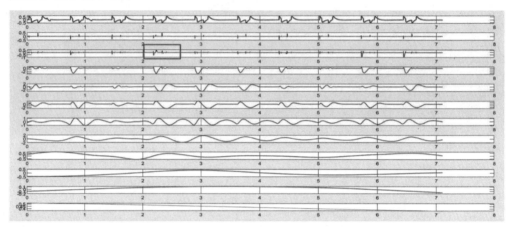

图 9-66　试验组右尺脉第 5 层 EMD 分析

注：横坐标为时间（s），纵坐标为频率（Hz）。从上至下依次为原始信号，IMF1，IMF2，IMF3，IMF4，IMF5，IMF6，IMF7，IMF8，IMF9，IMF10，残差。

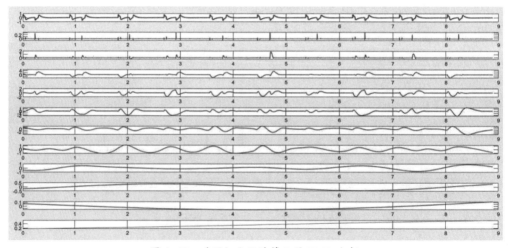

图 9-67　对照组右尺脉第 5 层 EMD 分析

注：横坐标为时间（s），纵坐标为频率（Hz）。从上至下依次为原始信号，IMF1，IMF2，IMF3，IMF4，IMF5，IMF6，IMF7，IMF8，IMF9，IMF10，残差。

试验组右尺脉第 5 层 IMF2 分量 2 ~ 3 s 处的瞬时频率稍高于对照组，即试验组特征性声波能量密度更高。见图 9-68、图 9-69。

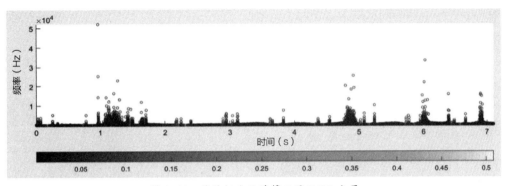

图 9-68　试验组右尺脉第 5 层 IMF2 分量

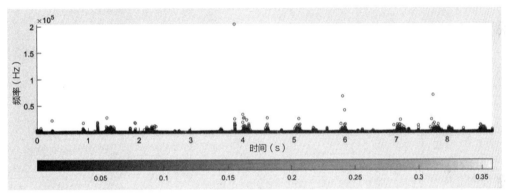

图 9-69　对照组右尺脉第 5 层 IMF2 分量

为了验证两组 IMF2 分量 2 ～ 3 s 处特征是否存在统计学差异，将 152 例受试者尺脉第 5 层分别截取 10 个心动周期进行 EMD 分析，并经希尔伯特变换，并进行统计分析。结果显示，试验组 IMF2 分量 2 ～ 3 s 处特征与对照组相比差异有统计学意义（$P < 0.05$），试验组特征性声波能量密度更高。见表 9-13。

表 9-13　尺脉第 5 层 IMF3 分量差异比较

组别	总例数	异常信号（例）		X^2	P
		是	否		
试验组左尺	76	42	34	35.00	0.034
对照组左尺	76	28	48		
试验组右尺	76	48	28	37.50	0.003
对照组右尺	76	29	47		
试验组尺 5	152	92	60	73.50	0.000
对照组尺 5	152	61	91		

⑥试验组与对照组尺脉第 5 层多尺度熵、样本熵比较

试验组样本熵色块面积明显高于对照组，即试验组脉搏波形比对照组更复杂（图

9–70）；在不同时间尺度下，试验组多尺度熵线下面积稍大于对照组，即试验组波形比对照组复杂（图 9–71）。表明试验组尺脉第 5 层的波形复杂程度高于对照组。

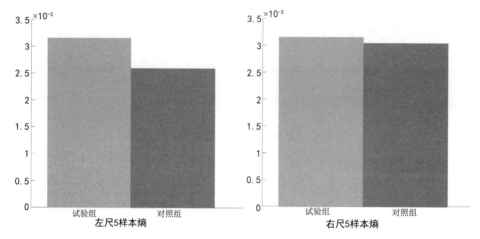

图 9–70　试验组与对照组尺脉第 5 层样本熵比较

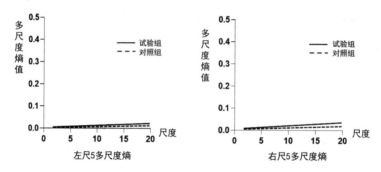

图 9–71　试验组与对照组尺脉第 5 层多尺度熵比较

运用 MATLAB 代码输入所有试验组与对照组尺脉第 5 层脉象波形，得到每个脉象的多尺度熵值，进行两组数据的比较。经统计学检验，试验组与对照组数据符合正态分布，采用两独立样本 t 检验。试验组尺脉第 5 层与对照组相比差异有统计学意义（$P < 0.01$），试验组尺脉第 5 层比对照组波形复杂。见表 9–14。

表 9–14　两组第 5 层多尺度熵值比较

	多尺度熵值	Z	P
试验组左尺	0.12±0.07	2.869	0.000
对照组左尺	0.08±0.03		
试验组右尺	0.13±0.06	3.546	0.000
对照组右尺	0.09±0.04		
试验组尺 5	0.13±0.07	4.532	0.000
对照组尺 5	0.09±0.04		

结合时域图、时域叠加、振幅频谱、小波分析等分析发现试验组尺脉第 5 层特征性声波主要出现于第二心音前段，表现为 DG 段波形杂乱，且特征性声波的振幅及能量密度更高。

（4）两组研究对象声波语谱图比较

随机选取试验组各 1 例尺脉第 3、4、5 层脉象图进行离散傅里叶分析。试验组尺脉第 3、4、5 层整体频率集中区域主要在 0 ～ 125 Hz，其中最亮区域在 30 ～ 125 Hz，符合试验组小波分析后 d_7、d_8 频率范围（31.25 ～ 126 Hz），是一种低频可闻声波。见图 9-72（另见彩图 37）。

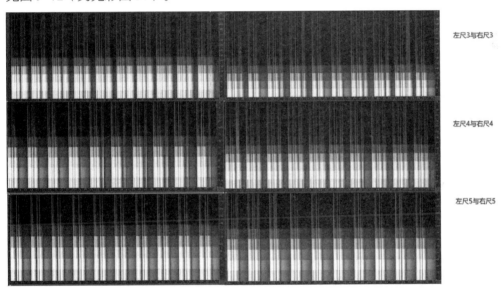

图 9-72　试验组与对照组声波语谱图比较

注：横坐标为时间（s），纵坐标为频率（Hz）。

（5）诊断性试验

运用宋氏水声学脉诊仪对中晚期妊娠孕妇及相对健康女性的脉象图进行判读，计算其灵敏度、特异度等指标。见表 9-15 ～ 表 9-20。

表 9-15　尺脉第 3 层诊断性试验指标比较

宋氏水声学脉诊仪结果	中晚期妊娠		合计	X^2	P
	是	否			
阳性	62（a）	10（b）	72	36.00	0.000
阴性	14（c）	66（d）	80		
合计	76	76	152（N）		

注：$P < 0.01$，差异具有显著统计学意义。

表 9–16　尺脉第 3 层诊断性试验的评价指标

	公式	值	95%CI	
			下限	上限
灵敏度（SEN）	a/（a+c）	81.58%	70.69%	89.21%
特异度（SPE）	d/（b+d）	86.84%	76.68%	93.17%
阳性似然比（LR+）	SEN/（1–SPE）	6.2	3.45	11.16
阴性似然比（LR–）	（1–SEN）/SPE	0.21	0.13	0.34
阳性预测值（PV+）	a/（a+b）	86.11%	75.48%	92.78%
阴性预测值（PV–）	d/（c+d）	82.5%	72.04%	89.77%

表 9–17　尺脉第 4 层诊断性试验统计表

宋氏水声学脉诊仪结果	中晚期妊娠		合计	X^2	P
	是	否			
阳性	51（a）	17（b）	68	34.00	0.000
阴性	25（c）	59（d）	84		
合计	76	76	152（N）		

注：$P < 0.01$，差异具有显著统计学意义。

表 9–18　尺脉第 4 层诊断性试验的评价指标

	公式	值	95%CI	
			下限	上限
灵敏度（SEN）	a/（a+c）	67.11%	55.27%	77.2%
特异度（SPE）	d/（b+d）	77.63%	66.35%	86.07%
阳性似然比（LR+）	SEN/（1–SPE）	3	1.92	4.69
阴性似然比（LR–）	（1–SEN）/SPE	0.42	0.31	0.59
阳性预测值（PV+）	a/（a+b）	75%	62.78%	84.37%
阴性预测值（PV–）	d/（c+d）	70.24%	59.13%	79.47%

表 9–19　尺脉第 5 层诊断性试验统计表

宋氏水声学脉诊仪结果	中晚期妊娠		合计	X^2	P
	是	否			
阳性	52（a）	13（b）	65	32.50	0.000
阴性	24（c）	63（d）	87		
合计	76	76	152（N）		

注：$P < 0.01$，差异具有显著统计学意义。

表 9-20 尺脉第 5 层诊断性试验的评价指标

	公式	值	95%CI	
			下限	上限
灵敏度（SEN）	a/（a+c）	68.42%	56.62%	78.34%
特异度（SPE）	d/（b+d）	82.89%	72.16%	90.23%
阳性似然比（LR+）	SEN/（1-SPE）	4	2.38	6.71
阴性似然比（LR-）	（1-SEN）/SPE	0.38	0.27	0.53
阳性预测值（PV+）	a/（a+b）	80%	67.88%	88.5%
阴性预测值（PV-）	d/（c+d）	72.41%	61.62%	81.2%

灵敏度和特异度是诊断性试验最主要的评价指标。灵敏度反映一项试验能将患病的人判定为患病的能力，其值越大，漏诊的可能性越小。宋氏水声学脉诊仪在判读中晚期妊娠孕妇尺脉中灵敏度分别为 81.58%、67.11%、68.42%，平均灵敏度为72.37%。特异度可以反映一项试验能将未患病的人正常判读为未患某病的能力，宋氏水声学脉诊仪在判读未怀孕的健康女性中的特异度为 86.84%、77.63%、82.89%，平均特异度为 82.45%。

（三）讨论

1. 中医对妊娠脉的认识

传统中医对于妊娠脉象的描述颇多，多数医家以妊娠出现滑脉、尺脉按之不绝作为妊娠脉象的主要特征，以散而离经、中指脉动作为判定即将生产的征象。历代医家也对妊娠不同时期及妊娠病理脉象多加阐释。中医认为妊娠脉象须四明：一明月经不行，已达三月，尺脉触之不止，多乃怀胎；二明怀胎已达六到七月，右侧寸、关、尺脉，脉象深沉，迟慢，以防堕胎；三明怀胎八月，当左侧寸脉拘紧，右侧尺脉搏出现深沉，切勿惊恐，劳损，如不慎，则易伤胎；四明怀胎已达十月，勿急、勿躁，因脉乱于足月者，多为吉祥之兆。

2. 目前中晚期妊娠检查存在的不足

我国实行优生优育计划，针对育龄人群开展多种途径的知识宣传教育，对育龄妇女开展围孕期、孕产期保健等服务。在医学中，优生优育最重要的一个环节就是孕期检查，这是目前医学保障胎儿健康最主要的检查方式。排查胎儿畸形的方式分为两种，一种是染色体方面的检查，检查方式包括 NT 检查，唐氏筛查，无创 DNA，羊水穿刺；另一种是胎儿表面和器官方面的畸形排查，检查方式是 B 超，包括三维彩超和四维彩超。但上述检查方法也不能完全保证胎儿健康，仍存在漏诊、误诊等问题。我们通过临床发现即使有部分孕妇经过全面规范孕期检查未发现异常，但经过仔细徒手诊脉仍能发现胎儿的异常，因此未来有必要增加脉诊筛查孕妇。但通过徒手诊脉检查孕妇胎儿有无异常不够现实，因为培训善于诊脉的中医师很难，再者徒手诊脉效率不高，难以普及。近年来，中医脉诊仪的迅速发展为中医注入了新的活力，中医脉诊仪利用现代科学技术，提高了中医脉诊的客观化，为实现脉诊的自动化创造了条件，这也为医学检查方法提供了一种新的发展方向。基于声波角度的宋氏水声学脉诊仪具有无创伤、操作快、检出率较高的优势，本试验通过探究发现中晚期妊娠孕妇脉象的特征，为中晚期妊娠胎儿健康问题的检出提供了一种辅助手段，通过宋氏水声学脉诊仪可以动态观察孕妇的身体状况，具有较好的临床应用价值。

3. 中晚期妊娠特征性声波的产生机理

从血流动力学分析，人体内90%以上动脉中的血流是层流状态，层流中心血流速度快密度高，靠近血管壁处的层流由于与管壁的摩擦力较大故流速慢密度低。从生物力学角度分析，不同动脉血液层流的密度和黏度存在一定差异，对于不同频率声波的传导有不同程度的增强或衰减。这是动脉血管和血液形成的声波传导系统中导致不同频率声波在不同分层中出现传导差异的原因。当手指按压到某一特定血流层时，传导更好的声波在手指下感觉更为明显，形成我们所说的某一脉层的涩脉。许多病理改变必然导致血管结构和形态以及血管内壁和血液成分发生变化，这些变化则可能使原来的层流变为湍流，而湍流的出现则导致不同频率和振幅的异常声波的产生。这些异常声波出现的部位不同，强度不同，在层流中的不同层中传导和衰减不同，就可以在浅表动脉包括桡动脉中的不同深浅层次被感受出来。各种类型的涩脉是疾病的病理变化或身体生理性改变所产生的，如组织细胞的适应和损伤、炎症、局部血液循环障碍、肿瘤、妊娠和月经等，各种病理性或生理性变化导致血管壁变形、血液性质等改变，从而产生湍流，形成异常声波，即涩脉。在本研究中，妊娠期间胎儿逐渐增大对周围脏器组织产生压迫使不同血液层流的血流量发生改变，同时胎儿自身形成新的循环系统，引起局部血流量的明显改变，产生较大的湍流，与母体心脏传导的较大的一簇声波融合后，传导至桡动脉，故在桡动脉尺脉可以诊出妊娠的特征性脉象。

4. 妊娠脉的位置

本团队将尺脉脉象分为5层，第1层为皮肤、肌肉、筋膜等；第2层为浅表器官、肌肉、韧带等；第3层为子宫、膀胱、结肠等空腔脏器；第4层为肾脏、前列腺、肾上腺、阴茎等实质性器官；第5层为腰椎、骶骨、尾骨等骨骼。在团队前期的研究中，王喆发现腰肌劳损的涩脉主要分布在尺脉的第 1 层和第 2 层，证实了我们的脉象分层。在本次研究中，中晚期妊娠脉象特征性声波主要表现于尺脉第 3 层，其次是第 4 层、第 5 层。这与本团队对于尺脉的划分相对应。

5. 中晚期妊娠脉象的特点

本试验从整体上发现，中晚期妊娠孕妇与相对健康女性声波脉象有明显差别，中晚期妊娠孕妇声波脉象振幅明显高于对照组，随频率变化范围大，脉象差异最大处出现于尺脉第 3 层，即中晚期妊娠孕妇脉象第二心音前段 DG 段大而宽，第二心音后段 HI 段杂乱。这可能是由于妊娠期间孕妇身体一系列的适应性改变所引起的。妊娠期间，生殖系统改变最为明显。子宫逐渐增大，子宫肌纤维增生及增殖，使子宫壁逐渐增厚，宫腔变大，血流量增加，子宫腔容积相比未孕时增加近1000 倍，重量增加约 24 倍；宫颈充血，腺体增生，宫颈外观肥大、变软，呈紫蓝色（着色）。呼吸系统变化，孕妇胸廓横径加宽，膈肌上升，孕中期孕妇耗氧量增加 10% ~ 20%；消化系统变化，妊娠期胃肠道平滑肌张力降低，贲门括约肌松弛，胃排空时间延长，胃酸蛋白酶减少；内分泌系统变化，妊娠期垂体前叶增大，分泌的泌乳素增加，肾上腺皮质分泌增加，皮质醇和皮质酮均增加等。在循环系统和血液系统中，妊娠期新陈代谢增加，导致心脏及循环系统发生很大变化。首先是血容量增加，32 ~ 34 周达高峰，妊娠期总循环量增加 30% ~ 45%；其中血浆增加40% ~ 50%，血细胞增加 18% ~ 30%，形成生理性血液稀释。血流动力学的改变以心排出量最为突出，妊娠中期（孕 20 周）增加 25% ~ 30%，一直持续到妊娠末期。心排出量的增加主要由于每次心搏出量加大，其次是心率增快，约增加 10 次 /min。脉象图的主波主要是第一心音和第二心音前段，心脏收缩舒张推动血液流经全身，这个声波以动脉壁和其中的血液作为介质向全身快速传导，当传导至子宫处时，血流与此处的变化产生湍流，与主波相融合，传导至桡动脉，产生波形变化。两个声波相遇，相互叠加，相互加强，产生的波形振幅明显高于对照组，因此使尺脉第 3层第二心音 DG 段大而宽。这与压力波对妊娠滑脉的研究相一致，即血流滑利，外周阻力降低，脉搏舒缩迅速。同时，孕妇子宫的不断变化、胎儿的心率及胎盘循环建立等使局部血流改变，产生湍流与主波相融合，表现为 HI 段波形杂乱。中晚期妊娠孕妇尺脉第 4 层特征性声波主要体现于第二心音后段 HI 段杂乱，尺脉第 5 层特征性声波体现于第二心音前段 DG 段小波折。子宫虽位于尺脉第 3 层的位置，但随着妊娠月份的增加，对周围脏器产生一定的压迫和推移，如压迫位于前方及后方的膀胱和直肠，同时增大的子宫对盆腔压迫加重，使下半身静脉回流受阻程度加重等，这些改变会使在尺脉第 4 层也可以触摸到中晚期妊娠脉象的改变。中晚期妊娠尺脉第 5 层相较相对健康女性有细微的改变，仅仅在 DG 段有细小的差别，这可能是由于第 5 层位于脉象的深层，妊娠对于骨骼等组织的改变不明显，故脉象波形显示不明显。故中晚期妊娠脉象特征性声波表现为尺脉第 3 层第二心音前段 DG 段大而宽，第二心音后段 HI 段杂乱，尺脉第 4 层第二心音后段 HI 段杂乱，尺脉第 5 层第二心音前段 DG 段小波折。同时不同季节、地理环境、生理性因素都会对脉象产生一定的影响，如出现弦脉、弦滑脉、滑数脉等，但基于声波分析探究妊娠脉象的具体特征不会因排除了病理性因素影响而出现较大的改变。因此综合特征性声波的信息，在中晚期妊娠孕妇脉象诊断上可以单独观察尺脉某一层进行诊断，也可结合尺脉第 3、4、5 层特征性声波进行诊断分析。

6. 宋氏水声学脉诊仪对中晚期妊娠脉的诊断评价

本试验采取单盲法，与诊断标准相比较，来评价宋氏水声学脉诊仪对中晚期妊娠脉的诊断。在诊断性试验中，应用宋氏水声学脉诊仪诊断中晚期妊娠孕妇与相对健康女性的脉象存在差别，具有明显统计学意义（$P < 0.01$）。其灵敏度为 81.58%、67.11%、68.42%，特异度为 86.84%、77.63%、82.89%，阳性似然比为 6.2、3、4，阴性似然比为 0.21、0.42、0.38，阳性预测值为 86.11%、75%、80%，阴性预测值为 82.5%、70.24%、72.41%。宋氏水声学脉诊仪试验结果准确性较高，具有较好的应用价值。

在本临床试验中，我们采用了一种全新的声波探测系统检测妊娠脉与健康女性的脉象，通过试验发现中晚期妊娠孕妇特征性声波是一种低频可闻声波，主要差异位于尺脉第 3 层，表现于第二心音 DG 段大而宽及 HI 段出现明显波形杂乱，中晚期妊娠孕妇脉象整体振幅高于相对健康女性，脉象波形更为复杂。应用宋氏水声学脉诊仪初步诊断中晚期妊娠孕妇的灵敏度和特异度等指标较高，具有较好的应用价值，对于中晚期妊娠的初步诊断具有一定的临床意义。中晚期妊娠脉象的声波探讨有助于构建正常中晚期妊娠脉象图，为中医脉诊验孕提供依据，为妊娠合并症的脉象研究提供脉象理论基础，为现代脉学及脉诊仪的研发提供新的思路。

二、非酒精性脂肪性肝病的现代脉学中涩脉类低频可闻声波的临床研究

非酒精性脂肪性肝病（non-alcholic fatty liver disease，NAFLD）是指一种与胰岛素抵抗和遗传易感性密切相关的代谢应激性肝损伤，其病理改变以肝脂肪变性为主，这种病理学改变与酒精性肝病（alcholic fatty liver disease，ALD）相似，但患者不存在过量饮酒史。在临床中发现，NAFLD 患者桡动脉中的涩脉明显且典型，为了从现代脉学中声波的角度对 NAFLD 患者的涩脉进行分析，本研究拟通过宋氏水声学脉诊仪采集 NAFLD 患者和相对健康人两组受试者的桡动脉声波。对两组受试者的声波信号进行比较，分析 NAFLD 患者异常声波的点位信息，然后进行诊断性试验并评价其诊断价值。最后使用 MATLAB 软件借助小波变换、希尔伯特 - 黄变换等方法对 NAFLD 患者桡动脉声波进行分析，提取异常声波的多方面特征。希望通过本试验可以进一步丰富脉学理论，为脉诊的客观化做出贡献，为中医脉诊的发展与创新提供新的思路。

（一）对象与方法

1. 研究对象

本研究选取 2019 年 12 月至 2021 年 1 月山东省千佛山医院中医科门诊及病房患者，查体中心查体人员及山东中医药大学在校大学生共 124 例。62 例 NAFLD 患者的桡动脉声波作为试验组，另收集 62 例相对健康人的桡动脉声波作为对照组。

2. NAFLD 的诊断标准

参考中华医学会肝病学分会脂肪肝和酒精性肝病学组 2010 年发布的《非酒精性脂肪性肝病诊疗指南（2010 年修订版）》和 2019 年发表的《中外非酒精性脂肪

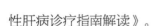

性肝病诊疗指南解读》。

但鉴于肝组织学诊断难以获得，NAFLD 定义为：

（1）肝脏影像学表现符合弥漫性脂肪肝的诊断标准且无其他原因可供解释。

（2）有代谢综合征相关组分的患者出现不明原因的血清谷丙转氨酶和（或）天门冬氨酸氨基转移酶、谷氨酰转肽酶持续增高半年以上。减肥和改善胰岛素抵抗后，异常酶谱和影像学脂肪肝改善甚至恢复正常者可明确 NAFLD 的诊断。

其中影像学检查是目前诊断本病常用的检查方法，并且腹部 B 超已作为拟诊脂肪肝的首选方法。

3. 纳入标准

试验组：①综合评定上述症状、体征及影像学检查，符合诊断标准；②年龄 18 ~ 70 岁，神志清醒，生命体征平稳。

对照组：随机选取 62 例性别、年龄相匹配的不患有 NAFLD 的相对健康人。

4. 一般临床资料

共招募受试者 124 例，NAFLD 患者和相对健康人各 62 例。两组人群在年龄、性别上无显著差异（$P > 0.05$）。

5. 研究设备

宋氏水声学脉诊仪。

6. 脉象采集

以宋氏水声学脉诊仪检测所有受试者的双手桡动脉寸、关、尺 3 部和 5 层脉。

采集完成后使用 Cool Edit Pro 录音软件将每部声波重放并进行分层截取处理，将 NAFLD 患者的声波与相对健康人的声波进行比较，分析 NAFLD 患者异常声波出现的点位。

（二）结果

对比两组受试者的桡动脉全层声波图，在波形的平滑度上，桡动脉声波图的第 1、2 层较为凌乱，第 3、4、5 层相对平滑、流利，其原因可能在于前两层传感器与皮肤接触较浅，桡动脉以外的干扰较多。在振幅上，桡动脉的声波波形在第 1 层至第 3 层振幅逐渐增大，第 3、4、5 层振幅趋于一致。

NAFLD 患者与相对健康人相比，于左关、右寸、右关、右尺均可观察到第二心音后段（D 段）有明显不同于相对健康人的异常声波，在第 3、4、5 层均可观察到，其中于右关第 3 层最为明显。

通过对比相对健康人的右关第 3 层时域叠加图与 NAFLD 患者的右关第 3 层时域叠加图，可以发现 NAFLD 患者第二心音后段（D）段明显杂乱，而相对健康人的第二心音后段（D 段）则相对平滑，因此可以推测 NAFLD 患者的异常声波主要出现在第二心音后段（D 段）。两组出现异常声波的阳性率有明显差异（$P < 0.01$）。

综上，我们可以认为 NAFLD 患者在桡动脉上出现的疾病脉象与涩脉类异常声波有明显的关联，并且 NAFLD 患者桡动脉异常声波出现的点位主要位于右关第 3 层、第二心音后段。诊断性试验的评价指标见表 9–21。

表 9–21 诊断性试验的评价指标

	公式	值	95%CI	
			下限	上限
准确度（ACC）	（TP+TN）/N	78.23%	70.96%	85.49%
灵敏度（SEN）	TP/（TP+FN）	80.65%	68.25%	89.18%
特异度（SPE）	TN/（TN+FP）	75.81%	62.98%	85.40%
阳性似然比（LR+）	SEN/（1–SPE）	3.33	2.11	5.2
阴性似然比（LR–）	（1–SEN）/SPE	25.53	15.20	42.86
阳性预测值（PV+）	TP/（TP+FP）	76.92%	64.52%	86.10%
阴性预测值（PV–）	TN/（FN+TN）	79.66%	66.80%	88.61%

对两组受试者样本右关第 3 层连续 10 个心动周期的声波样本进行小波分解，观察其细节分量中 6 ~ 9 层出现异常信号的例数并进行统计学分析，计算其阳性率并进行卡方检验。阳性需满足在连续 10 个心动周期的第二心音后段中，有 ≥ 2 个异常信号出现，且出现的频段位于 6 ~ 9 层；不满足以上条件的任何一项则为阴性。

通过对相对健康人和 NAFLD 患者小波分解结果比较，可以发现，NAFLD 患者的近似分量 1 ~ 9 层的第二心音后段均有异于相对健康人的声波信号分量，同层同时段的细节分量处也有异常信号分量存在，其中第 6、7、8、9 层最为明显。通过对 62 例 NAFLD 患者右关脉第 3 层的声波进行 EMD 分析，发现异常声波信号在 IMF1 层到 IMF4 层均有可能出现，甚或 4 层均有出现。我们推测这与不同受试者异常声波的频率振幅不完全一致有关。

综上，无论是小波变换还是 EMD，在时域图上，异常声波出现的时间点多位于第 2 心音后段。NAFLD 患者组与相对健康人组比较，两组出现异常声波的阳性率差异有统计学意义（$P < 0.01$）。见表 9–22。

表 9-22　异常信号出现于细节分量 6 ～ 9 层的阳性率比较

	阳性	阴性	合计	阳性率
NAFLD 患者组	50（TP）	12（FN）	62	80.65%
相对健康人组	15（FP）	47（TN）	62	24.19%
合计	65	59	124	52.42%
X^2	85.199			
P	0.000			

　　NAFLD 患者右关第 3 层异常声波的频率主要在 20 ～ 200 Hz，即属于低频可闻声音频段。通过小波变换和希尔伯特 – 黄变换对于异常声波频率范围的提取与分析，我们认为异常声波出现的主要频段位于低频可闻声波段（20 ～ 200 Hz）。见表 9–23。

表 9-23　3 种声波频段中出现异常声波的情况

患者编号及其 异常声波频段（Hz）	次声波 （< 20 Hz）	低频可闻声波 （20 ～ 200 Hz）	中频可闻声波 （200 ～ 6000 Hz）
1（30 ～ 300）		√	√
2（15 ～ 115）	√	√	
3（20 ～ 100）		√	
4（45 ～ 150）		√	
5（5 ～ 30）	√	√	
6（20 ～ 430）		√	√
7（40 ～ 250）		√	√
8（20 ～ 110）		√	
9（60 ～ 310）		√	√
10（30 ～ 175）		√	
11（40 ～ 90）		√	
12（20 ～ 300）		√	√
13（30 ～ 400）		√	√
14（80 ～ 270）		√	√
15（20 ～ 330）		√	√
16（60 ～ 350）		√	√
17（20 ～ 60）		√	
18（10 ～ 130）	√	√	
19（20 ～ 120）		√	

患者编号及其 异常声波频段（Hz）	次声波 （＜ 20 Hz）	低频可闻声波 （20 ～ 200 Hz）	中频可闻声波 （200 ～ 6000 Hz）
20（15 ～ 450）	√	√	√
总计	4	20	10

离散傅里叶变换（Discrete Fourier transform，DFT）对桡动脉声波进行频域分析发现，在第二心音段中，NAFLD 患者的声波振幅高于相对健康人的声波振幅。

根据能量守恒定律，声波的总能量是固定的，NAFLD 患者的桡动脉声波因在相对高频的部分分布了更多的能量，所以 C 频带作为小波分解的最后 2 层，能量会相应降低。这种能量分布的特征，我们推测是由于肝脏产生了异常声波的缘故，正常状态下，机体会以耗能最低的方式运作，而 NAFLD 患者因肝脏的病变，局部血液循环也产生了变化，导致了耗能的增加，并在肝脏本身固有频率的基础上，产生了不同频率的振动，并以声波的形式传导至桡动脉而被接收到。

综上，因桡动脉异常声波主要位于低频可闻声波范围，而 B 频带主要属于低频，因此我们可以认为 NAFLD 患者的桡动脉声波在低频可闻声波段的能量较相对健康人更多。

样本熵分析：在时域图中，NAFLD 患者的声波样本因在第二心音后段产生了异常声波，相较于相对健康人平滑的第二心音后段，NAFLD 患者声波样本的复杂性更高，样本熵分析和多尺度熵分析也印证了这一点。在样本熵图中，色块面积为其样本熵值；在多尺度熵图中，线下面积为所选尺度范围内熵值之和。可以发现，相对健康人的样本熵值和多尺度熵值均低于患者，即相对健康人的样本序列复杂性低于 NAFLD 患者。

多尺度熵分析：两组多尺度熵值之间有显著差异（$P < 0.01$）。通过观察箱线图，可以发现，NAFLD 患者组的多尺度熵值普遍大于相对健康人组，再次证明，NAFLD 患者声波数据的复杂性明显高于相对健康人组。

（三）讨论

1. 传统涩脉能量与点位涩脉能量的认识

对于本研究中所关注的点位涩脉而言，不同于传统涩脉对于患者整体状况的描述，点位涩脉反映的是病理状态下发生血运改变的局部组织，即耗能增多的部位。本研究将点位涩脉定位于右关第 3 层第二心音后段，并认为其物理本质在于异常出现的低频可闻声波，对 NAFLD 患者和相对健康人的桡动脉声波进行小波分解后，分频段进行能量计算。异常声波的频率范围主要位于 B 频带上，根据能量计算的结果，

NAFLD 患者 B 频带能量明显高于相对健康人。我们推测是由于 NAFLD 患者肝脏组织脂肪性变，局部的血运也随之发生变化，血流流经此处时由平稳的层流转变为湍流，耗能增加而产生的。

2. NAFLD 患者产生异常声波的机理假说

NAFLD 患者肝脏最主要的病理改变为肝细胞的脂肪变性，在对脂肪肝进行超声造影时发现，脂肪肝的超声造影剂灌注效应强度明显小于正常肝脏，这是由于肝实质细胞的脂肪堆积会影响肝脏的血液循环，随着肝细胞脂变程度的加重，肝窦变窄，肝内血管受压，血流阻力加大，充盈速度减慢，肝脏的血流不畅且有效血流量减少。在小鼠肝脏的相关研究中发现，脂肪肝的血细胞更易黏附在内皮细胞上，从而引起窦状间隙的不规则和狭窄，这可能是导致血流动力学改变，产生湍流的原因之一。

肝细胞脂肪变引起肝脏局部血流的变化，使血液从稳定的层流状态变为不稳定的湍流状态，各流层的血液不再沿既定轨迹流动，转而向四周运动甚至形成漩涡，并产生附加的高切应力，导致震颤形成振动波，这种振动波可以以声波的形式通过各种介质向四周传递。本研究中探测到的桡动脉的异常声波，我们推测正是由于因肝脏产生的湍流经血流进行传播的声波。

3. MATLAB 软件的应用及声波分析方法

（1）离散傅里叶变换

通过采用离散傅里叶变换，我们对 NAFLD 患者和相对健康人右关第 3 层 10 个连续心动周期的声波进行了叠加，当只保留第二心音段时，可以明显发现，在相同频率下，NAFLD 患者的声波振幅更高，这可能与肝脏血液湍流形成的异常声波主要表现第二心音后段有关，振动波自肝部血管生成后，以声波的形式沿血流传递，传导至桡动脉时的时间点恰好位于第二心音后段。

（2）小波变化（wavelet transform， WT）与小波能量

在本研究中，主要研究的频带范围为细节分量的 d_6 ~ d_9 频带，频率范围为 15.625 ~ 250 Hz，低频可闻声波的频率范围为 20 ~ 200 Hz，正包括在 d_6 ~ d_9 频带中。小波能量是指在声波总能量为 100% 的情况下，每一个小波分解出的分量占总能量的百分比。每一个能量值都可以反映相应层面时域和频域两者的信息，患者和健康人能量的分布不同。本研究对桡动脉声波进行多尺度的能量特征提取后，将 NAFLD 患者和健康人不同频带的小波能量占比进行比较，可以得出结论，当异常声波存在时，其相应频带的能量升高。

（3）希尔伯特–黄变换

希尔伯特–黄变换是由经验模态分解和希尔伯特变化两部分构成的信号处理方法。它彻底摆脱了线性和平稳性的束缚，适用于分析非线性非平稳信号。经验模态分解（empirical mode decomposition， EMD）会对信号进行自适应分解，其分解过程依赖于信号本身包含的信息，而非小波分解中人为给定小波系数和分解层数，因此经验模态分解可以敏感地反映信号的变化。

本研究中的桡动脉声波经经验模态分解后，其异常声波主要位于 IMF1 ～ IMF4 之间的一层或多层，因经验模态分解无法提取其频域特征，所以需对每个 IMF 进行希尔伯特变换后再行下一步分析。

（4）样本熵分析（sample entropy）和多尺度熵分析（multiscale sample entropy）

我们将受试者的数据进行熵值检验，可以发现，NAFLD 患者的声波复杂度明显高于相对健康人，结果有统计学意义（$P < 0.01$）。在声波时域图上，相对健康人的第二心音后段处波形平滑，而 NAFLD 患者则在此基础上有不规则尖状凸起，即异常声波部分。因不同受试者肝细胞脂肪变的程度不尽相同，形成湍流的振动波也有所差异，经血流传导的声波自然也不尽相同。即使同一位受试者，其不同心动周期的肝区湍流也有细微的差异。所以异常声波在第二心音段形成的声波图存在差异，这种差异使得 NAFLD 患者声波图的复杂度变大，从而熵值增大。

4. 诊断性试验的设计与评价

本研究采用医师单盲法并与标准诊断法进行对比研究。本研究准确度为 78.23%，代表着本诊断方法正确诊断为 NAFLD 患者和相对健康人的数目占总人数的比例；灵敏度为 80.65%，代表着本诊断方法诊断为 NAFLD 的患者数目与标准诊断法诊断为 NAFLD 患者数目之比；特异度为 75.81%，代表着本诊断方法诊断为相对健康人的数目与标准诊断法诊断为相对健康人的数目之比；阳性似然比为 3.33，代表着本诊断方法正确诊断为 NAFLD 患者的数目是错误诊断为 NAFLD 患者数目的几倍；阴性似然比为 25.53，代表着本诊断方法错误诊断为相对健康人的数目与正确诊断为相对健康人的数目之比；阳性预测值为 76.92%，代表着标准诊断法诊断为 NAFLD 患者的数目与本诊断方法诊断为 NAFLD 患者的数目之比；阴性预测值为 79.66%，代表着标准诊断法诊断为相对健康人的数目与本诊断方法诊断为相对健康人的数目之比。

本研究使用宋氏水声学脉诊仪，对 NAFLD 患者和相对健康人的桡动脉声波进行采集并进行统计学分析，发现在 NAFLD 患者的声波图中有异常声波的出现，其点位位于右关第 3 层、第二心音后段。

以此作为诊断标准设计与实施诊断性试验，分析宋氏水声学脉诊仪通过探测桡动脉的异常声波诊断 NAFLD 的实用性及诊断价值。在诊断性试验中采用医师单盲法，将诊断结果与标准诊断法的结果进行比较，评价各项诊断学指标并绘制受试者工作特征曲线（receiver operating characteristic curve，ROC），可得出结论，使用宋氏水声学脉诊仪探测桡动脉异常声波诊断 NAFLD 具有可行性。

NAFLD 患者的桡动脉声波上会出现区别于相对健康人的异常声波，并且在右关第 3 层最为明显。在诊断性试验中，通过声波脉诊探测系统探测桡动脉异常声波的诊断方法可以良好地区分 NAFLD 患者和相对健康人。运用 MATLAB 软件对异常声波进一步分析后可发现，NAFLD 患者桡动脉异常声波具有以下特点：时间上出现于第二心音后段；频率上主要属于低频可闻声波范围且该范围内声波的能量较相对健康人高；振幅与复杂度较相对健康人高。

三、颈肩综合征脉诊中可闻声波的临床研究

本研究以现代微观脉学中的涩脉为研究重点，探讨颈肩综合征患者的涩脉是否为异常声波，以及其相应的寸、关、尺分部与分层。

（一）对象与方法

1. 研究对象

本研究参与对象来源于山东省千佛山医院患者和山东中医药大学在校学生 160 例，其中 80 例颈肩综合征患者，80 例相对健康人。

2. 研究标准

（1）诊断标准

颈肩综合征患者的诊断参照 2002 年版《中药新药临床研究指导原则》进行，相对健康人为排除颈肩综合征人群。

（2）纳入标准

①综合评定症状、体征及影像学检查，符合诊断标准的患者。

②年龄范围 20 ~ 40 岁，生命体征平稳。

（3）排除标准

①妊娠及哺乳期妇女。

②有重大疾病或传染性疾病患者。

③各种原因导致的不能坐立 20 min 者。

④反关脉、斜飞脉等不易于脉象采集者。

⑤患有其他颈肩部疾病患者及动脉粥样硬化等全身性疾病患者。

3. 脉象收集

（1）仪器设备

以宋氏水声学脉诊仪采集受试者双手桡动脉寸、关、尺 3 部和 5 层脉声波信号。压力波采集分析设备：道生四诊仪（型号 DS01-E），其可自动加压检测并记录压力波。

（2）脉图的选取与分析

回放收集的声波，观察颈肩综合征患者与相对健康人的脉搏声波图的差异，并选取两组研究对象 6 部脉各层面连续清晰且有代表性的 10 个波作为样本，利用 MATLAB 进行分析，观察颈肩综合征患者 MATLAB 分析与相对健康人 MATLAB 分析的差异。

4. 诊断性试验的分析与评价

经前期对比观察找到两组研究对象脉搏声波脉图的差距，并制定颈肩综合征患者脉搏声波脉图的诊断标准。诊断性试验采用盲法比较，由一名医师将收集的脉图打乱重新编号，并标记诊断结果。另一名医师不清楚脉图的具体诊断，按照制定的颈肩综合征患者脉搏声波图的诊断标准对脉图进行评价，并记录脉图是颈肩综合征患者的脉图还是相对健康人的脉图，评价结束后揭盲，按照揭盲结果进行诊断性试验评价。

5. 临床资料

（1）两组研究对象性别分布比较差异无统计学意义（$P > 0.05$），具有可比性。见表 9-24。

表 9-24　两组研究对象性别分布情况

组别	例数	不同性别人数		X^2	P
		男	女		
相对健康人	80	28	52	0.948	0.33
颈肩综合征患者	80	34	46		

（2）两组研究对象年龄分布比较差异无统计学意义（$P > 0.05$），具有可比性。见表9-25。

表9-25　两组研究对象年龄分布情况

组别	例数	不同年龄段分布人数				X^2	P
		$20 \sim 24$	$25 \sim 29$	$30 \sim 34$	$35 \sim 40$		
相对健康人	80	20	39	11	10	3.506	0.320
颈肩综合征患者	80	17	36	20	7		

（二）结果

为方便对脉搏声波脉图进行描述与定位，根据脉搏声波脉图的时间先后顺序，将其平均划分为10段，以一名研究对象第2层一个脉搏声波脉图为例，具体划分情况见图9-73。

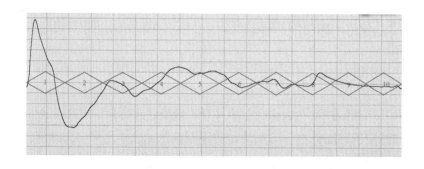

图9-73　脉搏声波时间段划分图

1. 两组研究对象脉搏声波脉图 MATLAB 时域图和导数分析对比

两组研究对象脉搏第1层均大致表现为1段相似度高，叠加后呈重合状态或平行分布，3 ~ 10段相似度低，叠加后呈离散状态。对比两组研究对象，两者差异主要表现于寸脉第1层2段，相对健康人寸脉第1层2段呈重合或平行分布，而颈肩综合征患者寸脉第1层2段呈离散状态，且其导数增高明显，表示在寸脉第1层2段脉搏声波脉图出现了显著的变化，借鉴金氏脉学，将出现的异常脉搏声波称为阳性波。

两组研究对象脉搏第2层均大致表现为1段、2段相似度高，与第1层相比3 ~ 10段的离散度有所降低，叠加后部分区域出现重合现象。对比两组研究对象脉图未出现明显差异，导数亦未出现明显变化。

两组研究对象脉搏第 3 层均大致表现为 1 段、2 段相似度高，叠加后均呈重合状态或呈平行分布，与第 2 层相比 3 ~ 10 段相似度提高，叠加后多呈重合状态或平行分部，少数部位呈离散状态。对比两组研究对象脉图未出现明显差异，导数亦未出现明显变化。

两组研究对象脉搏第 4 层整体相似度高，叠加后多呈重合状态或呈平行分布，极少数部位呈离散状态。对比两组研究对象脉图未出现明显差异，导数亦未出现明显变化。

两组研究对象脉搏第 5 层整体相似度高，叠加后多呈重合状态或呈平行分布，极少数部位呈离散状态。对比两组研究对象脉图未出现明显差异，导数亦未出现明显变化。

2. 两组研究对象寸脉第 1 层直观图比较

在两组研究对象的寸脉 1 层脉搏声波脉图中，相对健康人的 2 段部位更光滑，无杂波或出现杂波较少，相似度高，而颈肩综合征患者的寸脉 2 段较为杂乱，且不同患者的阳性波出现的概率有所差别。

3. 诊断性试验的分析与评价

金氏脉学认为，阳性波比例达到 20% 时则认为机体处于疾病状态，本次试验根据金氏脉学 20% 的阳性率确定为阳性判断标准，即当发现脉图左寸或右寸第 1 层 2 段阳性波出现概率在 20% 以上时则认为此人患有颈肩综合征；当发现脉图左寸及右寸第 1 层 2 段阳性波出现概率在 20% 以下时则认为此人未患有颈肩综合征。按照以下划分标准确定诊断性试验的四格表：真阳性（a）为左寸或右寸 1 层 2 段阳性波出现概率在 20% 及以上的颈肩综合征患者。假阳性（b）包括以下几类：①左寸或右寸第 1 层 2 段阳性波出现概率在 20% 以上的相对健康人；②左寸及右寸第 1 层均出现杂乱波形的相对健康人；③左寸及右寸任意一部寸脉第 1 层 2 段阳性波出现概率在 20% 以下，另一只手寸脉第 1 层出现杂乱波形的相对健康人。假阴性（c）包括以下几类：①左寸及右寸第 1 层 2 段阳性波出现概率均在 20% 以下的颈肩综合征患者；②左寸及右寸第 1 层均出现杂乱波形的颈肩综合征患者；③左寸及右寸任意一部寸脉第 1 层 2 段阳性波出现概率在 20% 以下，另一只手寸脉第 1 层出现杂乱波形的颈肩综合征患者。真阴性（d）为左寸及右寸第 1 层 2 段阳性波出现概率低于 20% 的相对健康人。见表 9-26。

表 9-26　诊断性试验统计表

阳性波检出率	颈肩综合征（例）		合计（例）
	有	无	
阳性	66（a）	20（b）	86
阴性	14（c）	60（d）	74
合计（例）	80	80	160

敏感度为 $\dfrac{a}{a+c}=\dfrac{66}{66+14}=82.5\%$；特异度为 $\dfrac{d}{b+d}=\dfrac{60}{20+60}=75\%$；

准确度为 $\dfrac{a+d}{a+b+c+d}=\dfrac{66+60}{66+20+14+60}=78.75\%$；

患病率为 $\dfrac{a+c}{a+b+c+d}=\dfrac{66+14}{66+20+14+60}=50\%$；

阳性预测值为 $\dfrac{a}{a+b}=\dfrac{66}{66+20}=76.7\%$；阴性预测值为 $\dfrac{d}{c+d}=\dfrac{60}{14+60}=81.1\%$；

阳性似然比为 $\dfrac{a}{a+c}\div\dfrac{b}{b+d}=\dfrac{66}{66+14}\div\dfrac{20}{20+60}=3.3$；

阴性似然比为 $\dfrac{c}{a+c}\div\dfrac{d}{b+d}=\dfrac{14}{66+14}\div\dfrac{60}{20+60}=0.23$。

（三）讨论

1. 颈肩综合征脉象反映部位的理论探索

我研究脉诊 30 余年，不仅掌握传统中医脉诊理论，且对现代微观脉学有很深的研究，我认为将脉搏分为 5 层其分层与脏腑对应关系如下：第 1 层是皮肤和肌肉；第 2 层是位置表浅的空腔脏器和部分肌肉；第 3 层为位置表浅，外周压力小的实质性器官和位置较深、外周压力大的空腔脏器；第 4 层是位置较深的实质性脏器；第 5 层是骨骼。涩脉是现代微观脉学的重要发现，也是我研究的重点，在长期的观察与实践中，我认为临床中涩脉确实是很多疾病的脉象特征，其寸、关、尺分部与代表的脏器组织关系可结合尺肤诊理论来探究。

尺肤诊是一种通过观察患者尺部皮肤变化来判断机体脏腑病变的一种诊断方法。《黄帝内经》称为"尺诊"，并有明确的记载。《素问·脉要精微论》中记载了尺肤诊部位为两手臂的掌横纹至肘横纹之间，又将其细分为 3 部分，每一部分代表不同的脏腑：靠近掌横纹的称为"上附上"，左侧外部反映心之病，内部反映膻中之病，右侧外部反映肺之病，右侧内部反映胸中之病；中间部位称为"中附上"，左侧外部反映肝之病，左侧内部反映膈之病，右侧外部反映胃之病，右侧内反映脾之病；下部靠近肘横纹的称为"尺里"，双尺里内侧反映腹部之病，双尺里外侧反映肾之病。此外，还有近掌横纹端的称为"上竟上"，主要反映人体上部的胸喉之病，近肘横纹端的"下竟下"，反映机体下部的少腹腰股膝胫足之病。《黄帝内经》中尺肤诊对应部位基本遵循左手反映左侧脏器，右手反映右侧脏器，从腕横纹至肘横纹代表机体从头部至足部的对应关系。见图9-74。

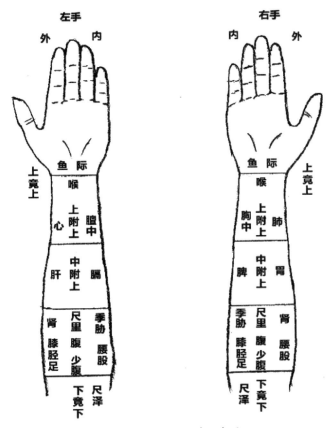

图9-74 尺肤诊示意图

由于《黄帝内经》中关于尺肤诊法的内容简略，且尺肤与尺脉都用"尺"字代替，造成后世医家对尺肤诊的部位、方法等内容有很大争论，在长期的争议与探索中，形成了不同的理论观点。其中，有医家将尺肤诊法与王叔和独取寸口的脉法相融合，认为上附上代表寸脉，中附上代表关脉，尺里代表尺脉，其所反映部位也与寸、关、尺相对应，如明代的李中梓在《诊家正眼》中有云："中附上者，言附尺之上而居乎中，即关脉也"，"上附上者，言上而又上，则寸脉也"。

无论是《黄帝内经》中关于尺肤诊与人体对应关系的记载还是后世医家将尺肤诊与独取寸口的脉诊相结合后与人体的对应关系，其实都符合全息理论，即尺肤部或寸口脉均是整个人体的缩影，反映人体信息，这在中医舌诊、耳针等多方面均有应用。我们将寸口脉对应于人体脊柱，基本可以说寸脉可反映颈椎段病变，关脉反映胸椎段病变，尺脉可反映腰椎段病变。

《难经·十八难》亦云："上部法天，主胸以上至头之有疾也；中部法人，主膈以下至脐之有疾也；下部法地，主脐以下至足之有疾也。"即胸部至头部的疾病可反映于寸脉部位，膈至脐部疾病可反映于关脉，脐以下部位的疾病可反映于尺脉。

在现代微观脉学中，众多流派借鉴了传统脉学的这种理论观念，如许跃远在《象脉学》中多次提出，脉象与人体的对应关系遵循从寸到尺对应人体从头到足的原则，颈部脉象信息反映于寸脉。

故头颈至胸的部位发生病变，则根据病变的脏器类别能够在寸脉的相应分层下摸到涩脉；如果膈肌下至肚脐上的部位发生病变，则根据病变的脏器类别能够在关脉的相应分层下摸到涩脉；如果肚脐下的部位发生病变，则根据病变的脏器类别能够在尺脉的相应分层下摸到涩脉。颈肩综合征患者的颈肩部肌肉长期劳损，病变明显，故可在寸脉第 1 层摸到涩脉并检测到异常声波。需要说明的是很多颈肩综合征患者骨性结构亦发生病变，理论上应在寸脉第 5 层出现异常声波，但由于微音器坚硬，在下压到第 5 层时部分研究对象出现明显痛感，受试者拒绝长时间采集脉图，故部分研究对象第 5 层脉图的采集未能达到纳入研究的标准，未能将第 5 层脉图纳入诊断性试验研究。

2. 颈肩综合征患者涩脉类声波形成机理假说

研究发现，人体动脉内 90% 以上的血液处于一种层流状态，层流中心血流速度快密度高，靠近血管壁处的层流由于与管壁的摩擦力较大故流速慢密度低。心脏收缩将血液泵出心脏，撞击到病变的脏器组织后产生不同频率的声波，由于不同频率的声波在不同密度介质中的传导性与衰减是不一样的，故其传导至寸口脉时反映于不同层面。因此，检测桡动脉不同层流密度中的振动声波可能达到对部分西医疾病进行较精细化判断的目的，对于微观脉学的研究和初步诊断疾病具有非常重要的意义。就颈肩综合征患者而言，颈肩部肌肉组织长期劳损，充血水肿，甚至发生颈部椎体形态结构改变，这都会导致颈肩部动脉受到挤压动脉管腔变窄，血液流经此处时撞击受压的血管腔产生异常声波，并传导至桡动脉的寸脉。理论上来说，这种异常的声波信息可能不仅局限于寸口脉，有可能也存在于机体的其他部位动脉，因各种客观条件限制，本次临床研究未能进行相关探讨。

3. 宋氏水声学脉诊的诊断价值

本临床诊断的研究显示，宋氏水声学脉诊仪敏感度为 82.5%，特异度为 75%，准确度为 78.75%，上述几个诊断性指标比较高。因此，本仪器对颈肩综合征具有较大的诊断价值。当然，之后需要进一步改进仪器，减少噪声，增加灵敏度，提高诊断的敏感度、特异度和准确度。

四、涩脉类声波与稳定性冠心病关系的临床研究

传统脉诊历史悠久，是指导中医学辨证论治、遣方用药的重要依据，中医师通过传统脉诊了解患者五脏六腑之疾患、气血阴阳之盛衰。传统脉诊可以从宏观层面来认知患者所处的表里阴阳寒热虚实的状态，但是对疾病诊断的作用逐渐弱化。随着时代的发展，诞生了主要对疾病诊断的微观脉学。

现代脉学的里程碑以微观脉学的发展和成熟为标志。在微观脉学中，涩脉是一类典型且具有显著诊断价值的脉象。在微观脉学中，涩脉对于疾病病位、病性的诊断具有十分重要的意义，但对其物理性质的研究很少。我从医30余年，长期致力于脉诊探索，对微观脉学领域有着深入的研究，并且提出了自己独特的见解。我在长期临床工作中发现，微观脉学中涩脉的物理性质与人体喉结发声相类似，遂提出微观脉学中涩脉的物理性质与声波关系密切的观点，并进行了一系列科学严谨的实验研究，结果表明微观脉学中的涩脉物理性质与声波有关。

近年来，为适应不断更新的冠心病诊疗理念以及治疗策略的制定，临床上将冠心病分为2大类，即稳定性冠心病（又称慢性心肌缺血综合征）和急性冠状动脉综合征。稳定性冠心病包括隐匿型冠心病、稳定型心绞痛及缺血性心肌病，其中稳定型心绞痛是最具代表性的病种。

在传统脉学中，左寸脉候五脏中的"心"，而在微观脉学中，左寸脉可以分为上下两部分，下部分与心脏相对应，我在临床工作中发现，稳定性冠心病患者多于左寸脉下部分出现涩脉。

因此本研究通过科学严谨的试验设计，利用宋氏水声学脉诊仪及道生四诊仪对稳定性冠心病患者与无冠心病的相对健康人的声波与压力波分析对比，探讨稳定性冠心病患者中所出现的微观脉学中涩脉的物理性质是否为异常低频可闻声波，以发现宋氏

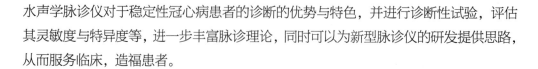

水声学脉诊仪对于稳定性冠心病患者的诊断的优势与特色，并进行诊断性试验，评估其灵敏度与特异度等，进一步丰富脉诊理论，同时可以为新型脉诊仪的研发提供思路，从而服务临床，造福患者。

（一）对象与方法

1. 研究对象

本课题研究对象来源于 2019 年 4 月至 2020 年 1 月于山东省千佛山医院就诊患者及体检者。本研究共纳入 272 人，稳定性冠心病患者组 143 人，无冠心病的相对健康人组 129 人。其中预试验部分稳定性冠心病患者组 45 人，无冠心病的相对健康人组 45 人，诊断性试验部分稳定性冠心病患者 98 人，无冠心病的相对健康人组 84 人。

2. 研究标准

（1）诊断标准

根据《冠心病合理用药指南（第 2 版）》《2018 稳定性冠心病的诊断和治疗指南》制定诊断标准。

（2）纳入标准

①综合评定上述症状、体征及影像学等相关检查，同时符合上述诊断标准的患者。

②年龄范围 41 ~ 80 岁，生命体征平稳。

③知情同意接受本次脉象采集的患者。

（3）排除标准

①妊娠妇女，哺乳期妇女。

②有严重疾病，安静状态下能平卧时间短于 10 min 者。

③有严重传染性疾病的患者。

④反关脉、斜飞脉等脉象难以采集者。

⑤患有急性冠脉综合征、房颤、心律失常、先天性心脏病等其他心脏疾病。

⑥糖尿病患者、严重的高血压（＞ 3 级）。

⑦由于各种原因造成资料不全影响结果判断者。

3. 研究方法

（1）调查研究法

通过访谈以及填写调查问卷的方法了解研究参与者情况，评判其是否符合本研究纳入、排除标准。

（2）比较分析法

本研究收集不同组别参与者的脉搏低频可闻声波与压力波，对比不同组别参与者脉搏低频可闻声波与压力波，对比同一组参与者脉搏的低频可闻声波与压力波，以发现稳定性冠心病患者微观脉学涩脉出现的层次、点位。

（3）小波分析与多尺度熵分析

运用小波分析与多尺度熵分析，对两组研究对象的脉搏低频可闻声波脉图进行分析，提取稳定性冠心病患者涩脉的信息。

（4）统计学方法

应用 SPSS 20 统计软件对数据进行分析，计量资料采用两独立样本 t 检验，计数资料采用 χ^2 检验。以 $P < 0.05$ 为差异有统计学意义。

4. 脉图采集

（1）脉图采集设备

宋氏水声学脉诊仪，上海道生四诊仪压力脉诊仪。

（2）脉图采集流程

每个受试者均通过宋氏水声学脉诊仪检测双手桡动脉的寸、关、尺 3 部和 5 层，并接受道生四诊仪压力脉诊仪的检测。

5. 脉图分析

（1）脉图分析软件

采用 MATLAB 软件。

（2）脉图分析方法

通过对比分析 Cool Edit Pro 软件记录的波形发现稳定性冠心病患者涩脉所在层次及时间段。将异常原始信号单独提取出来，运用 MATLAB 工具包中的小波分析工具包进行小波分析。根据相关文献 sym8 小波能够保留完整的脉搏原始信号特征，因此本次试验脉图分析选取 sym8 小波，level 值设置为 8。另外运用 MATLAB 对其进行多尺度熵分析。

6. 研究对象一般资料

（1）两组研究对象性别比较

两组研究对象性别分布差异无统计学意义（$P > 0.05$），具有可比性。

表 9-27　两组研究对象性别分布比较

组别	例数	不同性别人数		x^2	P
		男（例）	女（例）		
相对健康人	45	19	26	0.045	1.0
稳定性冠心病患者	45	20	25		

（2）两组研究对象年龄分布比较

两组研究对象年龄分布差异无统计学意义（$P > 0.05$），具有可比性。

表 9-28　两组研究对象年龄分布比较

组别	例数	不同年龄段分布人数				x^2	P
		41～50	51～60	61～70	71～80		
相对健康人	45	5	21	16	3	4.93	0.177
稳定性冠心病患者	45	3	13	22	7		

（二）结果

1. 两组研究对象脉象低频可闻声波脉图

（1）低频可闻声波脉图时间位置划分

根据前期试验研究发现，将一个完整的脉搏低频可闻声波脉图在时间上平均划分为 10 段比较合理。

（2）两组研究对象典型低频可闻声波脉图对比

通过对 45 例相对健康人与 45 例稳定性冠心病患者脉搏低频可闻声波脉图分析研究发现，在各组受检者中脉图不完全一致，但均有一定的规律可循。

通过研究发现，相对健康人由于存在个体差异，其声波脉图也不尽相同，但其脉搏各层低频可闻声波脉图总体特征是有规律的。各部脉自第 1 层至第 3 层振幅逐渐增大，波形逐渐变规律整齐光滑，第 3、4、5 层振幅稍有变化，节律整齐一致，整体波形基本不变。关脉第 1 层振幅较其他部位第 1 层振幅相比明显增大，并且较早开始出现整齐规律的波形，直至第 5 层。

稳定性冠心病患者在左寸下第 3 层脉图出现明显杂乱波形。且在第 4 层与第 5 层亦可以出现不规律的杂乱波形，但频率明显少于第 3 层，在部分稳定性冠心病患者中第 4 层或第 5 层未出现杂乱波形。其余各部脉图均与相对健康人相比未见明显差别。

（3）相对健康人特殊低频可闻声波

通过对 45 例相对健康人低频可闻声波脉图分析发现，少数受检者脉图的第 3、4、5 层中的某一层或某几层脉图表现与典型健康人脉图有一定差别。该类受检者在第 2 个主波之后会出现 1 ~ 2 个小波，波形平滑整齐，相对规律，连续出现。并且在寸口脉的其他部位，如关、尺等出现的概率等大。

（4）稳定性冠心病患者典型低频可闻声波脉图

经过对比分析发现，稳定性冠心病患者左寸下部位第 3 层脉图出现异常低频可闻声波，波形杂乱无规律，频率较高，大于 20%（金氏脉学病理脉象的周期密度为 20%，大于 20% 可以认为该病理脉象有诊断意义）。

稳定性冠心病患者左寸下部脉第 1、2 层与相对健康人无明显差别。第 3 层在单个脉搏波动周期的第 3 时间段至第 10 时间段位置出现不规律的杂乱波形，其中尤以第 3、4、5、9、10 时间段位置明显，并且杂乱波形出现的频率高，大于 20%。第 4 层与第 5 层均在相似的时间段上出现不规律的杂乱波形，但频率明显少于第 3 层。同时也有部分稳定性冠心病患者中第 4 层或第 5 层未出现杂乱波形，或在其他部位出现杂乱波形，但频率较低，位置不定，与相对健康人相比无显著性差异。

（5）低频可闻声波 MATLAB 叠加图

通过对低频可闻声波的直观研究发现，两组研究对象左寸下部脉第 3 层有差异，为进一步明确异常低频可闻声波出现的位置，现于两组研究对象中各取 1 例典型低频可闻声波脉图进行 MATLAB 叠加。

通过对相对健康人左寸下第 3 层低频可闻声波脉图叠加发现，相对健康人脉图叠加后波形规则整齐，无异常杂乱波形。

根据前期试验研究成果，经过与心电图、脉搏低频可闻声波脉图以及压力波脉图对比，明确了低频可闻声波脉图在 MATLAB 叠加后第一、二心音的位置，为进一步辅助判断病变位置提供了依据。

通过对稳定性冠心病患者左寸下部第 3 层低频可闻声波脉图进行 MATLAB 叠加发现，稳定性冠心病患者于第二心音及第二心音后段位置出现异常无规律的杂乱波形，频率较高。

2.　两组研究对象脉搏压力波直观图

（1）相对健康人典型压力波脉图

基于压力传感器的脉象图参数众多，其主要研究参数包括：主波幅度（h1）、重搏前波幅度（h3）、降中峡幅度（h4）、重搏波幅度（h5）、起点至重搏前波的时间（t3）、降中峡至脉动终点的时间（t5），以及各种参数之间的比值，如h3/h1、h4/h1、h5/h1及收缩期面积（As）等。

（2）两组研究对象脉搏压力波直观图

通过对45例相对健康人与45例稳定性冠心病患者脉搏压力波脉图分析研究发现，在各组受检者中脉图不完全一致，但有一定的规律可循。通过直观对比发现，两组受检者压力脉图波形差异较低频可闻声波脉图波形差异小，相关文献表明，压力脉图在冠心病研究中同样具有辅助诊断的意义。

通过以两组研究对象的典型低频可闻声波脉图及压力波脉图为例进行对比发现，低频可闻声波在呈现稳定性冠心病患者的病理脉象信息方面更加直观，可以直接观察到异常低频可闻声波出现的层面与时间段位置。

通过MATLAB对两组受检者脉象图形进行小波分析发现，由于在完整的脉图中异常低频可闻声波出现的频率及幅度相对较小，容易被生理性低频可闻声波掩盖，因此将两组研究对象左寸下第3层10个波形中中间位置（第5个）波形的后半段，相当于第二心音后段位置的低频可闻声波单独进行小波分析，选取sym8小波，level值设置为8。

将两组研究对象原始低频可闻声波脉象信号进行8个尺度上的小波分解后得到各尺度上的低频与高频系数，MATLAB软件自动对相关系数进行重构。左侧为1～8尺度上的低频系数重构后的波形，右侧为1～8尺度上的高频系数重构后的波形。小波变换能够把脉象信号不同频率段的信息抽取出来，既可以反映信号的时域特征，也可以反映信号的频域特征。左侧波形描述了脉象信号在整体方面的特征，右侧波形描述了脉象信号在细节方面的特征。小尺度的变换描述了原始脉象信号的高频成分，大尺度的变换则反映其低频成分，因此$a_1 \sim a_8$、$d_1 \sim d_8$表示脉象信号由高频至低频。

将两组受检者脉象信号进行小波分析后发现，相对健康人多于$d_1 \sim d_5$尺度出现明显高频信号，而稳定性冠心病患者在$d_1 \sim d_5$尺度很少出现，为验证此特征在两组分布中是否有差异，以此为特征进行统计分析。结果表明，小波分析出的高频波在两组研究对象分布中差异有统计学意义（$P < 0.05$）。

表9-29 两组研究对象异常可闻声波比较

组别	总例数	$d_1 \sim d_5$尺度出现高频波形例数		χ^2	P
		有	无		
相对健康人	45	33	12	4.727	0.025
稳定性冠心病患者	45	23	22		

为进一步评估稳定性冠心病患者与相对健康人的低频可闻声波的复杂程度，将两组研究对象的左寸下第3层低频可闻声波信号进行多尺度熵分析，以观察多尺度熵值在两组研究对象的分布是否存在统计学差异。结果表明，多尺度熵值在两组分布中差异具有统计学意义（P=0.031），并且多尺度熵值在相对健康人组中均值为0.5928，标准差为0.271506，而在稳定性冠心病患者组分别为0.75511和0.41573。说明稳定性冠心病患者的多尺度熵值的波动范围大于相对健康人，表明与相对健康人相比稳定性冠心病患者中低频可闻声波的复杂程度要大。从冠心病病理角度来说，由于斑块的存在，导致冠脉狭窄，血流状态由原来的层流变为湍流，从而产生更多的复杂振动声波信息。

3. 诊断性试验

诊断性试验采用单盲法，医师盲法，诊断性试验的结果见表9-30。

表9-30　诊断性试验统计表

是否为稳定性冠心病患者	异常低频可闻声波检出例数		合计（例）
	阳性	阴性	
是	75（a）	23（b）	98
否	27（c）	57（d）	84
合计（例）	102	80	182

敏感度：敏感度是指在金标准确诊患某病的病例组中被待评价的诊断试验判为阳性的比例，其值越高，则漏诊概率越小，计算公式为 $\dfrac{a}{a+c}$。本研究敏感度为73.52%，即稳定性冠心病患者中有73.52%的人脉搏低频可闻声波脉图呈阳性。

特异度：特异度指在金标准确诊为未患某病的对照组中，被待评价的诊断试验判断为阴性的比例，其值越高，则误诊的比例越低，计算公式为 $\dfrac{d}{b+d}$。本研究特异度为71.25%，即相对健康人中有71.25%的人脉搏低频可闻声波脉图呈阴性。

准确度：计算公式为 $\dfrac{a+d}{a+b+c+d}$，本研究准确度为72.53%，即本研究中有72.53%的人诊断正确。

阳性预测值：指经诊断性试验检测全部阳性病例中真正患病的研究对象所占比例，计算公式为 $\dfrac{a}{a+b}$，本研究中阳性预测值为76.53%，即脉搏低频可闻声波脉图呈阳性者有76.53%的人患有稳定性冠心病。

阴性预测值：指经诊断性试验检测全部阴性病例中真正无病的研究对象所占比

例，计算公式为 $\dfrac{d}{c+d}$，本研究中阴性预测值为 67.86%，即脉搏振动波脉图呈阴性者有 67.86% 的人未患有稳定性冠心病。

阳性似然比：表示诊断性试验判断为阳性时，患病与不患病机会的比值。计算公式为 $\dfrac{a}{a+c} \div \dfrac{b}{b+d}$。本研究阳性似然比为 2.56。

阴性似然比：表示在诊断性试验判断为阴性时，患病与不患病机会的比值。计算公式为 $\dfrac{c}{a+c} \div \dfrac{d}{b+d}$。本研究阴性似然比为 0.37。

（三）讨论

1. 稳定性冠心病在微观脉学中典型涩脉表现

现代脉学发展的显著成果是微观脉学的诞生与发展，微观脉学在诊脉时更加注重局部脉象及其在层次细节方面所携带的生理、病理信息，同时结合运用了物理学、血流动力学、水声学、心理学等相关学科知识，因此在判断疾病病位、病性等方面具有显著优势。微观脉学发展至今，流派纷呈，建树众多，其中以金氏脉学、许氏脉学、寿氏脉学为代表。

我发现病变脏器出现微观脉学中的涩脉与寸、关、尺的分布密切相关。我认为稳定性冠心病患者在临床中多于左寸脉下部出现典型涩脉，经过临床验证，准确率较高。

2. 稳定性冠心病患者出现异常低频可闻声波的机理探讨

稳定性冠心病患者由于冠状动脉粥样斑块的存在，冠脉管腔狭窄。心脏收缩时，二、三尖瓣关闭，主动脉瓣、肺动脉瓣开放，血液从心室射入主动脉及肺动脉，开始体循环与肺循环。当血液流经狭窄的冠状动脉时，原本处于层流状态的血液由于斑块的存在变为湍流。当冠脉中的血液处于湍流状态时，则产生一种异常的声波，这种异常声波沿着血液中适合其传导的层流向全身传导。

本研究发现，稳定性冠心病患者多于左寸脉下部，第 3 ～ 10 时间段位置出现异常低频可闻声波。对于异常低频可闻声波出现的左寸下部位，其机制尚未完全阐释清楚。通过前期预试验发现，左寸下声波脉图中第 1 个波形向上的主波几乎可以与第一心音、第二心音相对应。第二心音的产生说明心室舒张的开始，因此可以认为声波脉图上第二主波及其之后的波形代表心室的舒张过程。由于冠状动脉供血的2/3 过程发生在心室舒张期，因此，当冠脉狭窄时，动脉内的稳流变成湍流，产生异常振动声波，在声波脉图上就可以呈现为第 3 至第 10 时间段的某 1 个或几个位置出现异常低频可闻声波。

3. 关于小波分析及多尺度熵对于两组研究对象脉象的分析

本研究通过对寸口 8 部脉低频可闻声波脉图的直观观察发现，稳定性冠心病患者多于左寸下第 3 层脉象出现异常信息，遂对该部位该层的低频可闻声波进行分析，通过直观观察以及 MATLAB 叠加明确了异常低频可闻声波出现的时间段位置以及与心音之间的关系，并进一步对两组研究对象的该部位该层次的低频可闻声波进行小波分析及多尺度熵分析。

通过对两组研究对象的整体 10 个波形进行分析，发现稳定性冠心病患者在第二心音及其后段出现低频波形，由于生理信息在整段波形中所占比重较大，为进一步突出病理性信息，于是将两组研究对象同一位置的波形进行小波分析，结果表明相对健康人在 $d_1 \sim d_5$ 尺度出现相对高频波形，而冠心病患者未在 $d_1 \sim d_5$ 尺度出现高频波段，两组研究对象在其他尺度虽有差异，但不明显。冠心病患者由于冠脉的狭窄，动脉血流状态为湍流，血流撞击到狭窄的斑块从而产生异常的低频可闻声波，要将该异常低频可闻声波输送到寸口脉位置，其所消耗能量较大，而相对健康人冠脉血流处于稳流状态，输送同样的声波信息消耗的能量较少。湍流状态下所产生的异常低频可闻声波掩盖了原本处于稳流状态下产生的相对较高频（仍然处于低频范围内）声波，从而在 $d_1 \sim d_5$ 尺度呈现出低频信息。

稳定性冠心病患者由于其自身冠脉血流顺畅程度较差，与正常状态下的血流相比，会产生更多的病理信息，通过对两组研究对象多样本熵的计算结果进行分析发现，多尺度熵在两组研究对象中的分布具有统计学差异，并且稳定性冠心病患者多尺度熵的均值及波动范围均较相对健康人的大，进一步验证了稳定性冠心病患者会产生异常复杂的低频可闻声波信息。

两种分析方法均表明低频可闻声波在两组研究对象分布中具有差异性，同时也证明了低频可闻声波在人体生理病理状态下的存在以及对于诊断疾病的意义，为进一步开展低频可闻声波的研究奠定了基础。

4. 宋氏水声学脉诊仪对稳定性冠心病患者的诊断评价

在预试验部分，通过小波分析、多尺度熵值分析两组研究对象脉象声波信息发现，冠心病患者在寸口脉左寸下位置出现异常声波的概率远大于其他部位，并且异常声波的复杂程度高于相对健康人组，这为微观脉学寸口脉左寸下位置对应人体心脏提供了证据。在 45 例冠心病患者中，有较少数患者在左关脉、左尺脉出现特征异常声波，这可能与患者冠心病的病变程度有关，若病变程度越大，冠脉管腔越狭窄，湍流的流速就越大，因而产生的异常振动声波也就越强，声波传导的范围就更大，可能会波及关脉甚至尺脉。

在诊断性实验部分，采用单盲法重新收集稳定性冠心病患者 98 例、无稳定性冠心病的相对健康人 84 例，并通过计算敏感度、特异度、阳性预测值、阴性预测值、阳性似然比、阴性似然比等指标评估宋氏水声学脉诊仪对该病的诊断能力。结果表明基于低频可闻声波脉图可以对两组研究对象进行区分，具有诊断稳定性冠心病的价值。

五、腰肌劳损的水声学脉诊临床研究

（一）对象与方法

1. 研究对象

本研究病例 75 例和相对健康人 75 例来源于 2018 年 3 ~ 12 月就诊于山东省千佛山医院中医科门诊、健康查体中心医疗机构。

2. 诊断标准

（1）西医诊断标准：参照石美鑫等主编的《实用外科学（下册）》诊断标准。

（2）中医诊断标准：参照 1994 年国家中医药管理局颁布的《中医病证诊断疗效标准》。

3. 纳入与排除标准

（1）纳入标准

①符合慢性腰肌劳损的西医诊断标准及中医诊断标准者。

②年龄在 18 ~ 50 岁，有自主意识，对于自己的意见能够清楚表达。

③未患有肝、肾功能疾病以及心脑血管疾病、肿瘤及精神病患者。

④知情同意，加入本研究是自愿的，能够配合研究者。

⑤由 2 位熟练掌握微观脉学的中医师测定其脉象中有涩脉。

⑥对照组：选择相对健康人，即没有明显不适，最近一次（3 个月内）查体结果未见明显异常。

（2）排除标准

①年龄在 18 岁以下或 50 岁以上者。

②患有腰椎骨折、腰椎间盘突出、椎弓根裂、椎管内占位、隐形脊柱裂等病证的患者。

③患有带状疱疹、红斑狼疮、银屑病等皮肤病集中在腰部皮肤或者腰部皮肤有溃疡、疮痈、疖肿、创伤的患者。

④患有肝、肾功能疾病以及心脑血管疾病、肿瘤等原发性疾病的患者。

⑤患有高血压、高血脂、糖尿病、甲亢、甲减等影响血流速度和血流密度的疾病。

⑥体弱久病，痴呆、精神病患者，妊娠者、哺乳者。

⑦ CT、磁共振等影像学检查无明显异常。

4. 研究方法

（1）试验分组

将严格按照纳入标准进入的 75 例腰肌劳损患者和 75 例查体中心筛选后的相对健康人，通过 SPSS 产生随机编码的方法，进行编码分组。

（2）测量方法

腰肌劳损组：运用宋氏水声学脉诊仪检测每名受试者的桡动脉寸、关、尺 3 部和 5 层的声波，运用道生四诊仪测量每名受试者的寸口脉的寸、关、尺压力波。

对照组：运用宋氏水声学脉诊仪测量每名受试者的桡动脉寸、关、尺 3 部和 5 层的声波，运用道生四诊仪测量每名受试者的双手寸口脉寸、关、尺 3 部压力波。

（3）观察内容及测量评定标准

① Oswestry 功能障碍指数问卷表（ODI）及简式 McGill（麦吉尔）疼痛问卷表，主要观察腰肌劳损患者的疼痛程度以及腰部功能状态。

②患病组脉象的声波形态和对照组脉象的声波形态的比较。

③患病组脉象的声波形态和患病组自身脉象的压力波形态的比较。

④患病组脉象的压力波形态和对照组脉象的压力波形态的比较。

⑤运用诊断试验进行评估。

5. 统计学方法

所得数据应用 SPSS 17.0 统计软件进行分析处理。计量资料符合正态分布以 $\bar{x} \pm s$ 表示，比较采用 t 检验；若数据不符合正态分布则采用秩和检验。计数资料以 n（%）表示，比较采用 χ^2 检验。所得声波脉象图应用 MATLAB 软件进行时域图叠加分析。

（二）结果

1. 两组基线情况比较

（1）年龄分布情况比较

两组研究对象年龄分布差异无统计学意义（$P > 0.05$），表明两组之间存在可比性。

表 9-31　两组研究对象年龄分布

组别	例数	不同年龄段分布人数				Z	P
		18 ～ 25	26 ～ 33	34 ～ 41	42 ～ 50		
对照组	75	15（20%）	18（24%）	25（33%）	17（23%）	－ 0.53	0.51
患病组	75	13（17%）	18（24%）	26（35%）	18（24%）		

（2）性别比较

两组研究对象性别分布比较差异无统计学意义（$P > 0.05$），说明两组之间具有可比性。

表 9-32　两组性别分布比较

组别	例数	不同性别人数		x^2	P
		男	女		
对照组	75	31	44	2.6	0.1
患病组	75	29	46		

（3）测量前两组研究对象 ODI 评分比较

患病组 ODI 评分高于对照组，差异有统计学意义（$P < 0.01$），说明两组的腰部症状明显有差异。

表 9-33　两组研究对象 ODI 评分比较（$\bar{x} \pm s$）

组别	例数	ODI 评分	t	P
对照组	75	25.71±10.46	－ 13.7	＜ 0.01
患病组	75	41.32±18.12		

（4）测量前两组研究对象 McGill 评分比较

患病组 McGill 评分高于对照组，差异有统计学意义（$P < 0.01$），说明两组的腰部疼痛情况明显有差异。

表 9-34　两组患者 McGill 评分比较（$\bar{x} \pm s$）

组别	例数	McGill 评分	t	P
对照组	75	14.27±9.57	−9.13	0.0089
患病组	75	22.64±10.18		

2. 两组研究对象声波脉型

1 个脉动周期，平均分成 10 份。

3. 阳性脉波

1 个脉动周期的 5/10 至 7/10 处，出现不规则锯齿波，出现概率大于 20%。见表 37。

表 9-35　双手阳性脉波比率

	尺脉	关脉	寸脉
阳性脉波	34%	19%	21%

4. 尺脉阳性脉波比率

见表 9-36。

表 9-36　尺脉阳性脉波比率

	第 1 层	第 2 层	第 3 层	第 4 层	第 5 层
阳性脉波	45%	58%	21%	11%	4%

5. 诊断性试验

（1）腰肌劳损的相对诊断标准为《实用外科学（下册）》诊断标准。

（2）声波脉象诊断试验的标准：在尺脉的第 1 层和第 2 层处，每个脉动周期的 5/10 至 7/10 处，多次出现不规则的锯齿波。

（3）将之前测的 150 例脉象声波图，利用 SPSS 随机编号，根据单盲原则，请 1 位中医师根据宋氏水声学脉诊仪对腰肌劳损诊断标准来观察声波脉象图，然后给出诊断，诊断出腰肌劳损的人数和非腰肌劳损的人数并记录。

（4）诊断性试验结果见表 9-37。

表 9-37　诊断性试验结果

		相对标准诊断	
		有本病	无病或其他病
诊断性试验	+	62（真阳性）	22（假阳性）
	−	13（假阴性）	53（真阴性）

①敏感度（SEN）=62/（62+13）=82.7%，敏感度是指使用该指标可以检出该病的能力，运用宋氏水声学脉诊仪测得的脉象波形，根据尺脉第1层和第2层的5/10至7/10处有不规则锯齿波，可以诊断出腰肌劳损的可能性为82.7%。

②特异度（SPE）=53/（53+22）=70.7%，特异度是指使用该指标不会将非本病误诊为该病的性能。运用宋氏水声学脉诊仪测得的脉象波形，根据尺脉第1层和第2层的5/10至7/10处有不规则锯齿波，不会将非本病误诊为腰肌劳损的可能性为70.7%。

③阳性预测值（PV+）=62/（62+22）=73.8%，阳性预测值指试验结果呈阳性，提示该病存在的概率；运用宋氏水声学脉诊仪测得的脉象波形，根据尺脉第1层和第2层的5/10至7/10处有不规则锯齿波，测得腰肌劳损疾病存在的概率为73.8%。

④阴性预测值（PV−）=53/（13+53）=80.3%，阴性预测值指试验结果呈阴性，提示非本病存在的概率；运用宋氏水声学脉诊仪测得的脉象波形，根据尺脉第1层和第2层的5/10至7/10处有不规则锯齿波，非腰肌劳损存在的概率为80.3%。

⑤阳性似然比（LR +）=SEN/（1−SPE）=82.7%/（1−70.7%）=2.823。

⑥阴性似然比（LR −）=（1−SEN）/SPE=（1−82.7%）/70.7%=0.245。

（5）稳定的指标：敏感性82.7%，特异性70.7%，阳性似然比2.823，阴性似然比0.245。这4个指标比较稳定，体现宋氏水声学脉诊仪测量脉象能够诊断出腰肌劳损的疾病的准确性。

（三）讨论

1. 宋氏水声学脉诊的建立

我在长期的临床实践中，通过经常触摸桡动脉的寸、关、尺不同分部和不同深浅层次中的病理性特征涩脉，发现涩脉产生的主要物理特征可能是不同频率的声波，并对此进行了一系列基础实验和临床试验，建立了一个新的脉学体系。

2. 分析测量结果

我们通过宋氏水声学脉诊仪的测量和道生四诊仪测量脉象波的比较，发现腰肌劳损患者的声波的涩脉表现形式在脉象波上主要是位于尺脉第1层和第2层上，严重者在第3层也存在，形态多表现1个脉动周期5/10至7/10处的连续的不规则锯齿波，较MATLAB时域叠加图的吻合度较差。相对健康人的尺脉第1层和第2层，在脉动周期的5/10至7/10处，较为光滑，且这4张图的MATLAB时域叠加图的吻合度高。而在第4层和第5层的形态上多表现为规整的状态，与健康人的尺脉的第4层和第5层相似，说明病变部位仅在较为表浅的肌肉层，未涉及深层的骨骼。

　　宋氏水声学脉诊仪图像经 MATLAB 处理后，第 1 行为原始声波脉象图，第 2 行为声波图导数变化图，第 3 行为 MATLAB 时域叠加图。相对健康人的声波脉象图，脉动周期 5/10 至 7/10 处导数小，变化较平稳，说明此段图像线条变化较小，而腰肌劳损患者的导数，导数变化较大，呈密集锯齿状，说明此段图像线条变化大。

　　而在道生四诊仪测量的压力波中，因为它是以压力的不同变数去测量脉象的，所以同一个人的不同部位的脉象有差异，层数的差异显示的是人脉搏的强弱。波动强者，所测层数多；波动弱者，所测层数少。但是在形态学未找寻到规律，同一只手寸、关、尺在脉动波形的趋势上相似，但是同一个人的两只手不相似。同时相对健康人和患病组比较，前者相对光滑，后者亦相对光滑，说明压力波无法显示具体的病变位置，更无法准确地显示出涩脉的表现形式和表现位置。

3. 诊断试验

　　之前测的 150 例脉象声波图，利用 SPSS 随机编号，根据单盲原则，请一位中医师根据宋氏水声学脉诊仪对腰肌劳损诊断标准来观察声波脉象图，然后给出诊断，诊断出腰肌劳损的人数和非腰肌劳损的人数并记录，然后计算出敏感度为 82.7%，特异性为 70.7%，阳性似然比为 2.823，阴性似然比为 0.245，有着较高的临床诊断价值。

4. 本研究评价

　　本研究对腰肌劳损的病情程度观察内容，采用了通用的中文版功能障碍指数（ODI）量表法，该表具有较好的有效性、可靠性和可信度，已被翻译成 12 种语言版本，并在脊柱外科领域作为"金标准"。ODI 能够更好地反映患者的功能状况和细微变化，也能反映患者的真实感受。

　　声波测量脉象比道生四诊仪测量的压力波更加敏感和准确，测量并且记录的声波要比道生四诊仪测量的压力波能体现更多的生命信息，涩脉的形态更加明显，更能体现腰肌劳损的脉型特点，腰肌劳损是现代人的常见病，同时在脉学上也是浅层器官和组织的代表。由此及彼，运用宋氏水声学脉诊仪的精准度更高，更能测量一些浅层器官和组织的病变、早期的微小病变。

　　运用 MATLAB 时域分析图对波形进行叠加比较，更能准确地分辨出异常的波形，更具有客观说服力。再次运用诊断试验，验证了本方法的准确性。

　　宋氏水声学脉诊仪测量的脉象更加敏感，更加清晰，对于腰肌劳损患者来说，在尺脉浅层的 1 个脉动周期的 5/10 至 7/10 处，出现大量锯齿波图形，即涩脉在声波中的表现形式为低频可闻声波。从临床试验的测试脉象中，可以证实，腰肌在脉象上的表现主要集中在尺脉的浅层，这一点认识与《黄帝内经》和《难经》对人体脏腑在脉象上的体现是一致的。压力波脉诊仪无法区分健康人和腰肌劳损患者的脉象。

六、浮针治疗颈肩综合征对寸口脉声波和压力波影响的临床研究

我在临床诊脉时发现，颈肩综合征患者的寸口脉的寸部常可触及"涩脉"，并通过临床试验研究证实在颈肩综合征患者的寸脉第 1 层的第 2 段可以探及异常的声波，与关、尺脉有明显差异。临床中还发现，当颈肩综合征患者经过有效治疗，疼痛症状得到明显缓解后，其脉象尤其是寸脉会发生一定的变化，然而此种变化尚未被客观化，仅停留在徒手指下的感觉，其压力波和异常的声波是否发生了改变有待进一步研究。

浮针疗法是一种新型针灸疗法，在临床中可以有效治疗颈肩综合征，缓解临床症状。因此我们推测当颈肩综合征患者经过浮针治疗取效后，局部血液循环得到改善，症状得到明显缓解后，患者的寸口脉压力波和声波会发生一定的变化。

本项研究将应用道生四诊仪的压力波脉诊仪（型号 DS01-E）、宋氏水声学脉诊仪，对比颈肩综合征患者经浮针治疗前与治疗后寸脉的压力波、声波的变化，将脉象的改变客观化、可视化，并探究寸脉的压力波、声波变化与症状及疼痛缓解程度的相关性。

（一）对象与方法

1. 研究对象

（1）病例来源

选取 2019 年 11 月至 2021 年 1 月于山东第一医科大学第一附属医院就诊并接受浮针治疗的颈肩综合征患者 50 例，其中男性 22 例，女性 28 例。

（2）诊断标准

根据 2018 年《颈椎病的分型、诊断及非手术治疗专家共识》及 2002 年《中药新药临床研究指导原则（试行）》并结合颈肩综合征的临床特点制定标准。

（3）纳入标准

符合诊断标准的患者，上述症状以右侧为主者。

（4）排除标准

①患有心脏、肺、脑、甲状腺、咽喉、鼻腔等膈肌以上脏器组织部位的其他疾病，如冠心病、支气管炎、肺肿瘤、脑梗死、甲状腺结节、甲状腺癌、鼻炎、咽炎等；凝血功能障碍、恶性肿瘤、癫痫者。

②妊娠期、哺乳期妇女。

③颈肩局部皮肤皮损或破溃，或其他严重皮肤病者。

④颈肩疼痛症状以左侧为主或双侧均明显者。

⑤上肢严重畸形、腕关节屈伸不利、腕部皮肤破损，反关脉、斜飞脉等不利于脉象采集者。

⑥有晕针史及晕针倾向者。

⑦畏惧针刺、拒绝接受浮针治疗者。

⑧拒绝参与本项研究，拒绝配合脉象采集者。

2. 试验器材

（1）浮针治疗器材

一次性使用中号浮针和透明辅料（南京派福医学科技有限公司）。

（2）脉象采集设备

①压力波脉象采集设备：道生四诊仪的压力波脉诊仪（型号 DS01-E），购于上海道生医疗科技有限公司。

②宋氏水声学脉诊仪。

3. 试验流程及方法

（1）样本量计算

本项研究属于单样本自身配对设计，样本量估计公式为：$n=\{(Z\alpha+Z\beta)\times \sigma d/\delta\}^2$；经预试验声波中阳性波出现频次得出 $\delta=1$，$\sigma d=2$，经计算得 $n=42$，适当扩大样本量，最终确定样本量为 50 例。

（2）浮针治疗操作规范

找准颈肩处患肌的肌肉紧张和压痛处，标记后，给予常规浮针进针和扫散治疗后，将浮针固定在患处 24 小时。

（3）疼痛症状量表评分

治疗前患者需要如实填写 Northwick Park 颈痛量表（NPQ）以判断患者颈肩综

合征疼痛症状。浮针治疗前后患者根据疼痛症状如实填写 Mcgill 疼痛量表，此量表包含疼痛分级指数的评定（pain rating index， PRI）、视觉模拟定级评定法（visual analogue scale， VAS）、现有疼痛强度评定（present pain intensity， PPI）。

（4）脉象采集

脉象采集分为两部分，即压力波和声波的采集。每位患者需要在浮针治疗前和浮针治疗后 30 min 分别采集寸口脉的压力波和声波。

① 寸脉压力波采集：以道生四诊仪的压力波脉诊系统采集受试者的脉搏信息。

② 寸脉声波采集：以宋氏水声学脉诊仪采集受试者的桡动脉的寸、关、尺 3 部和 5 层脉搏的信息。

（5）技术路线图

见图 9–75。

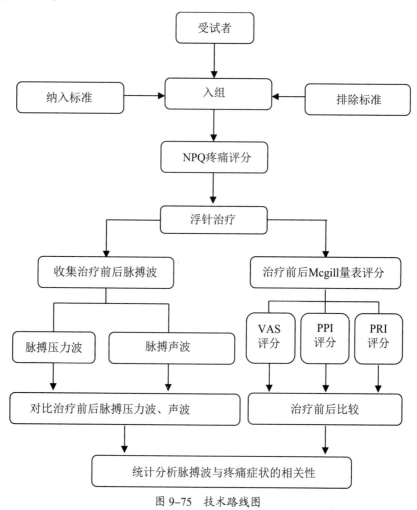

图 9-75　技术路线图

4. 统计学方法

（1）浮针治疗颈肩综合征治疗前后疼痛症状评分比较

将 Mcgill 疼痛量表中的 PPI、PRI、VAS 评分作为衡量浮针治疗颈肩综合征治疗前后疼痛症状变化的客观指标。应用 SPSS 25.0 统计软件对所有数据进行分析，若数据符合正态分布则采用配对 t 检验，不符合正态分布则采用非参数检验。

（2）寸脉压力波分析

分析浮针治疗颈肩综合征前后压力波参数的差异。应用 SPSS 25.0 统计软件对所有数据进行分析，符合正态分布采用配对 t 检验，若不符合正态分布采用非参数检验；分别探究浮针治疗前、治疗后的疼痛症状评分（PRI、VAS、PPI）与治疗前、治疗后压力波参数的相关性，并分析治疗前后疼痛症状评分差值与压力波参数差值的相关性，若两变量均符合正态分布则采用 Pearson（皮尔逊）相关性检验，若至少一变量不符合正态分布则采用 Spearman（斯皮尔曼）相关性检验。

（3）寸脉声波分析

① 波形时域分析：声波波形的时域分析可以直观地展现其形态，使用 MATLAB 2019b 软件进行波形的绘制和叠加，观察对比浮针治疗前后寸脉声波波形的差异，以区分阳性波和非阳性波。

② 小波分析：利用 MATLAB 软件中一维小波包，对治疗前后各层声波波形进行 db8-level8 小波分解，本研究结果中展示的小波分解图均为细节分量。见表 9-38。

表 9-38　小波分析 level8 分解各层窗口频率范围

分解窗口	近似分量（Hz）	细节分量（Hz）
第 1 层（d_1）	$0 \sim 4000$	$4000 \sim 8000$
第 2 层（d_2）	$0 \sim 2000$	$2000 \sim 4000$
第 3 层（d_3）	$0 \sim 1000$	$1000 \sim 2000$
第 4 层（d_4）	$0 \sim 500$	$500 \sim 1000$
第 5 层（d_5）	$0 \sim 250$	$250 \sim 500$
第 6 层（d_6）	$0 \sim 125$	$125 \sim 250$
第 7 层（d_7）	$0 \sim 62.5$	$62.5 \sim 126$
第 8 层（d_8）	$0 \sim 31.25$	$31.25 \sim 62.5$

③ 希尔伯特 - 黄变换分析：希尔伯特 - 黄变换分析适用于非线性、非平稳信号的分析，能够将信号分解为本征模函数之和，直观展现波形信号的瞬时频率和瞬时幅度，为寻找声波阳性波提供参考。

④ 多尺度熵分析：基于 MATLAB 软件多尺度熵分析函数，分别计算浮针治疗

前后寸脉每层声波信号不同尺度下的样本熵，生成多尺度熵分析趋势图和多尺度熵分析值，运用 SPSS 25.0 进行统计学分析并对治疗前后多尺度熵分析值进行配对 t 检验比较差异，多尺度熵分析值越大则说明信号信息的不确定性和复杂程度越大。

⑤ 疼痛症状评分与声波阳性波相关性：对治疗前各层声波阳性波出现频次与治疗前 NPQ 评分、PRI 评分、VAS 评分、PPI 评分进行相关性分析；计算浮针治疗前后各层阳性波出现频次差值（治疗后 – 治疗前），与 PRI 评分、VAS 评分、PPI 评分治疗前后差值（治疗后 – 治疗前）进行相关性分析，运用 SPSS 25.0 进行统计学分析，以探索疗效与阳性波变化的关系。

（二）结果

1. 一般资料

见表 9-39。

表 9-39　纳入研究患者一般资料

例数（男/女）	年龄（岁）	NPQ（%）	病程（月）
50（22/28）	36.660±11.470	30.156±11.083	13.180±3.718

2. 浮针治疗前后疼痛症状评分比较

50 例患者经过 1 次浮针治疗后，PRI、VAS、PPI 疼痛评分均降低，经非参数检验差异有统计学意义（$P < 0.001$）。

3. 右寸压力波结果

（1）治疗前后右寸压力波脉图参数比较

浮针治疗前后右寸压力波脉图参数 h2、h3、As、A 无明显差异，前后差异均无统计学意义（$P > 0.05$）。治疗前后右寸压力波脉图参数 t1、t2、t3、t4、h3/h1、h1、t1/t、Ad、t4/t5、h4 差异无统计学意义（$P > 0.05$），t、t5、h5/h1、h4/h1、h5 脉数差异有统计学意义（$P < 0.05$），且治疗后 t5、h4/h1 值增高，h5、h5/h1 脉数减小。

（2）治疗前右寸压力波脉图参数与治疗前疼痛评分的相关性

治疗前 NPQ 评分与 h5/h1 正相关，与 h4 负相关；PRI 感觉项评分与 h5/h1、h5 正相关；PRI 情感项评分与 t1、h5/h1 正相关，与 h3、h4、As 负相关；PRI 总分与 h5/h1 正相关，与 h4 负相关；VAS 评分与 h5/h1 正相关，与 h1、h2、h3、h4、As、Ad、A 负相关；PPI 评分与 h5/h1 正相关，与 h3、h4、h4/h1 负相关，差异有统计学意义（$P < 0.05$）。

（3）治疗前后右寸压力波脉图参数差值与疼痛评分差值的相关性

治疗前后 VAS 评分差值与 h4/h1 差值正相关，PPI 评分差值与 t1/t 差值负相关，差异有统计学意义（$P < 0.05$）。

4. 左寸压力波结果

（1）治疗前后左寸压力波脉图参数比较

对浮针治疗前后左寸压力波脉图参数进行比较，治疗后 h2 值明显减小，差异有统计学意义（$P < 0.05$）。治疗后左寸压力波脉图参数 h1、h3、t5 增高，差异有统计学意义（$P < 0.05$）。

（2）治疗前左寸压力波脉图参数与治疗前疼痛评分的相关性

治疗前 PRI 感觉项与 h5/h1 正相关；PRI 情感项评分与 t4 负相关，与 h5/h1、h5 正相关；PRI 总分与 h5/h1、h5 正相关；PPI 评分与 h3/h1、h4/h1 正相关，与 h1、h2 负相关，差异有统计学意义（$P < 0.05$）。

（3）治疗前后左寸压力波脉图参数差值与疼痛评分差值的相关性

Ad 差值与 PRI 总分差值、VAS 评分差值正相关，差异有统计学意义（$P < 0.05$）。

5. 寸脉声波结果

（1）声波时域比较

脉图的波形存在毛糙、顿挫波形，治疗后各层出现频次均减少。

（2）声波时域叠加比较

将单周期波形进行时域叠加分析，治疗后波形趋于光滑、稳定。

（3）声波小波分析

将声波信号进行小波分析，治疗后脉图中的异常高频信号出现频次明显减少。

（4）声波希尔伯特 - 黄变换分析

浮针治疗前阳性波和治疗后非阳性波的希尔伯特 - 黄变换分析，原始信号形态存在差异，在希尔伯特 - 黄变换分析第 4 分量中阳性波与非阳性波存在明显差异。

寸脉第 2 层声波中，浮针治疗前阳性波和治疗后非阳性波的希尔伯特 - 黄变换分析，在希尔伯特 - 黄变换分析第 1、2、3、5 分量中阳性波与非阳性波存在明显差异。

寸脉第 3 层声波中，浮针治疗前阳性波和治疗后非阳性波的希尔伯特 - 黄变换分析，在希尔伯特 - 黄变换分析第 4 分量中阳性波与非阳性波存在明显差异。

寸脉第 4 层声波中，浮针治疗前阳性波和治疗后非阳性波的希尔伯特 - 黄变换分析，在希尔伯特 - 黄变换分析第 3、4 分量中阳性波与非阳性波存在明显差异。

寸脉第 5 层声波中，浮针治疗前阳性波和治疗后非阳性波的希尔伯特 - 黄变换分析，在希尔伯特 - 黄变换分析第 1 ~ 4 分量中阳性波与非阳性波存在明显差异。

（5）声波多尺度熵分析

将每位患者寸脉各层 10 个周期声波信号进行多尺度熵分析，治疗后右寸第 1 层、右寸第 2 层、双寸第 3 层与第 4 层、右寸第 5 层多尺度熵分析值下降，说明治疗后信号复杂性降低。

（6）寸脉声波阳性波分析

①声波阳性波的确定标准：本研究确立符合颈肩综合征阳性波的标准同时需满足以下两个条件：第一为时域特征，寸脉第 1 ～ 3 层声波中 BC 时段、第 4 ～ 5 层 CD 时段出现毛糙样或顿挫样形态波形；第二为频域特征，db8-level8 小波分析中的 d_3 分解在相对应时段出现高频信号，或希尔伯特 - 黄变换分析在信号分量中出现较高频、高幅值波形。阳性波出现频次计数标准参照团队前期研究方法，每 10 个连续波形中出现 1 个阳性波计为 1 次，以此类推，频次范围为 0 ～ 10，并统计左右寸脉各层出现阳性波频次。

②浮针治疗前后寸脉各层阳性波频次比较：寸脉各层阳性波出现频次在治疗后均明显减少，差异有统计学意义（$P < 0.01$）。

③浮针治疗前阳性波频次与疼痛评分相关性分析：右寸第 1 层阳性波频次与 NPQ 评分、VAS 评分、PPI 评分正相关，右寸第 2 层阳性波频次与 NPQ 评分、PRI 情感项评分、PRI 总分、VAS 评分、PPI 评分正相关，左寸第 3 层、左寸第 4 层阳性波频次与 NPQ 评分正相关，右寸第 5 层阳性波频次与 NPQ 评分、PPI 评分正相关。其中与 NPQ 评分相关性系数 r 由大至小排序为：右寸第 1 层＞右寸第 2 层＞右寸第 5 层＞左寸寸第 3 层＞左寸第 4 层。

④浮针治疗前后阳性波频次差值与疼痛评分差值相关性分析：右寸第 2 层阳性波频次差值与 PRI 总分差值正相关，有统计学意义（$P < 0.05$）。

（三）讨论

1. 寸脉与颈肩部对应

肩背的疼痛不适可以从寸口脉诊得，张景岳在《景岳全书》提及："右寸肺部也，其候在肺与膻中……右二部，所谓上以候上也，故凡头面、咽喉、口齿、颈项、肩背之疾，皆候于此。"《蠢子医》中也曾记载："右寸外边倒一线，右膀疼痛不能堪；左寸外边倒一线，左膀疼痛不能堪。"可以看出在古代就已经认识到，左、右寸脉不仅仅反应心、肺的功能，同时也包括了头面五官和颈肩等人体上焦部位的组织器官的信息，并且颈肩部的不适可以在寸脉出现特定的脉象。

本团队前期研究了颈肩综合征患者和健康人寸、关、尺 3 部脉的声波发现，在寸脉中可以发现诊断颈肩综合征的阳性波，利用其诊断的灵敏度和特异度分别为

82.5%、75.0%。本项研究也发现颈肩综合征患者经过浮针治疗后声波阳性波和部分压力波参数会发生改变，也证明了寸脉可以反映颈肩部位的科学性。

2. 寸口脉分层的意义

在本项研究中，我们认为寸口脉的第 1 层代表头、颈、肩的皮肤、筋膜、浅层肌肉等浅表组织；第 2 层代表空腔脏器的少部分组织和深层肌肉、韧带等更深层组织；第 3 层代表胃肠、胆囊、食管等空腔脏器；第 4 层代表脑、肝、肾、眼球等实质性脏器；第 5 层代表颅骨、颈椎椎体等骨骼。

3. 浮针治疗与脉象的相关性分析

（1）浮针治疗对脉象影响

浮针与毫针针刺相同，都需要将针体刺入人体，毫针可以刺入肌肉层，但浮针仅刺至皮下的疏松结缔组织（筋膜层），这与《灵枢·官针》所记载的九刺之一"毛刺"类似。浮针作为一种针刺疗法，同样可以在神经－内分泌多种机制的作用下起到镇痛作用，同时循环系统也会发生变化，此外局部肌肉紧张的缓解、炎症的消减、外周循环阻力的降低，局部动脉血流的异常湍流和振动改善，改变了脉象中的压力波和声波。

（2）与寸脉声波的相关性

本研究的结果表明，治疗前寸脉声波 1 ~ 5 层在 BC 时段或 CD 时段均有可能出现坎顿样或毛刺样波形，通过对寸脉每一层的声波进行小波分析和希尔伯特－黄变换分析，发现两种方法均可识别出异常的高频信号，说明阳性波是在一定时域内出现的较为高频的声波，反映了桡动脉在搏动时在一定时段内出现的细微振动。多尺度熵分析结果表明阳性波的多尺度熵分析值大于非阳性波，并且除了左寸第 1 层、左寸第 2 层外，其余各层治疗后多尺度熵分析值下降，说明在治疗后波形的复杂程度降低。我们推测由于寸脉第 1 层、第 2 层主要反映了颈肩部肌肉的问题，并且只对右侧进行了浮针的干预治疗，因此右侧比左侧的肌肉紧张度、供血变化更加明显，所以治疗后左寸第 1、2 层的多尺度熵分析值变化并不明显。第 3 ~ 5 层主要反映内脏、骨骼问题，浮针的干预对它们也产生了一定的影响，因此治疗后双寸的 3 ~ 5 层多尺度熵分析值均出现下降。

本次结果与前期对颈肩综合征进行声波的诊断性试验所发现的异常阳性波形态相符，但不同的是，之前的研究仅对寸脉第 1 层的阳性波进行了分析，而本研究发现寸脉 1 ~ 5 层都可能出现阳性波，我们推测这可能和颈肩综合征的病位有关，筋膜、肌肉、韧带、椎体是颈肩综合征的主要病变部位，部分患者由于椎体生理曲度改变可压迫刺激局部神经和椎动脉，可能会引起颈心综合征、椎－基底动脉供血不足等，从而对心脏和大脑供血有一定的影响。根据前期的研究，寸脉的第 3 层和第 4 层分别可以反映心脏和大脑，因此我们推测本实验中在第 3 层和第 4 层所发现的阳性波一部分是由于心脏和大脑供血受到了颈肩综合征的影响，另一部分可能是患者自身隐匿存在心、脑血管的疾病而无明显症状，但其病理信息可以在脉象声波中显示。患者在经过浮针治疗后有时能够感受到视野明亮、心情舒畅、胸闷缓解等变化，这也说明浮针治疗后不仅缓解了局部肌肉的紧张，并且可能对基底动脉的供血也有改善。寸脉第 5 层可以反映颈椎椎体的状态，部分颈肩综合征患者由于长期的劳损，椎间盘压力增大，椎体也会发生增生、钙化，因此在寸脉第 5 层也会出现阳性波。

此外本研究发现部分患者的寸脉声波 DH 段在治疗后也会变得更光滑平整，我们推测，由于人体肌肉系统并不是独立相互分割的，肌肉之间通过"筋膜链"相互连接，浮针的治疗不仅对颈肩部的肌肉有缓解作用，还会对背部、腰部肌肉有一定影响，因此寸脉声波的 DH 段也会发生一定变化，但这一假设还有待进一步的临床研究验证。

本研究具有 3 个方面的创新性：

理论的创新性：本研究提出了"脉 – 症相关"的猜想，认为同一疾病不同程度的症状也会和脉象压力波、声波有一定相关性，经过治疗症状缓解后脉象也会出现变化，症状缓解程度和脉象变化程度也有一定相关性，通过本研究也证明了上述猜想，对未来脉象的研究有重要意义。

声波信号采集和分析的创新性：我们团队的研究弥补了前人的不足，使用了一种接触式声波传导探头，能够对脉象进行客观准确的分层，对声波的分析采用了小波分析、希尔伯特 – 黄变换分析、多尺度熵分析等多种方法，并将声波在脉象的形成理论更加完善系统化，寻找到了通过观察声波形态判断疾病部位的方法，有机地将中医涩脉和声波相结合，验证了脉诊的科学性，丰富了传统脉学和现代微观脉学体系，为未来研究脉象客观化提供了新思路。

研究设计的创新性：本研究是首个研究浮针干预对脉象影响的研究，并且同时观察了治疗前后脉象压力波和声波的变化，多角度、多方法、更全面地分析脉象变化。此外借助 NPQ 量表和 Mcgill 疼痛量表客观量化了颈肩综合征患者疼痛症状，分析了疼痛症状与脉象压力波参数和声波阳性波频次的相关性，验证了"脉 – 症相关"理论。

本研究从压力波和声波两个角度，探索分析了浮针治疗颈肩综合征对脉象的影响、疼痛症状与脉象的相关性、疗效和脉象变化的相关性，结果表明颈肩综合征的疼痛症状和部分压力波参数、声波阳性波出现频次存在相关性，经过浮针治疗症状缓解后，压力波和声波均有改变。我们客观化、多维度从脉象角度分析了针刺治疗"调气"的机制，为凭脉针灸提供证据支持和思路。进一步为寸口脉中的声波可以反映人体生理病理信息提供有力的临床证据支持，拓展了脉学研究的思路和方法。

七、健康女大学生行经期与经前期寸口脉声波特征的临床研究

月经为女性特有的正常生理现象，卵巢的周期性变化使子宫内膜亦发生周期性变化，原因在于卵巢分泌的雌孕激素使子宫内膜发生增殖、分泌等变化，这种激素水平的周期性变化，使得子宫内膜厚度也随之变化。经前期的子宫内膜在完成增殖和分泌后、月经来潮前可达最厚程度，而行经期因子宫内膜脱落出血可与经前期的内膜状态及厚度形成差异性变化，对此，可运用现代脉学直观地探寻这种差异在脉象中的体现。

本研究拟通过宋氏水声学脉诊仪收取健康女大学生行经期和经前期的寸口脉声波，进行对照分析，给予健康女大学生行经期与经前期寸口脉的特异性声波客观化、可视化的呈现。探寻行经期脉搏声波存在的特异性变化及在寸、关、尺的点位信息，并进行诊断性试验研究，以评价声波脉象对月经行经期的诊断价值。通过获取和识别正常月经周期的脉象特征，可为辅助诊断治疗月经周期相关性疾病和子宫内膜疾病等妇科病证奠定基础。

（一）对象与方法

1. 研究对象

选取 2020 年 12 月至 2021 年 10 月山东中医药大学健康女大学生，根据前期预试验研究所得的敏感度和特异度数值，代入诊断性试验样本量计算公式，结果为需要连续招募收集 62 例健康女大学生的行经期与经前期寸口脉声波。采用自身前后对照研究。

2. 研究标准

（1）诊断标准

参考人民卫生出版社出版的第九版教材《妇产科学》及中国中医药出版社出版的第十版教材《中医妇科学》相关内容制定标准。

1）行经期诊断标准（金标准）

①正常月经的行经期临床表现：伴随卵巢周期性变化而出现的子宫内膜周期性脱落及出血。

②经期：2 ~ 8 天。

③月经周期：21 ~ 35 天。

④月经量：20 ~ 80 mL。

⑤腹部 B 超：显示子宫内膜厚度 < 5 mm。

2）经前期诊断标准（金标准）

①时间：月经周期的第 16 ~ 30 天。

②腹部 B 超：显示子宫内膜厚度 > 10 mm。

（2）待评价试验诊断标准

本研究通过参考《金氏脉学》中对脉象信息的特征性评价，当行经期特征性声波出现的周期数大于或等于全部周期总数的 20% 时，可作为声波脉搏波的阳性判断标准，因此确定以 20% 的特征性声波阳性率标准来诊断行经期。

（3）纳入标准

按照上述诊断标准纳入。

3. 研究过程

（1）脉象采集过程

以宋氏水声学脉诊仪检测每一位受试者的双手桡动脉寸、关、尺 3 部和 5 层脉的声波信号。

（2）子宫内膜厚度测量

超声测量子宫内膜厚度。

（二）结果

1. 行经期与经前期寸口脉特征性声波分析

根据张亚萌以心音为基础对脉搏波进行分段的前期研究，本研究按照心音将 1 个心动周期的声波脉搏波划分为 4 个主要部分：第一心音段（AB 段）、第一心音后段（BC 段）、第二心音段（CD 段）、第二心音后段（DF 段），其中第二心音后段又可以分为前半段 DE 段和后半段 EF 段。

在 Cool Edit 页面上直观地观察双侧寸、关、尺 3 部的 5 层波形变化，截取每层脉的 10 个心动周期，将两期脉图对比发现，受试者行经期与经前期在寸脉和关脉的声波脉搏波差异不明显，二者在尺脉第 4 层具有明显差异，尺脉前 3 层的声波脉搏波在第一心音主波后皆展现为多样波动的小波，无明显差异。然而，将行经期和经前期尺脉第 4 层的声波图进行对比后，可发现经前期脉象声波的振幅相对更高，异常波形出现更少，整体脉象声波较平稳光滑流利，而行经期的脉象声波图则在第二心音段振幅缩小，且第二心音后段出现不规则的异常波形。所有受试者因自身气血阴阳情况的影响，定然存在个体差异，两期脉象亦不可能一致。每个人的行经期脉象更是与其经期的生理状况密切相关，异常波形出现的频次和形态上也不尽相同，但每位受试者行经期皆与自身经前期之间存在明显异常波形的差异。

2. 行经期与经前期的尺脉第 4 层声波脉搏波叠加图对比

使用 MATLAB 叠加尺脉第 4 层脉象声波图后，可更直观地发现，对比第二心音段（CD 段），经前期振幅比行经期更高；而行经期脉象整个第二心音后段（DF 段）较经前期声波更加紊乱，因此叠加后的平稳度更差，无法整齐地互相融合在一条曲线上，存在很多不稳定的异常杂波，与经前期的第二心音后段形成明显差异。

3. 行经期与经前期尺脉第 4 层声波脉搏波功率谱图对比

从整体上来对比观察，行经期尺脉第 4 层的功率在 0 ~ 15 Hz 频率范围内皆明显小于经前期。将 62 例受试者行经期和经前期双侧尺脉第 4 层声波导入 MATLAB 软件，运行编辑器窗口的功率谱图代码，在整体上对比每组行经期和经前期声波的功率高低，有 42 例经前期声波功率高于行经期。

4. 行经期与经前期尺脉第 4 层声波脉搏波声谱图对比

声谱图（spectrogram）使用了短时傅里叶变换（short-time Fourier transform，STFT），可表示随时间变化的不同频段的信号强度高低，表现为在特定时刻某频段的能量越高，则在声谱图中的色调越偏暖、偏红。

整体观察发现经前期与行经期的声谱图颜色有明显差异。在第二心音后段，经前期多为绿色，行经期则多呈黄色，行经期比经前期色调更暖，能量更高，两期声波的声谱图具有明显的差异对比。行经期在第二心音后段对应出现与经前期差异的低幅值的异常声波，且异常声波对应时段的能量明显升高。

5. 行经期与经前期尺脉第 4 层声波脉搏波小波变换对比

选择 sym8 小波函数对声波进行 10 层小波分解，得到在 d_1 ~ d_{10} 尺度上频段依次降低的 10 阶分量。在行经期 d_6 ~ d_9 尺度的细节分量上都出现幅值较低的高频信号，与经前期的平滑声波曲线对比有明显差异。

因为本研究设置的声波采样频率为 16000 Hz，故根据香农采样定理可知声波信号的最大频率为 8000 Hz，故 d_1 的频段为 4000 ~ 8000 Hz，d_2 的频段为

2000 ～ 4000 Hz，以此类推可得各尺度对应的各阶细节分量的频段。所以行经期特征性声波出现的 d_6 ～ d_9 尺度所对应的频段为 15.625 ～ 250 Hz，并且人体低频可闻声波的频段为 20 ～ 200 Hz，因此可得行经期特征性声波所处的频段近似于低频可闻声波频段。

将 62 例受试者的行经期和经前期尺脉第 4 层各 10 个连续心动周期的脉象声波全部导入 MATLAB，应用软件自带的小波工具进行小波分解，根据金氏脉学 20% 的阳性脉搏判断标准，制定阳性判断条件为在第 6 ～ 9 层细节分量中，10 个心动周期中第二心音后段出现上述特征性声波的周期数目大于等于 2，观察并统计两期中的阳性数目。结果表明，行经期双侧尺脉第 4 层声波脉搏波出现阳性波的次数比经前期多，且差异均有统计学意义（$P < 0.05$）。

6. 行经期与经前期尺脉第 4 层声波脉搏波希尔伯特 – 黄变换对比

将 62 例受试者尺脉第 4 层的声波按照上述步骤进行希尔伯特 – 黄变换，观察其结果进行统计学分析，10 个周期出现两个满足如下条件的心动周期即为阳性：经 EMD 分解后在 IMF2 ～ 4 层的第二心音后段出现了低幅值高频率的特征性声波。结果表明，行经期左右尺脉第 4 层希尔伯特 – 黄变换的阳性波出现次数比经前期更多，差异均有统计学意义（$P < 0.05$）。

7. 行经期与经前期的样本熵、多尺度熵对比

将随机选取的 1 位受试者的行经期与经前期连续 10 个心动周期的双侧尺脉声波样本导入 MATLAB 软件，进行样本熵和多尺度熵分析，观察样本熵图可直观地发现行经期尺脉的色块面积大于经前期。因此可得，行经期样本序列的脉象声波信号比经前期更为复杂。行经期多尺度熵值也较经前期大，复杂度较高。

将 62 例受试者两期尺脉第 4 层的声波脉象信号导入 MATLAB 软件，运行编辑器内输入的多尺度熵值计算代码，得到每位受试者经前期与行经期双侧尺脉第 4 层的多尺度熵值。运用 SPSS 25.0 分别对经前期和行经期双侧尺脉第 4 层声波的多尺度熵数值，进行配对 t 检验以观察行经期与经前期的数值差异并判断统计学意义。再运用独立样本 t 检验获得经前期与行经期各自对应的左尺与右尺熵值是否具有一致性。根据配对 t 检验的箱线图可得，行经期左右尺脉第 4 层的多尺度熵值明显大于经前期，差异均有统计学意义（$P < 0.05$）。

8. 诊断性试验单盲法

采用诊断性试验单盲法，只有助理医师知晓受试者处于行经期或非经期，负责前期纳排工作和对纳入的受试者进行编号分组。由 2 位检测医师各自独立进行脉

象收集和超声工作，两位检测医师不得预先知晓 62 位受试者处于行经期或是经前期，最大限度地避免在脉象收集过程中出现疑诊偏倚。将所有收集的脉图随机打乱并隐藏受试者个人信息及月经分期诊断结果，然后把这 124 例行经期和经前期的脉图交付诊断医师，诊断医师根据每份脉图的回放和分析，对其属于行经期或是经前期进行判读。助理医师最后将判读的结果揭盲，并计算诊断性试验的各种相关评价指标。

9. 特征性声波判断标准及统计检验

本研究设定需同时满足如下两个条件方可判断为行经期特征性声波：①在时域分析的第二心音后段，出现高频低幅值的不光滑波形；②在 sym8-level10 小波变换后的 d_6 ~ d_9 尺度上的对应时段出现幅值较低的高频分量，或在希尔伯特 – 黄变换的 IMF2 ~ 4 层对应时段出现低幅值高频率的特征性声波。

根据《金氏脉学》确立的异常脉搏出现频次 ≥ 20% 的脉诊标准，每 10 个连续心动周期中出现的特征性声波数目 ≥ 20%，则判断此例样本为阳性，即属于行经期。结合金标准诊断行经期的结果，建立双侧尺脉诊断性试验四格表，计算敏感度特异度等诊断指标，进行 ROC 分析。见表 9–40 ~ 表 9–43。

表 9-40　右尺诊断性试验的评价指标

	公式	值	95%CI	
			下限	上限
灵敏度（SEN）	a/（a+c）	75.81%	62.98%	85.40%
特异度（SPE）	d/（b+d）	79.03%	66.48%	87.94%
阳性似然比（LR+）	SEN/（1–SPE）	3.62	2.19	5.98
阴性似然比（LR–）	（1–SEN）/SPE	0.31	0.20	0.48
阳性预测值（PV+）	a/（a+b）	78.33%	65.47%	87.53%
阴性预测值（PV–）	d/（c+d）	76.56%	12.47%	34.53%

表 9-41　左尺诊断性试验统计

		金标准诊断结果（例）		合计（例）	X^2	P
		行经期	经前期			
诊断结果	阳性	45（a）	11（b）	56	37.643	0.000
	阴性	17（c）	51（d）	68		
	合计	62	62	124		

表 9-42　左尺诊断性试验的评价指标

	公式	值	95%CI	
			下限	上限
灵敏度（SEN）	a/（a+c）	72.58%	59.56%	82.78%
特异度（SPE）	d/（b+d）	82.26%	70.05%	90.40%
阳性似然比（LR+）	SEN/（1-SPE）	4.09	2.34	7.14
阴性似然比（LR-）	（1-SEN）/SPE	0.33	0.22	0.50
阳性预测值（PV+）	a/（a+b）	80.36%	67.16%	89.33%
阴性预测值（PV-）	d/（c+d）	75%	62.78%	84.37%

表 9-43　双侧尺脉 ROC 曲线分析

	约登指数	区域	标准错误	渐近显著性	渐进 95%CI	
					下限	上限
右尺	0.548387	0.774	0.044	0.000	0.689	0.860
左尺	0.548388	0.774	0.044	0.000	0.689	0.860

　　本研究的左右尺的敏感度、特异度皆 > 70%，故本诊断性试验的漏诊率、误诊率较低，诊断结果的准确性较高。阳性似然比代表使用本诊断模型诊断为阳性时，正确诊断为行经期的数目与错误诊断为行经期数目的比值，左右尺阳性似然比均 > 3，故正确诊断为行经期的概率大于错误诊断为行经期的概率。阴性似然比代表使用本诊断模型诊断为阴性时，错误诊断为行经期的数目与正确诊断为经前期数目的比值，左右尺阴性似然比均 < 0.4，故错误诊断为行经期的概率明显小于正确诊断为行经期的概率。阳性预测值代表使用本诊断模型诊断为行经期数目中，金标准诊断为行经期数目所占的比例；阴性预测值代表使用本诊断模型诊断为经前期数目中，金标准诊断为经前期数目所占的比例。左右尺的预测值均 > 75%，故本诊断性试验预测正确行经期与经前期的可能性较高。

　　ROC 曲线下面积（area under curve，AUC）值可评估此诊断模型的诊断价值高低，本试验左尺和右尺 ROC 曲线下面积均为 0.774，差异均有统计学意义（$P < 0.01$），说明本模型对诊断行经期有一定意义。约登指数即正确诊断指数，表示该模型正确诊断行经期的能力，通过灵敏度与特异度之和减去 1 计算得，本试验约登指数 > 0.5，表明本诊断模型具有一定的正确诊断行经期的能力。

　　综上，本诊断性试验所构建的诊断模型具有较好的诊断行经期的效能。

（三）讨论

1. 行经期特征性声波产生的部位及层面的说明

本研究在对比寸、关、尺行经期与经前期脉搏声波后，在尺脉找到了两期的明显差异，所以分析特征性声波时选取的是双侧尺部脉。考证于传统脉学理论，亦可寻到子宫与尺脉对应的支撑依据。《黄帝内经》对于寸口脉三部位所候脏腑进行了初步的解释，《素问·脉要精微论》论有"尺肤诊"，按照上竟上、下竟下的原则，尺脉在最下部，则其主要反映少腹部、腰部、股部、膝部、胫部、足部的脉象信息，尺脉的中央部位候于腹部，两边的双侧外侧对应的为肾脏，内侧对应的是季肋部。《难经》中创立寸、关、尺的概念，对于寸、关、尺的所候脏腑部位也有划分，提出了尺脉可以反映脐以下至足的疾病信息。综合诸上医书典籍所言，因为子宫在人体的解剖位置属少腹部、脐之下方，居于盆腔中部，并有膀胱位于其前方，直肠位于其后方，故应将子宫位置归于身体的下部，子宫的生理病理性变化信息则对应表现在尺脉搏动中。

《难经》按照菽（大豆）的重量比拟按脉的压力大小，由轻到重将脉搏分为肺部、心部、脾部、肝部、肾部5层，为本研究将脉搏层数划分为5层进行采集提供了理论基础。《金氏脉学》中的7层脉是先初步分浅、中、深、底4大层，而前3层又细化为浅深2个层面，子宫则位于其中的第5层，属于深层浅层面。根据现代血流动力学，子宫的层面应在深层，本研究共收集5层声波脉搏波，结果发现在尺脉第4层行经期出现与经前期存在差异的特征性声波，与《难经》及《金氏脉学》中的分层方式大致相合。

2. 行经期脉搏特征性声波的形成机制假说

血液在人体的流动可看作类似于牛顿流体的流动，其具有不被压缩的特点。因此血液在动脉血管内的流动形式便处于呈轴对称的层流状态，每层血流之间互不相冲击。行经期多种组织水解酶作用于子宫内膜，阻碍内膜的正常代谢并破坏内膜组织，子宫的血管和肌层亦发生有规律的收缩，以及此阶段持续增强的血管收缩，造成子宫内膜的缺血坏死以及脱落，扰乱子宫局部动脉血流的规律运行，使其转变为"漩涡"状不稳定的湍流。湍流冲压和摩擦动脉血流和血管壁，产生一系列不同频率的振动，便可形成相应的声波信号。当此声波信号沿着动脉壁和其中的血液传导至桡动脉时，因子宫距离桡动脉较远，故其传导至桡动脉时对应的时段为第二心音后段，在第二心音后段出现因湍流导致的不稳定的高频低幅声波。声波脉搏波的部分能量在传导期间被复杂的湍流消耗，湍流的产生不仅占用了能量，导致行经期脉搏声波的整体幅值和功率相比经前期明显降低，而且增加了行经期声波脉搏波时间序列的复杂度，使其样本熵和多尺度熵大于经前期。

经前期因为以阳气生长为主，故而脉气充盛，气血充盈，其动脉内血流如江河之涌流更加平稳，子宫内膜处于较厚的分泌状态，故传导至桡动脉的声波没有异常振动，第二心音后段的能量则不如行经期异常湍流产生的高。行经期则因阳长至极而必下泄为经血，重阳转阴，致使血脉相对空虚，气血远不及经前期充盛，故脉象细弱，尺脉不足，造成行经期脉搏声波的振幅和功率较低，与经前期相比存在明显差异。

根据现代生理学，行经期的炎症性过程发生一系列细胞因子、激素水平、酶类作用、低氧环境、碳酸氢盐水平、全血黏度、血管收缩等的变化，可推理来自子宫内膜血流的脉搏声波在相应的层面和点位也会出现特殊变化，故可能影响到行经期脉搏声波的稳定，使其出现与经前期有差异的特征性声波。因此本研究发现行经期与经前期双侧尺脉第4层脉搏声波在时域分析、频域分析以及时频分析上具有明显差异。

3. MATLAB软件应用于声波脉搏波分析的方法

（1）快速傅里叶变换及短时傅里叶变换

快速傅里叶变换可以得到信号所包含的频率成分，本研究通过组间对比的频谱叠加分析，对比行经期与经前期的总体频域特征，发现相同频率下经前期的脉搏声波幅值明显高于行经期，这种差异主要来自行经期月经来潮消耗气血，使脉道运行之力减弱，尺脉相对经前期明显空虚，血管搏动无力，故行经期脉搏声波的振动幅值相比经前期有所降低。

本研究通过短时傅里叶变换得到脉搏声波的声谱图，发现行经期与经前期的主要能量范围为 0 ~ 125 Hz，并以 62.5 Hz 处为能量中心，说明脉搏声波的主要频段与低频可闻声波相符。且行经期第二心音后段的能量较经前期明显升高，行经期时域图对应时段出现了异常波动的低幅值信号，说明异常信号的出现使行经期第二心音后段的能量较经前期有所升高。

（2）小波变换

本研究所分析行经期尺脉第4层第二心音后段的高频部分位于分解后的 d_1 ~ d_{10} 尺度的细节分量，而观察发现在 d_6 ~ d_9 尺度上，行经期的第二心音后段出现与经前期差异明显的高频分量，从而印证了行经期与经前期在第二心音后段存在出现相对高频分量的差异。这4层细节分量的频率范围又可根据采样定理算出，为 15.625 ~ 250 Hz，与低频可闻声波 20 ~ 300 Hz 的频率范围近似，结合短时傅里叶变换所得的 0 ~ 125 Hz 频率范围，得出此异常信号属于低频可闻声波。

（3）希尔伯特 - 黄变换

本研究在行经期与经前期尺脉第 4 层声波脉搏波的希尔伯特 - 黄变换中发现，经过 EMD 分解后，行经期在 IMF2 ～ 4 层的第二心音后段出现低幅值的异常分量，并且在相应 IMF 分量的希尔伯特谱中发现其瞬时频率值的陡然升高，与经前期同层同时期的希尔伯特谱的频率值相比存在明显差异，进一步证明了行经期异常脉搏声波的相对高频低幅值特征。

（4）样本熵、多尺度熵分析

本研究将行经期与经前期多尺度熵值进行计算后发现，行经期脉搏声波相比经前期的复杂度明显更高，且其差异有统计学意义，说明了行经期脉搏声波比经前期更加复杂。行经期子宫内膜血管出现节律性收缩，内膜组织坏死、脱落，因个体的生理差异，每位受试者月经来潮期间的经量多少、经期长短等因素各有不同，使得每例受试者行经期动脉血流的振动变化亦不尽相同，所以各种异常声波的频率、振幅都有差异，每位受试者行经期脉搏声波的复杂程度也就不一致。

本研究应用宋氏水声学脉诊仪收集 62 例健康女大学生的行经期与经前期的声波脉搏波，首次从声波脉学的角度分析女性行经期特殊的生理脉象，经时域分析、频域分析、时频分析及统计分析后发现，在双侧尺脉第 4 层的第二心音后段，行经期出现与经前期存在差异的特征性声波，其物理性质为相对高频低幅值的低频可闻声波，且时域与时频分析相结合制定的诊断模型对行经期具有较高的诊断价值。时域图上，行经期的第二心音段比经前期振幅更高，行经期在第二心音后段出现低幅值的异常声波；整体上经前期的功率比行经期更高；在相同频率下经前期的振幅比行经期更高；行经期脉搏声波比经前期的复杂度更高；行经期第二心音后段因出现异常高频低幅的声波，其能量高于经前期；经小波变换和希尔伯特 - 黄变换后，其结果亦印证了行经期第二心音后段出现的为高频分量。健康女大学生行经期存在与经前期有明显差异的特征性声波，为一种低幅值的低频可闻声波，其出现在行经期尺脉第 4 层的第二心音后段。

本研究创新性地应用了声波脉搏波进行行经期与经前期脉象的客观化研究，声波信号比其他类型信号的脉搏波更加灵敏、携带信息更高，可从多层面、多点位的脉搏波中探析到特征性声波的定位。本研究运用 MATLAB 软件对声波脉搏波进行了更加细致化的分析，探究行经期与经前期声波脉搏波的振幅、能量、频率、复杂度等差异，最终结果说明行经期出现了相对低幅值低频可闻声波。

本研究仅选取月经周期子宫内膜差异最大的两期进行脉象的采集和分析，除此之外，月经周期中还包括经后期和经间期，即卵泡期和排卵期，本研究未采集剩余两期进行脉学研究，今后的研究可以更加全面地研究经后期和经间期的声波。本研究由于在前期对比中发现尺脉的声波具有明显的差异特征，故对寸脉和关脉的声波未进行深入分析，后期还需要进一步完善寸脉和关脉的研究。对于特征性声波的参数提取未深入展开研究，未来可精确地针对此段特征性声波进行分析，从图像和熵值等的角度，计算其特征参数，以期运用到模型的构建和对月经周期的识别诊断中。

八、溃疡性结肠炎的涩脉类低频可闻声波的临床研究

《古今医统大全》中指出"脉为医之关键"。脉诊是中医诊断体系中一种既特殊又普遍的诊察方法，通过脉诊能够反映出人体丰富的生理或病理信息。现代微观脉学对于"涩脉"物理性质的认识主要还是以压力波为主，而我在深入研究了血液动力学、血液流变学、现代病理解剖学、水声学等理论知识的基础上，结合 30 余年的临床脉诊经验，创造性地提出了"涩脉"的物理特征为异常可闻声波的观点。为了验证这一观点的科学性和正确性，我团队前期进行了多项基础动物实验研究，并研发出了可以采集这种"涩脉"的宋氏水声学脉诊仪。本研究拟选取溃疡性结肠炎（ulcerative colitis，UC）患者作为研究对象，收集患者寸口脉部位的脉搏声波，并与相对健康人的脉搏声波进行对照，以初步验证此类疾病"涩脉"的物理性质是否为异常可闻声波，并探究其出现的寸、关、尺分布、层面与点位。

（一）对象与方法

1. 研究对象

本课题的研究对象来源于 2019 年 11 月至 2021 年 1 月于山东第一医科大学第一附属医院就诊或体检者，共纳入 124 人，其中 UC 患者组 62 人，无 UC 的相对健康人组 62 人。

2. 诊断标准

（1）西医诊断标准

按照中华医学会消化病学分会炎症性肠病学组发布的《炎症性肠病诊断与治疗的共识意见（2018 年·北京）》制定标准。

（2）声波脉象诊断标准

参照金氏脉学：当脉搏阳性波比例达到 20% 时则认为机体处于疾病状态，本次试验根据金氏脉学 20% 的阳性率确定为阳性判断标准。

3. 纳入与排除标准

（1）试验组纳入标准

①符合上述临床症状，经结肠内镜和病理检查明确诊断为 UC 的患者。

②年龄范围 20 ～ 65 岁，生命体征平稳。

（2）对照组纳入标准

①相对健康人群的纳入为 UC 诊断阴性者。

②年龄范围 20 ～ 65 岁，生命体征平稳。

（3）排除标准

①合并严重并发症如肠梗阻、肠穿孔、中毒性巨结肠、消化道肿瘤的 UC 患者。

②合并胃、十二指肠、卵巢（睾丸）、输卵管（输精管）、子宫（精囊）疾病的患者。

③有严重传染性疾病的患者。

④有严重疾病，安静状态下平卧时间短于 10 min 者。

⑤精神病、抑郁症患者，认知功能障碍者。

⑥反关脉、斜飞脉等脉位异常者。

⑦因资料不全而影响结果判断者。

⑧合并帕金森或其他肢体震颤的患者。

⑨妊娠期或准备妊娠、哺乳期妇女。

⑩房颤患者。

4. 诊断性试验样本量的计算

（1）预试验研究

前期收集了经肠镜和病理检查明确诊断为 UC 的患者与经肠镜诊断排除 UC 的受试者的声波脉诊信息各 10 例。在 10 例 UC 患者中，有 8 例患者出现异常声波脉搏波；在 10 例非 UC 的受试者中，有 2 人出现异常声波脉搏波。

（2）预估样本量计算

根据前期预试验计算的敏感度与特异度，运用诊断性试验样本量计算公式（如下）计算诊断性试验所需样本量。

$$试验靶病组样本量估计为：n1 = \frac{Z_\alpha^2 Sen(1-Sen)}{\delta^2}$$

$$非靶病对照组样本量估计为：n2 = \frac{Z_\alpha^2 Spe(1-Spe)}{\delta^2}$$

其中，Sen 为敏感度，Spe 为特异度，δ 为容许误差，本次试验取值 0.1，$\alpha=0.05$，$Z_\alpha=1.96$（双侧）。将算得"靶病组"样本量 n1 和"非靶病对照组"样本量 n2，两者比较取大者。故本诊断性试验需要纳入的靶病组样本量和非靶病对照组样本量为各 62 例。

5. 研究过程

（1）声波脉搏波采集设备

采用宋氏水声学脉诊仪检测受试者。采集每位受试者双手桡动脉寸、关、尺 3 部和 5 个层面的声波。

（2）声波脉搏图的选取与分析

①脉图记录软件：采用 Cool Edit Pro 软件记录，其可直观地从形态特征、时间、振幅、频率、角度等方面去研究脉搏图。

采用 MATLAB 软件可实现多种生物信号处理方法。

②脉图分析方法：应用 MATLAB（Version 2020a，下同）的多尺度熵分析、小波分析、希尔伯特 – 黄变换等多种分析方法对两组研究对象的声波脉搏信号进行处理分析。

6. 研究对象一般资料

（1）两组研究对象性别分布比较

本次临床研究，UC 患者组与相对健康人组各 62 人，其性别分布差异无统计学意义（$P > 0.05$）。

（2）两组研究对象年龄分布比较

本次临床研究的参与人群年龄为 20 ~ 65 岁，两组研究对象年龄分布差异无统计学意义（$P > 0.05$）。

（二）结果

1. 声波脉搏图像的位置划分

为了更加便捷准确地对声波脉搏波进行描述、定位、分析，现根据波形变化趋势将 1 个完整的声波脉搏波分为 9 段（即 AB 段、BC 段、CD 段、DE 段、EF 段、

FG 段、GH 段、HI 段、IJ 段）。根据团队前期声波脉搏波与心电图、心脏脉搏波同步性研究试验成果，AD 段对应第一心音段，DE 段对应第一心音后段，EI 段对应第二心音段，IJ 段对应第二心音后段。

2. 两组研究对象声波脉搏图

（1）两组研究对象 6 部脉声波脉搏图对比

通过 Cool Edit Pro 软件对 62 例 UC 患者与 62 例相对健康人的 6 部脉声波脉搏波图进行观察研究，发现在各组受检者中，虽因个体差异导致声波脉搏图不完全一致，但均有一定的规律可循。

通过对比可以发现，UC 患者在左尺脉第 3 层出现了大量明显的异常波形，在第 4 层亦出现了异常波形，但出现的数量远低于第 3 层。在部分 UC 患者中，第 4 层未见异常波形出现。对于其余各部声波脉搏图，UC 患者与相对健康人相比无明显差别。

（2）UC 患者典型声波脉搏图

通过对比分析发现，UC 患者于左尺脉第 3 层出现异常声波，波形杂乱无规律，频率较高，大于 20% 可以认为该病理脉象有诊断意义。现将 1 名 UC 患者典型声波脉搏图提取出来进行分析。

从原始图像上可以大致发现异常脉搏波的位置，在对单个脉搏波进行放大后，可以发现 UC 患者在单个脉搏波动周期的 GI 段位置出现不规律的杂乱波形，并且杂乱波形出现的频率很高，大于 20%。

通过叠加图可以发现，相对健康人的脉搏波在进行叠加之后，图像规则整齐，无异常脉搏波出现。而 UC 患者组的叠加图像则出现明显杂乱的异常脉搏波，也就是第二心音段的位置。

（3）两组研究对象左尺脉第 3 层声波脉搏波语谱图对比

从总体来看，两组脉搏波的频率均在 20000 Hz 范围内，主要频率集中在 200 Hz 以下。再进一步选取两组研究对象的单个脉搏波，对各自的 GI 段进行对比，可以明显发现 UC 患者脉搏波的 GI 段较相对健康人的多出了一部分相对高频信号，这部分相对高频信号主要位于 125 ~ 325 Hz 范围内，在可闻声波的范畴内属于低频，据此可以看出 UC 患者的异常声波脉搏波是低频可闻的。

（4）两组研究对象左尺脉第 3 层声波脉搏波振幅频谱图对比

将两组研究对象共 124 例受试者的左尺脉第 3 层脉搏波导入 MATLAB 软件的程序中进行离散傅里叶变换，对两组研究对象的振幅频谱进行组间对比。通过计算得到的频谱图像是对称的，这是因为实值信号的频谱总是对称的，对称部分是第 1

部分的镜像，不提供额外的信息。因此我们仅需关注第 1 部分即可，将这一部分进行放大后，相对健康人组的脉搏波振幅从整体上要高于 UC 患者组。

（5）两组研究对象左尺脉第 3 层声波脉搏波小波变换对比

根据声波脉搏波的信号特点，并查阅相关小波函数的应用，经过多次调试，最终选择 sym8 小波函数，将 level 值设定为 10。

经过观察分析，UC 患者的小波转换图在 d_1 和 d_9 尺度上，与相对健康人相比，具有较为明显的差异。

在 $d_8 \sim d_{10}$ 的小尺度上，对应的是高频分量中的相对低频部分，能观察到经高频系数重构后的脉搏信号的细节特征。通过观察可以很直观地发现在 d_9 尺度上，两组研究对象存在明显差异。选取两组研究对象较为典型的各 10 例 d_9 尺度上的图像进行展示，可以发现，相对健康人组在对应原脉搏信号的 GI 段处大多非常平滑、干净，而 UC 患者组在相同位置处则表现为幅度较小的高频分量。

总体来说，UC 患者的小波变换图在 d_9 和 d_1 尺度上可以发现较为明显的特征，选用卡方检验进行统计学分析，结果表明两组研究对象的小波分析存在明显差异（$P < 0.05$）。

（6）两组研究对象左尺脉第 3 层声波脉搏波希尔伯特 – 黄变换分析对比

对两组研究对象的左尺脉第 3 层脉搏波进行 EMD 分解，可以得到 10 个本征模函数和 1 项残差。

通过计算及统计，对脉搏信号的有效 IMF 分量进行标记。其中相关系数阈值的设置为相关系数序列中最大值的 $\frac{1}{10}$，小于阈值为无效 IMF 分量，大于或等于阈值为有效 IMF 分量。根据能量密度的统计结果，第 3 ～ 7 层 IMF 分量能量密度较大，而第 1 ～ 2 层、8 ～ 10 层 IMF 分量的能量密度较小，两者存在很大差异。根据相关系数的统计结果，第 3 ～ 6 层 IMF 分量与脉搏信号的相关性普遍较大，而第 1 ～ 2 层、7 ～ 10 层的 IMF 分量与原信号的相关性普遍很低。结合能量密度和相关系数，我们可以得出 IMF3 ～ 6 普遍为有效分量，可以较好地反映出脉搏信号的特征；第 1 ～ 2 层、7 ～ 10 层 IMF 分量普遍为无效分量，含有大量的干扰。我们对 124 例脉搏信号的 IMF 分量的相关系数及能量密度分析结果取交集，发现通过 IMF4 对两组研究对象进行对比分析是最合适的。

首先从总体上对比两组研究对象的 IMF4 分量，可以发现 UC 患者脉搏信号的 IMF4 分量存在较为明显的模态特征。我们对经希尔伯特变换得到的瞬时频率进行分析时，发现 UC 患者脉搏波的 GI 段瞬时频率要明显高于相对健康人。

选用卡方检验进行统计学分析，结果表明两组研究对象的希尔伯特 – 黄变换结果存在明显差异（$P < 0.05$）。

（7）两组研究对象左尺脉第 3 层峰值、信息熵、多尺度熵比较

本研究通过 MATLAB 软件对 62 例 UC 患者及 62 例相对健康人的左尺脉第 3 层声波脉搏信号分别进行多尺度熵分析，运行程序之后可以得到各组脉搏波信号相对应的峰值、信息熵值和多尺度熵值，然后对两组的数据进行秩和检验，以观察两组研究对象的峰值、信息熵值、多尺度熵值有无统计学意义。

两组研究对象的峰值、信息熵值和多尺度熵值均不服从正态分布，故采用秩和检验。结果表明两组研究对象的峰值无明显差异，信息熵和多尺度熵存在明显差异且具有统计学意义（$P < 0.05$）。

为了更加直观地衡量 UC 患者与相对健康人脉搏波的复杂程度，采用 MATLAB 的另一运行程序进行多尺度熵分析并绘图。此处以随机 2 例 UC 患者及 2 例相对健康人的左尺脉第 3 层声波脉搏波为例。从结果可以看出，UC 患者左尺脉第 3 层的声波脉搏波要明显比相对健康人的更加复杂。

3. 诊断性试验

见表 9-44。

表 9-44　诊断性试验统计表

宋氏水声学脉诊仪检测结果	溃疡性结肠炎患者（例）		合计（例）
	是	否	
阳性	44（a）	15（b）	59
阴性	18（c）	47（d）	65
合计（例）	62	62	124

在本试验中，敏感度反映的是漏诊概率，敏感度的值越高，那么漏诊的概率就越小。其公式及结果为 $\dfrac{a}{a+c} = \dfrac{44}{44+18} = 71\%$，即 UC 患者中有 71% 的人其声波脉搏图呈阳性。特异度反映的是误诊概率，特异度的值越高，误诊的可能性就越低。其公式及结果为 $\dfrac{d}{b+d} = \dfrac{47}{15+47} = 75.8\%$，即相对健康人组中有 75.8% 的人其声波脉搏图呈阴性。

评判总体诊断性能主要根据诊断试验的敏感度和特异度这两个指标。在诊断某种疾病的过程中，敏感度和特异度均较高的待评价试验能够帮助临床医师对受试者是否为患者做出更加准确的判断，也就具有更高的临床价值。除此之外，还有其他指标同样具有参考意义。

例如，阳性似然比是指当诊断性试验判断为阳性时，患 UC 与不患 UC 概率的比值。本试验的阳性似然比为 $\dfrac{a}{a+c} \div \dfrac{b}{b+d} = \dfrac{44}{44+18} \div \dfrac{15}{15+47} = 2.93$。阴性似然比是指经诊断性试验检测判为阴性时，患 UC 与不患 UC 概率的比值。本试验的阴性似然比为 $\dfrac{c}{a+c} \div \dfrac{d}{b+d} = \dfrac{18}{44+18} \div \dfrac{47}{15+47} = 0.38$。阳性预测值是指经诊断性试验检测之后，全部阳性病例中真正患有 UC 的研究对象所占的比例。本试验的阳性预测值为 $\dfrac{a}{a+b} = \dfrac{44}{44+15} = 74.6\%$。阴性预测值是指经诊断性试验检测之后，全部阴性病例中真正不患 UC 的研究对象所占的比例，本试验的阴性预测值为 $\dfrac{d}{c+d} = \dfrac{47}{18+47} = 72.3\%$。本诊断试验的准确度为 $\dfrac{a+d}{a+b+c+d} = \dfrac{44+47}{44+15+18+47} = 73.4\%$，即参与本次研究的人群中，有 73.4% 的人被正确诊断。

（三）讨论

1. UC 患者异常可闻声波的形成机理

脉中异常可闻声波的形成机理与声呐发射和接收原理相似，心脏就相当于声呐的发射装置，心脏在每次收缩过程中都会产生一簇强大的声波，这个声波会沿着动脉壁并以其中的血液作为介质向全身快速传导，包括全身的器官和各个组织结构，正常的脏器组织 90% 以上的动脉血流为稳定层流，不会产生湍流，故不会出现异常的振动。而当 UC 患者的结肠黏膜呈弥漫性炎症改变时，结肠黏膜充血水肿，黏膜中的动脉血流就会受到挤压变形，又因为血液黏滞度的增高，就会导致湍流产生而引发异常的振动，这个异常振动会和由心脏传导的较大的一簇声波融合后再向全身传导。对此，我们通过触摸搏动在接近体表动脉（包括桡动脉）的不同层次就可以感受到这种融合了异常振动波的声波，而桡动脉就是一个比较理想的感受这种声波信息的窗口。因此，我们可以在 UC 患者左尺脉第 3 层的 GI 段检测到异常可闻声波。

2. 关于 UC 患者异常可闻声波位置及层面的说明

根据试验研究，UC 患者常于左尺脉第 3 层出现异常可闻声波。在传统脉学中，《黄帝内经》中的尺肤诊就是以尺脉来候腹腔脏器。其后历代医家对于寸、关、尺的脏腑分属定位虽有出入之处，但总体来说，对于以尺脉候腹腔脏器的观点还是较为一致的。在现代脉学中，许氏脉学从现代医学的角度对结肠的寸、关、尺分属做出了阐释，根据人体脏器的血供范围以及神经的分布范围，认为结肠主要位于尺脉区。而对于异常可闻声波常于第 3 层（也就是中层）出现的原因，则与金氏脉学中的论述不谋而合。金氏脉学非常注重对于脉搏的分层和定位，能将脉搏分为浅层浅、浅层深、中层浅、中层深、深层浅、深层深、底层浅 7 个层面，UC 的涩搏根据病情轻重常于中层浅或中层深位置出现。本试验将脉搏波分为 5 层进行研究，并于左尺脉第 3 层发现了异常可闻声波，这与结肠作为空腔脏器，在脉搏中主要分布在中层区域的观点相一致。

3. MATLAB 软件在脉搏波分析中的应用

（1）傅里叶变换

通过得出的结果我们可以发现，两组研究对象的脉搏信号整体频率均在 10000 Hz 以内，相对健康人组的脉搏波振幅从整体上要高于 UC 患者组。这主要是因为许多 UC 患者长期慢性出血，自身血容量减少，外周血管反射性变细，导致脉动减弱，因此其脉搏幅度较相对健康人偏低。傅里叶变换虽然可以反映出脉搏信号的频域信息，但缺乏对于时域信息的分析，对脉搏信号的分析还不够全面。

（2）小波分析

在本试验中，由于经低频系数重构后的波形能反映的脉搏信息不多，而经高频系数重构后的波形更具备研究价值，故着重对 $d_1 \sim d_{10}$ 尺度上的波形进行分析。

尽管与 $a_1 \sim a_{10}$ 相比时，$d_1 \sim d_{10}$ 的比例尺更小，但对于 $d_1 \sim d_{10}$ 而言，其 $1 \sim 10$ 的尺度也是按照从小到大进行排列的。在 $d_1 \sim d_7$ 的小尺度上，对应的是高频分量中的相对高频部分；而在 $d_8 \sim d_{10}$ 的小尺度上，对应的是高频分量中的相对低频部分。在 d_9 尺度上能够较直观地反映出细节特征，UC 患者组在脉搏波的 GI 段表现出幅度较小的高频分量，而相对健康人组在相同位置处非常平滑，未出现此幅度较小的高频分量，据此可以推断 UC 患者的异常脉搏波较相对健康人的频率更高。在 d_1 尺度上更利于把握信号的整体特征，相对健康人在 d_1 尺度上的 GI 段普遍出现一处幅度较高的高频信号，而 UC 患者于相同位置则呈现出幅度较低的高频信号，据此可以发现相对健康人脉搏波 GI 段的幅度要高于 UC 患者。通过对 d_1、d_9 尺度上的波形进行对比分析，能够从整体和细节两个角度把握两组研究对象的差异，最终得出异常脉搏波相对高频、低幅的特点。

（3）希尔伯特－黄变换

在本研究中，通过能量密度和相关性系数相结合的方法进行分析后可以发现，IMF1 ～ 2、IMF7 ～ 10 的能量密度和相关性系数均不理想，可以判断这几层 IMF 分量包含大量干扰。IMF1 ～ 10 分量的频率是依次降低的，其中 IMF1 ～ 2 分量的频率最高，幅值较小，能量密度较小，与原脉搏信号的相关性极低，可以推断出其所包含的成分主要是由高频噪声所引起的。IMF7 ~ 10 分量的频率较低，幅值较大，能量密度较小，与原脉搏信号的相关性也很低，可得知其主要成分是由低频扰动形成的，例如脉冲扰动、肌肉紧张、基线漂移等。而 IMF3 ~ 6 分量的能量密度和相关系数均要明显高于其他分量，其频率主要在 2000 Hz 以内，属于低频可闻声波的范畴。为了更好地研究对比，选取 IMF4 分量进行分析，通过直观观察可以发现 UC 患者脉搏信号的 IMF4 分量存在较为明显的模态特征，而当我们对经希尔伯特变换得到的瞬时频率进行分析时，可以发现 UC 患者脉搏波的 GI 段瞬时频率要明显高于相对健康人。再次印证了异常脉搏波相对高频的特征。

（4）多尺度熵分析

运用 MATLAB 软件可计算出两组研究对象各自的峰值、信息熵和多尺度熵。峰值能够反映信号分布的陡峭程度，若得出的峰值为正数，表示信号分布较为陡峭，具有明显的尖峰特征；若峰值为负数，则表示信号分布较为平缓，无明显的尖峰特征。在本试验中，两组研究对象的峰值均为正数且经统计学检验无明显差异，说明两组脉搏信号的分布均较为陡峭，具有明显的尖峰特征，并且两组研究对象脉搏信号的整体陡峭程度差别不大，提示 UC 患者的异常声波脉搏波具有局部性的特点。信息熵和多尺度熵均能反映出信号的复杂程度，其值越大代表信号越复杂。在本试验中，两组研究对象的信息熵值和多尺度熵值经统计学检验存在着明显差异，且 UC 患者的信息熵值和多尺度熵值要明显高于相对健康人，这表明 UC 患者的脉搏波较相对健康人的更为复杂，携带了更多的病理信息。除了两组研究对象之间的复杂程度存在明显差异，在每组研究对象中的不同个体之间其复杂程度也存在着差异。对于相对健康人组而言，主要是生理因素造成的个体差异。而对于 UC 患者组而言，个体生理结构、病情轻重、病变范围等因素共同影响，造成了其脉搏波复杂程度的不同。

本研究发现，UC 患者桡动脉中出现的"涩脉"的物理性质为异常低频可闻声波，这种异常低频可闻声波多出现在患者左尺脉第 3 层的 GI 段。通过 MATLAB 软件对两组研究对象的声波脉搏信号进行脉学客观化研究，可以发现 UC 患者在左尺脉第 3 层的声波脉搏波复杂程度更高，且整体脉搏波频率要低于相对健康人，但局部的异常低频可闻声波的频率要高于相对健康人。在最后的诊断性试验研究中，通过声波脉象来诊断 UC 所得出的敏感度和特异度较高，说明此方法具有良好的诊断价值。

九、慢性胃炎脉象声波特征及诊断

脉诊在中医中的应用已有上千年的历史。中医通过手指触摸患者的脉搏，可以判断患者的阴阳、气血的变化和脏腑的不足。涩脉作为一种重要的传统病理脉象，用于鉴别气滞血瘀、痰食阻滞、精伤血少的病理变化。涩脉的特征是细、缓，往来滞涩，如刀刮竹。现代脉象研究表明，涩脉代表炎症、局部组织增生、肿瘤、缺血等病理改变。由于脉搏的形成伴随着动脉壁压力和体积的变化，目前的研究方向更多地关注桡动脉压力和血液流变学，已经做出了很多有成效的工作，对于中医辨证分析起到了一定的作用。但对于诊病的脉诊研究进展并不顺利，现代微观脉诊具有很好的诊病作用，但目前还处于徒手诊脉阶段，当前的脉诊仪还难以达到徒手诊脉知病的作用，我团队发现了涩脉可以作为一个独立诊病的定性和定位脉象后，进一步发现了涩脉的关键物理因素是低频可闻声波，研发了宋氏水声学脉诊仪，对多个病种进行了临床诊断学试验，达到了初步诊断这些疾病的目的。本研究旨在探讨慢性胃炎涩脉的声学物理特征，并根据提取的声学特征评价其对慢性胃炎的临床诊断价值。

（一）对象与方法

1. 研究对象

本研究共纳入 134 例受试者，其中健康受试者 65 例，慢性胃炎患者 69 例。所有受试者在山东第一医科大学第一附属医院连续招募。慢性胃炎组采用胃镜或钡餐检查。所有受试者脉搏由 2 名擅长脉诊的中医医生共同判断。若符合以下条件，则为涩脉：①桡动脉处关脉第 3 层（5 层脉）有涩脉，除此之外，其他分部分层无涩脉；②中医脉诊结果一致。本研究经山东第一医科大学第一附属医院伦理委员会批准（YXLL-KY-2022〔081〕），所有受试者在采集脉搏前均知情同意。

2. 脉搏采集设备及方法

以宋氏水声学脉诊仪检测所有受试者双手桡动脉寸、关、尺3部和5层脉。

脉象采集在非常安静的房间里进行，以消除环境干扰。受试者休息5～10 min，当他们的身体和情绪状态平静时开始测试。首先识别桡动脉寸、关、尺的位置，并用医生的手指进行标记，以准确调整传感器的位置。将腕部径向脉象的深度由浅到深平均分为5层，命名为第1层至第5层。通过调整传感器的位移来确定相应的层面。每层取脉时间为10～15秒。第1层至第5层脉搏声波图如图9-76所示。1例胃炎患者的脉搏声波如图9-77所示。10个连续脉搏声波的叠加显示了胃炎声波脉象的复杂性。图9-77显示单个脉象。

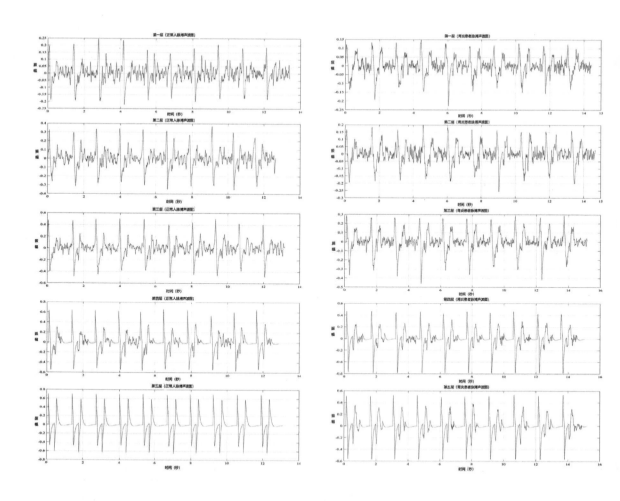

图9-76　第1层至第5层脉搏声波图

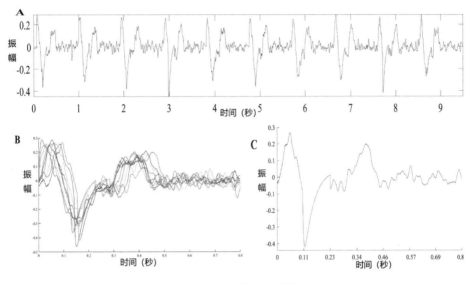

图 9-77　胃炎患者的脉搏声波图

3．声波脉象分析方法

采用线性和非线性特征提取方法对桡动脉声波脉象进行分析。本研究使用的脉波分析方法包括快速傅里叶变换（FFT）、小波变换（WT）和经验模态分解（EMD）。声波脉象提取的 47 个物理因素及其详细描述见表 9-45。

通过改进离散傅里叶变换算法，将脉搏信号转换到频域，得到 FFT。在频域识别和提取脉搏声波特征可能更容易。为了删除重复计算，减少乘法运算，简化结构，FFT 将原 n 点序列依次分解为一系列短序列，并充分利用傅里叶变换计算公式中指数因子的对称性和周期性，从而找到这些短序列对应的傅里叶变换并进行适当组合。

我们还计算了脉搏声波信号的功率谱密度（PSD），以观察功率在单位频段内随频率的变化。PSD 计算步骤如下：

（1）对每段数据进行 FFT，得到其振幅谱。

（2）对振幅谱进行平方。

（3）将双边谱转化为单边谱。

（4）除以频率分辨率 Delta（f）=1/T= FS/NFFT。

小波变换是将原始信号分解为一系列小波函数叠加，这些小波函数经过平移和缩放形成母小波。将离散小波变换（DWT）应用于桡动脉脉象信号的多分辨率分析。在不同尺度和时间下分别构造尺度函数（函数 1）和小波函数（函数 2）。在一定程度上，对声波脉象信号在尺度空间进行卷积，得到径向声波脉象信号的低频信息（近似信息），在小波空间进行卷积，得到声波脉象的高频信息（详细信息）。

$$\Phi_{jk}(t) = 2^{-\frac{j}{2}} \Phi(2^{-j}t - k) \quad j, \ k \in Z \quad （1）$$

$$\psi_{jk}(t) = 2^{\frac{j}{2}} \psi(2^{-j}t - k) \quad j, \ k \in Z \quad （2）$$

结合香农熵和能量计算公式（函数 3，4），计算原始声波脉象的香农熵和能量以及 DB 小波分解后的五个近似分量和细节分量。

$$H(\chi) = -\sum_{i=1}^{n} P(\chi_i) \log_2 P(\chi_i) \quad （3）$$

$$E = \lim_{T \to \infty} \int_{-T}^{T} |f(t)|^2 \, dt \quad （4）$$

此外，为了提取尽可能多的声波脉象信息，我们引入了 EMD 对声波脉象信号进行处理。EMD 不受基函数的限制，仅利用信号本身的时间尺度特征对声波脉象信号进行分解，具有较强的适应性，特别是在非线性或非平稳信号中。EMD 将径向声波脉象信号分为多个本征模态函数（IMFs）和一个残差。所有的 IMF 都满足以下两个条件：①在整个时间范围内，函数的局部极值点与零交叉点的个数必须相等，或最多相差一个；②在任意时间点，局部最大值的包络（上包络）和局部最小值的包络（下包络）必须平均为零。

首先求出原始脉声波信号 X（t）中包含的最大值和最小值，用 3 次样条函数拟合原始声波脉象信号的包络，然后计算包络的平均值 U1（t）。用 U1（t）减去原来的序列，得到新的数据序列 Y1（t）。接下来判断 Y1（t）是否满足 IMF 的两个条件。如果是，Y1（t）是 IMF；否则，重复上述过程，直到 Y1（t）的均值趋近于 0，得到第一个 IMF 分量 C1(t)，它代表 X（t）的最高频率分量。将第一个 IMF 分量 C1（t）与原始脉冲信号 X（t）分离，得到原始信号中没有最高频率分量的剩余信号 R（t）。对 R（t）重复上述步骤，直到剩余 Rn（t）为单调函数，然后获得其他 IMF 分量 CN（t）。经过整个过程，将径向声波脉象信号 X（t）分解为：

$$X(t) = \sum_{i=1}^{n} C_i(t) + R_n(t) \quad （5）$$

此外，我们还计算了各 IMF 分量的多尺度熵（函数 5）和能量。

$$y_j(\tau) = \frac{1}{\tau} \sum_{i=0}^{\tau} \chi(n^\tau - i) \quad 1 \leqslant j \leqslant N/\tau \quad （6）$$

4. 统计学方法

所有数据均采用 R 3.3.2 进行分析。计量资料符合正态分布以 $\bar{x} \pm s$ 表示，比较

采用 t 检验，组间比较采用 t 检验或单因素方差分析，多组间比较采用 SNK 法（或 LSD 法）。计数资料以 n（%）表示，比较采用 χ^2 检验（或 Fisher 确切概率法）。以 $P < 0.05$ 为差异有统计学意义。使用 3 种经典的机器学习方法：决策树（DT）、随机森林（RF）和支持向量机（SVM）构建模型，识别涩脉声学特征对慢性胃炎的诊断性能。

表 9-45　声波脉象中提取的 47 个特征

特征	说明
总熵值	声波脉象在某一部位和分层处所含的总熵
A1 ～ A5 香农熵	对某一部位和层面声波脉象进行 5 层 WT 分析（DB）后，得到近似分量 1 ～ 5 的香农熵值
D1 ～ D5 香农熵	对某一部位和层面声波脉象进行 5 层 WT 分析（DB）后，得到细节分量 1 ～ 5 的香农熵值
总能量	声波脉象在某一部位和分层处所含的总能量
A1 ～ A5 能量	对某一部位和层面声波脉象进行 5 层 WT 分析（DB）后，得到近似分量 1 ～ 5 的能量值
D1 ～ D5 能量	对某一部位和层面声波脉象进行 5 层 WT 分析（DB）后，得到细节分量 1 ～ 5 的能量值
IMF1 ～ 10 多尺度熵值	对某一部位和层面声波脉象进行 EMD 后 IMF 分量 1 ～ 10 的多尺度熵值
IMF 多尺度熵比值	对某一部位和层面声波脉象进行 EMD 后，前 5 个 IMF 分量的多尺度熵值之和与 6 ～ 10 个 IMF 分量之和之比
IMF1 ～ 10 能量	对某一部位和层面声波脉象进行 EMD 后 IMF 分量 1 ～ 10 的能量值
FFT 比值	将声波脉象在某部位某层面进行 FFT 分解后，前 5 个谐波分量的振幅之和与 6 ～ 10 个谐波分量的比值
PSD1 ～ 5（6 ～ 10）之和	声波脉象在某部位某层面 FFT 分解后的前 5 个（6 ～ 10）谐波分量 PSD 之和
PSD 比值	将声波脉象在某部位某层面 FFT 分解后，前 5 个谐波分量 PSD 之和与 6 ～ 10 个谐波分量之和之比

（二）结果

1. 慢性胃炎声波脉象单一物理特征分析

本研究共纳入 134 例受试者，其中健康受试者 65 例，慢性胃炎患者 69 例。应用 47 个物理特征来研究声学物理因素与慢性胃炎之间的关系。胃炎组与健康组在脉象的许多物理因素上存在显著差异。以 WT 为指标，差异显著的变量包括总香农熵，A1 ～ 3、D1 ～ 5 香农熵、总能量，A1、A3 ～ 5、D3 ～ 5 能量（均 $P < 0.05$）。在 EMD 指标中，IMF1、2、5 多尺度熵（MSE），IMF MSE 比值，IMF3、6、7、

9 能量具有显著差异的变量（均 $P < 0.05$）。FFT 指标，PSD1 ~ 5、6 ~ 10 之和差异有统计学意义（均 $P < 0.01$）。见表 9-46。

表 9-46　慢性胃炎与健康受试者声波脉象特征数据分布

特征	总体（n=134）	健康组（n=65）	胃炎组（n=69）	P
总熵值	6605.9112 ± 2826.1058	5763.2338 ± 2797.0674	7399.7377 ± 2634.3513	< 0.001
A1 香农熵	4841.5761 ± 1826.5734	4204.7554 ± 1779.5163	5441.4797 ± 1671.0233	< 0.001
A2 香农熵	3077.2381 ± 942.2382	2646.2923 ± 857.6370	3483.2014 ± 836.3209	< 0.001
A3 香农熵	1313.1640 ± 800.3641	1088.1288 ± 727.5147	1525.1536 ± 812.8675	0.001
A4 香农熵	40 (−1404.0，806.3)	331.2 (−1687.0，808.9)	11.7 (−1129.0，798.2)	0.829
A5 香农熵	−1603 (−3858.0，−67.4)	−1235 (−4041.0，317.5)	−1748 (−3686.0，−430.1)	0.194
D1 香农熵	0.3 (0.1，0.4)	0.2 (0.1，0.4)	0.3 (0.2，0.4)	0.011
D2 香农熵	0.8 (0.5，1.3)	0.7 (0.4，1.2)	0.9 (0.7，1.3)	0.009
D3 香农熵	2.5 (1.5，3.8)	2.0 (1.1，3.5)	2.7 (2.1，3.9)	0.005
D4 香农熵	7 (4.2，10.4)	5 (3.0，9.3)	8.2 (5.7，10.8)	0.002
D5 香农熵	18.9048 ± 10.4939	15.2486 ± 8.6499	22.3491 ± 10.9613	< 0.001
总能量	2518.9326 ± 1476.9470	2249.8106 ± 1521.7059	2772.4534 ± 1397.3835	0.040
A1 能量	2518.9326 ± 1476.9470	2249.8106 ± 1521.7059	2772.4534 ± 1397.3835	0.040
A2 能量	2485.8846 ± 1482.4921	2249.6876 ± 1521.5910	2708.3891 ± 1419.8564	0.073
A3 能量	2518.4256 ± 1476.5935	2249.3164 ± 1521.2806	2771.9342 ± 1397.0933	0.040
A4 能量	2517.0960 ± 1475.6641	2248.0127 ± 1520.1584	2770.5801 ± 1396.3313	0.040
A5 能量	2512.5578 ± 1472.3531	2243.6786 ± 1516.3024	2765.8498 ± 1393.5112	0.040
D1 能量	0 (0，0)	0 (0，0)	0 (0，0)	1.000
D2 能量	0 (0，0)	0 (0，0)	0 (0，0)	0.360
D3 能量	0.3 (0.2，0.4)	0.2 (0.1，0.4)	0.3 (0.2，0.4)	0.047
D4 能量	1.0 (0.5，1.7)	0.7 (0.4，1.7)	1.2 (0.8，1.7)	0.014
D5 能量	3.6 (1.8，5.8)	2.2 (1.2，5.7)	4.2 (2.9，5.9)	0.011
IMF1 MSE	0.3 (0.1，0.5)	0.4 (0.1，0.7)	0.3 (0.1，0.4)	0.035
IMF2 MSE	0.4 (0.1，0.8)	0.4 (0.1，1.3)	0.3 (0.1，0.6)	0.038
IMF3 MSE	0.2 (0.1，0.5)	0.2 (0.1，0.8)	0.2 (0.1，0.5)	0.829
IMF4 MSE	0.3 (0.2，0.4)	0.2 (0.1，0.3)	0.3 (0.2，0.4)	0.072
IMF5 MSE	0.3743 ± 0.1330	0.3430 ± 0.1365	0.4038 ± 0.1234	0.008
IMF6 MSE	0.3532 ± 0.1100	0.3367 ± 0.1297	0.3687 ± 0.0855	0.092

（续表）

特征	总体（n=134）	健康组（n=65）	胃炎组（n=69）	P
IMF7 MSE	0.2575 ± 0.0775	0.2580 ± 0.0937	0.2571 ± 0.0590	0.951
IMF8 MSE	0.1495 ± 0.0404	0.1486 ± 0.0455	0.1503 ± 0.0354	0.806
IMF9 MSE	0.0746 ± 0.0236	0.0744 ± 0.0237	0.0748 ± 0.0236	0.923
IMF10 MSE	0.0350 ± 0.0147	0.0346 ± 0.0150	0.0353 ± 0.0144	0.767
IMF MSE 比值	2.2472 ± 1.4451	2.5692 ± 1.8431	1.9439 ± 0.8337	0.012
IMF1 能量	0.1（0.1，0.6）	0.1（0.0，0.6）	0.2（0.1，0.6）	0.168
IMF2 能量	0.9（0.3，3.8）	0.6（0.2，4.7）	1.1（0.5，3.1）	0.293
IMF3 能量	9.1（1.2，33.0）	3.3（0.9，32.0）	10.5（3.3，37.6）	0.042
IMF4 能量	83.2（21.4，206.7）	82.0（11.4，177.3）	97.5（38.4，220.0）	0.201
IMF5 能量	324.6（138.4，636.7）	278.4（69.3，592.5）	376.1（218.6，649.3）	0.092
IMF6 能量	621.3765 ± 474.4886	536.2726 ± 421.8714	701.5468 ± 509.3083	0.043
IMF7 能量	367.4342 ± 273.5169	306.9116 ± 287.0006	424.4483 ± 248.9952	0.012
IMF8 能量	142.2126 ± 149.4546	139.9324 ± 184.5011	144.3606 ± 107.8888	0.865
IMF9 能量	27.3（12.0，96.2）	18.1（9.2，86.2）	46.4（17.3，105.0）	0.023
IMF10 能量	16.0；（6.4，50.2）	8.8（3.5，54.4）	18.8（10.2，41.6）	0.062
FFT 比值	2.0970 ± 1.2941	2.0408 ± 1.2005	2.1500 ± 1.3831	0.627
PSD1 ～ 5 之和	0.2059 ± 0.0857	0.1843 ± 0.0876	0.2262 ± 0.0792	0.004
PSD6 ～ 10 之和	0.1553 ± 0.0624	0.1378 ± 0.0589	0.1718 ± 0.0615	0.001
PSD 比值	1.3761 ± 0.4368	1.3598 ± 0.4230	1.3914 ± 0.4518	0.677

慢性胃炎与声波脉象物理因素关系的 logistic 回归结果，21 个物理因素与慢性胃炎有显著相关。见表 9-47。

表 9-47　慢性胃炎与声波脉象物理因素关系的 logistic 回归分析

特征	OR	95% CI	P
总熵值	1.0002	1.0001~1.0004	0.0012
A1 香农熵	1.0004	1.0002~1.0006	0.0002
A2 香农熵	1.0012	1.0007~1.0017	<0.001
A3 香农熵	1.0008	1.0003~1.0014	0.003
A4 香农熵	1	0.9998~1.0002	0.8893
A5 香农熵	0.9999	0.9998~1.0001	0.4156

（续表）

特征	OR	95% CI	P
D1 香农熵	3.1697	0.6979~14.396	0.1351
D2 香农熵	1.5718	0.9182~2.6908	0.0992
D3 香农熵	1.2369	1.0078~1.5180	0.0419
D4 香农熵	1.1189	1.0291~1.2166	0.0085
D5 香农熵	1.0799	1.0366~1.1249	0.0002
总能量	1.0002	1~1.0005	0.0429
A1 能量	1.0002	1~1.0005	0.0429
A2 能量	1.0002	1~1.0005	0.0758
A3 能量	1.0003	1~1.0005	0.0429
A4 能量	1.0003	1~1.0005	0.0428
A5 能量	1.0003	1~1.0005	0.0425
D1 能量	1.0651	0.7565~1.4896	0.7297
D2 能量	1.0048	0.9433~1.0703	0.8824
D3 能量	1.0125	0.3899~2.6293	0.9796
D4 能量	1.0362	0.7731~1.3888	0.8121
D5 能量	1.0231	0.9398~1.1139	0.5980
IMF1 MSE	0.2298	0.0727~0.7260	0.0122
IMF2 MSE	0.3516	0.1730~0.7146	0.0039
IMF3 MSE	0.4363	0.1811~1.0513	0.0645
IMF4 MSE	1.1445	0.2869~4.5658	0.8484
IMF5 MSE*	3.0546	1.3100~7.1227	0.0097
IMF6 MSE	15.175	0.6257~368.0118	0.0946
IMF7 MSE	0.8713	0.0108~70.1952	0.9510
IMF8 MSE	2.9038	6e-04~13130	0.8039
IMF9 MSE	2.0600	0~3792812	0.9218
IMF10 MSE*	1.1354	0.5366~2.4027	0.7398
IMF MSE 比值	0.7170	0.5466~0.9405	0.0163
IMF1 能量	1.0111	0.6924~1.4765	0.9543
IMF2 能量	1.0137	0.9679~1.0617	0.5645
IMF3 能量	1.0049	0.9987~1.0112	0.1211

（续表）

特征	OR	95% CI	P
IMF4 能量	0.9997	0.9983~1.0011	0.6369
IMF5 能量	1.0001	0.9993~1.0009	0.7840
IMF6 能量	1.0008	1~1.0016	0.0489
IMF7 能量	1.0017	1.0003~1.0031	0.0156
IMF8 能量	1.0002	0.9979~1.0025	0.8634
IMF9 能量	0.9983	0.9955~1.0011	0.2355
IMF10 能量	0.9977	0.9927~1.0027	0.3671
FFT 比值	1.0683	0.8201~1.3917	0.6244
PSD1～5 之和	3.5317	1.6018~7.7869	0.0018
PSD6～10 之和	3.9750	1.6910~9.3442	0.0016
PSD 比值	1.1825	0.5414~2.5828	0.6742

注：＊表示原始数据的 log 转换。

PSD6～10 之和与慢性胃炎的关系最为密切（$P=0.0016$，$OR=3.975$，[95%CI：1.691～9.3442]），PSD6～10 之和每增加 1 个单位，慢性胃炎的发生概率增加 297.5%。其次是 PSD1～5 之和（$P=0.0018$，$OR=3.5317$，[95% CI：1.6018～7.7869]），PSD1～5 之和每增加 1 个单位，慢性胃炎的发生率增加 253.17%。提示 PSD 在慢性胃炎诊断中的重要价值。

总熵（$P=0.0012$，$OR=1.0002$，[95%CI：1.0001～1.0004]）和总能量（$P=0.0429$，$OR=1.0002$，[95%CI：1～1.0005]）都是慢性胃炎的危险因素，但某一分量的具体熵或能量对其具有明显不同的意义。具体而言，大多数分量（10 个分量中有 7 个）的 Shannon 熵的增加导致慢性胃炎发生概率的增加，无论是近似分量还是细节分量。但从能量角度看，近似分量中所含的能量是慢性胃炎发生的负面因素，而细节分量则毫无意义。EMD 后多尺度熵对慢性胃炎有双重作用。IMF1、2 和 IMF 比值是预防发生慢性胃炎的保护性特征，而 IMF5 多尺度熵则起相反作用。IMF6 能量和 IMF7 能量也导致发生慢性胃炎的可能性增加。

2. 声波脉象物理因素对胃炎的诊断价值

为了明确桡动脉声波物理因素对慢性胃炎的临床意义，我们根据 logistic 回归分析的结果，提取了 21 个与慢性胃炎相关的声波物理特征进行诊断。应用决策树（DT）、随机森林（RF）和支持向量机（SVM）3 种经典机器学习方法建立慢性胃炎的预测模型。3种机器学习方法均连续进行10次诊断预测并取平均值,得到稳定的诊断结果。传统脉学与现代脉学研究都认为胃的病理变化反映在关脉上。因此,我们比较了左关(LG)、右关(RG)和双关(BG)脉象声波因素的诊断准确性。同时,3种模型利用训练集和测试集的不同比例来探索最佳的数据匹配。

在DT、RF和SVM中,胃炎的诊断准确率随着训练比例的增加而增加。在LG脉象对胃炎的诊断中,第3层脉象的检测准确率最高,为88%(当训练集比例为80%,应用RF时)。当DT用于诊断时,准确率最高为82.43%,出现在训练集占90%的情况下,仍然处于第3层。在SVM结果中,当训练集与验证集为7∶3时,第4层识别效果最好,为84.62%。RG脉象诊断胃炎时,DT、RF和SVM模型中第4层脉象的准确率最高,分别为83.31%、91.67%和83.33%(训练集与测试集的比例分别为6∶4、9∶1和8∶2)。在BG诊断的DT和RF模型中,第3层的检测效率最好,分别为84.29%和90%,两者都出现在训练集与测试集的比例为9∶1时。而在SVM模型中,当训练集占60%时,第4层关脉象的识别精度最高,达到76.09%。见图9-78(另见彩图38)。

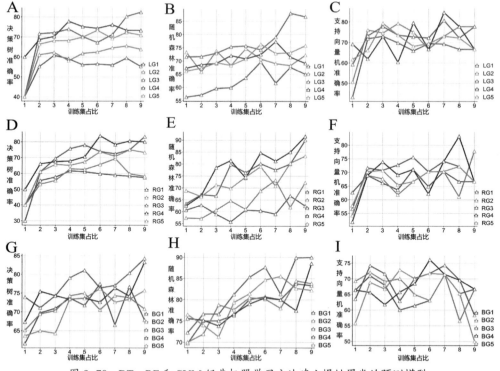

图9-78　DT、RF和SVM经典机器学习方法建立慢性胃炎的预测模型

此外,还计算了各比例下各层声波脉象的平均诊断准确率,以确定对胃炎诊断效果最好的声波脉象层。其中,在LG脉象的诊断中,RF第3层声波脉象的诊断准确率最高,为77.24%;SVM第3层的结果也最高,为73.29%;DT第4层识别

率最高，为72.14%，第3层识别率次之，为69.92%。在RG脉象诊断中，RF识别对胃炎的识别准确率最高的是第4层，为78.45%；DT第四层识别率第二高，为71.64%；SVM第3层识别率为第三，为70.06%。在用双手关脉诊断胃炎时，DT、RF和SVM中第3层的识别准确率最高，分别为77.51%、82.33%和68.47%。见表9-48。

表9-48　各比例下各层声波脉象的平均诊断准确率

	第1层	第2层	第3层	第4层	第5层
LG（DT）	55.40 ± 5.77	59.99 ± 7.35	69.92 ± 11.52	72.14 ± 5.04	66.52 ± 9.60
LG（RF）	62.31 ± 4.32	70:71 ± 2.83	77.24 ± 5.82	70.94 ± 2.78	71.12 ± 3.46
LG（SVM）	66.20 ± 8.43	72.32 ± 8.42	73.29 ± 5.73	71.09 ± 7.78	70.04 ± 4.87
RG（DT）	56.75 ± 6.18	58.640± 8.09	68.76 ± 14.87	71.64 ± 9.86	65.80 ± 10.11
RG（RF）	60.82 ± 2.85	64.11 ± 5.68	75.67 ± 7.96	78.45 ± 8.70	73.80 ± 5.49
RG（SVM）	66.78 ± 2.72	66.54 ± 6.37	70.06 ± 5.30	69.00 ± 8.21	67.84 ± 4.15
BG（DT）	70.69 ± 4.74	71.52 ± 3.00	77.51 ± 3.88	74.53 ± 3.94	70.87 ± 4.78
BG（RF）	78.21 ± 4.30	78.36 ± 4.56	82.33 ± 5.99	78.53 ± 4.13	79.74 ± 4.60
BG（SVM）	65.89 ± 3.72	67.00 ± 4.64	68.47 ± 5.28	67.95 ± 3.87	65.84 ± 7.42

（三）讨论

本文比较了慢性胃炎患者与健康受试者47项声学物理特征的分布，其中27项特征在两组间有显著性差异，logistic回归分析揭示了21个与慢性胃炎结局相关的特征。结合上述21个声学特征，我们利用不同比例的训练集和验证集中LG、RG和BG的第1～5个声波脉象进行诊断，使用3种机器学习方法（DT、RF、SVM）。LG声波脉象的诊断结果表明，第3层诊断准确率最高，为88%（使用RF，训练集占80%）。第4层RG声波脉象的诊断准确率最高，为91.67%（使用RF，训练集占90%）。BG声波脉象诊断准确率结果显示，第3层效果最好，为90%，使用RF时，训练集占90%。平均诊断准确率表现出类似的趋势。LG的诊断准确率以第3层最高，为77.24%。第4层RG诊断准确率最高，为78.45%。BG中脉搏检测的准确率为82.33%，出现在第3层（所有病例均使用RF诊断模型）。

桡动脉压力波和流量波特征是基于心脏收缩促进血液流动，反映了人体心脏和血液流动的健康状态。由于声波的产生和传播依赖于振动和介质，声波脉象特征不仅能准确反映人体器官的生理病理参数，而且涉及的疾病种类更广。虽然建立了涩脉的WI图像，但诊断性能仍不清楚。在传统脉诊中，右关脉反映胃（脾）的病理变化，而在现代脉诊研究中，胃疾病的诊断主要依靠左关脉，少数病例依靠右关脉。故分别用左手、右手、双手关脉进行诊断。现代脉象研究将脉象深度分为 5 ~ 7 层，不局限于传统脉象诊断的浮、中、沉。在本研究中，为了进一步明确寸口脉声波在胃炎诊断中的具体水平，我们采用了 5 层分类方法。脉象由浅到深分别对应于皮肤和毛发、肌肉和血管、空腔器官、深部实体器官和骨骼。胃是一个位于腹部的空腔器官，比皮肤和肌肉深，比骨头浅。当胃发生病理改变时，反映在脉位深度的中间。因此，在左关脉象和双关脉象中，第 3 层的识别精度最高。在右关中，第 4 层的准确性最好，这可能与胃的解剖位置有关。现代脉象学提出，左右手脉象分别反映左右矢状面的器官。胃窦可穿过矢状面，位于胃主体较深的位置，故脉象变化在右关第 4 层明显。本研究基于声波研究慢性胃炎的基础是湍流，人体内大部分动脉血液为层流，当胃炎发生时，胃黏膜充血水肿，局部动脉血管容易被压缩，产生血流状态改变，产生异常声波。声波通过动脉壁和动脉血液传导，可在桡动脉上反映出来，常呈涩脉。

本研究也有局限性，慢性胃炎患者动脉湍流的具体情况尚不清楚，需要通过基础实验或动物实验来明确，慢性胃炎病情程度与声波涩脉的关系也有待进一步研究。

本研究引入了 47 个声波脉象的物理因素，发现了 21 个与慢性胃炎相关的声学特征。将声波应用于机器学习诊断，第 3 层和第 4 层关脉可以有效识别慢性胃炎患者。

参 考 文 献

［1］万学红，卢雪峰．诊断学［M］．北京：人民卫生出版社，2018.

［2］王建枝，钱睿哲．病理生理学［M］．北京：人民卫生出版社，2020.

［3］季绍良．中医诊断学［M］．北京：人民卫生出版社，2002.

［4］郭小青，孙长清，韩丽萍．"症"、"证"、"病"等中医诊断基本概念的研究进展［J］．现代中医药，2005，25（6）：57–59.

［5］申晓伟．古代中医病证分类研究［D］．北京：中国中医科学院，2014.

［6］李守朝．中医也要重视病名诊断［J］．陕西中医，1986，7（9）：401–402.

［7］汉．司马迁．史记［M］．北京：中华书局，2017.

［8］唐．王冰注．黄帝内经［M］．北京：中医古籍出版社，2008.

［9］汉．张仲景．伤寒论［M］．北京：人民卫生出版社，2005.

［10］汉．张仲景．金匮要略［M］．北京：人民卫生出版社，2005.

［11］晋．王叔和．脉经［M］．北京：人民卫生出版社，2007.

［12］元．朱震亨．格致余论［M］．北京：人民卫生出版社，2005.

［13］赵勇，王琦．传感器敏感材料及器件［M］．北京：机械工业出版社，2012.

［14］王松岭．流体力学［M］．北京：中国电力出版社，2010.

［15］柳兆荣，李惜惜．血液动力学原理和方法［M］．上海：复旦大学出版社，1997.

［16］金伟．金氏脉学［M］．济南：山东科学技术出版社，2000.

［17］秦任甲．试析超声多普勒血液层流频谱形成机制［J］．医学研究与教育，2020，37（3）：10–17.

［18］朱大年．生理学［M］．北京：人民卫生出版社，2020.

［19］刘伯胜，雷家煜．水声学原理［M］．哈尔滨：哈尔滨工程大学出版社，2009.

［20］Michael A Ainslie. 声呐性能建模原理［M］．北京：国防工业出版社，2015.

［21］詹思延．临床流行病学［M］．北京：人民卫生出版社，2015.

［22］东周．秦越人．难经［M］．北京：学苑出版社，2014.

［23］滑寿，郝恩恩，张慧芳，等．脉学名著十二种［M］．中医古籍出版社，2005.

［24］徐萍，刘华屏.常用的急性肝损伤动物模型［J］.中国病理生理杂志，1995（4）：447-448.

［25］赵云.中药CA2007对大鼠急性酒精性胃损伤防治作用的实验研究［D］.北京：北京中医药大学，2009.

［26］宋鲁成.应用金氏脉学对部分炎症性疾病进行辨证诊断［J］.陕西中医，2010，31（11）：1500-1501.

［27］宋鲁成，吴虹波.浅释涩脉和滑脉同时存在现象［J］.中国中医基础医学杂志，2011（4）：408.

［28］宋鲁成.中医脉象现代生理和病理探讨［C］//世界中医药学会联合会脉象研究专业委员会中医脉象国际学术大会，2011.

［29］冯元桢.生物力学［M］.成都：四川教育出版社，1993.

［30］杜功焕，朱哲民.声学基础［M］.第2版.南京：南京大学出版社，2001.

［31］徐晓辉，袁江玲，徐磊，等.常用急性肝损伤5种动物模型的病理组织学特点比较［J］.疾病预防控制通报，2018，33（1）:12-15.

［32］冯元桢.生物力学［M］.北京：科学出版社，1983.

［33］赵伟，傅国辉.DIDS对酒精诱发的急性胃损伤保护作用的研究［C］//第九次全国暨2007海内外生物膜学术研讨会，2007.

［34］宋鲁成.应用金氏脉学对部分炎症性疾病进行辨证诊断［J］.陕西中医，2010，31（11）：1500-1501.

［35］张亚萌，宋鲁成.探析动脉中血液层流对脉诊分层分脏腑的意义［J］.中华中医药杂志，2019，34（9）：4334-4337.

［36］中华中医药学会脾胃病分会.非酒精性脂肪性肝病中医诊疗共识意见（2009，深圳）［J］.中国中西医结合消化杂志，2010（4）：276-279.

［37］杨培云，滕晶，齐向华.浅析现代脉诊仪的研究进展［J］.湖南中医杂志，2018，34（4）：202-204.

［38］许跃远.象脉学［M］.太原：山西科学技术出版社，2015.

［39］中华医学会心血管病学分会介入心脏病学组，中华医学会心血管病学分会动脉粥样硬化与冠心病学组，中国医师协会心血管内科医师分会血栓防治专业委员会，等.稳定性冠心病诊断与治疗指南［J］.中华心血管病杂志，2018，46（9）：680-694.

［40］刘海英.小波分析在胎儿心音信号提取与处理中的应用［D］.吉林：吉林大学，2006.

[41] 刘攀.基于 HHT 和多分类支持向量机的脉象信号分析与研究［D］.上海：华东理工大学，2015.

[42] 牛宝东，马尽文.基于希尔伯特 – 黄变换的癫痫自动检测［J］.信号处理，2016，32（7）：764–770.

[43] 曹汉.希尔伯特 – 黄变换在脉象信号分析中的应用［D］.重庆：重庆大学，2010.

[44] 刘翔宇.多尺度熵算法及其在心脏疾病判别中的应用研究［D］.武汉：湖北工业大学，2020.

[45] 蒋萌，林建华.妊娠期血液系统生理变化［J］.实用妇产科杂志，2016，32（9）：641–643.

[46] 张文博.妊娠期心血管系统的生理变化［J］.山东医药，1990（5）：37.

[47] 范玲，吴连方.妊娠期各重要系统的生理变化［J］.中国实用妇科与产科杂志，2004（6）:24–25.

[48] 姜涛.基于小波分析的中医脉象识别的研究［D］.南京：河海大学，2003.

[49] 罗海涛.MATLAB 环境下小波分析应用［J］.现代计算机，2017（19）:57–59.

[50] 黄泽佼，徐子东，罗晗等.希尔伯特 – 黄变换（HHT）在 EH–4 数据去噪处理中的应用［J］.物探与化探，2022（10）：1232–1240.

[51] 樊海花，穆春阳，马行.基于多尺度熵和遗传算法改进的语音识别技术［J］.2019，42（6）:126–131.

[52] 黄涛，李芳邻，林晓英.追溯诊断学起源，加强课程文化建设［J］.2021，34（19）:3344–3346.

后　记

Ⓢ 抚摸声音
—— 《宋氏水声学脉诊》诞生记

　　宋氏水声学脉诊是我团队发现并潜心研究的一种基于水声学原理来诊脉断病的科学化、客观化的创新脉诊体系。本团队发现人体动脉内层流血液在疾病和特殊生理状态时可出现一类异常低频可闻声波，又考虑到声波在液体和流体中的传播特性，于是借鉴了水声学原理研究上述声波并制作出了三代脉诊仪（专利1项），并经过1600多名受试者的试验，证实本脉诊仪可以初步诊断疾病。宋氏水声学脉诊的诞生要感恩天地厚爱，感谢给我脉学启蒙的各位前辈，感谢不求回报帮助我的同事、同学和朋友，感谢对我充满信赖并把我的思路落到实处的研究生和弟子们。

　　这一创新脉诊体系的诞生也与我对脉诊科学的执着探索有着重要关系。这种坚持探索的初心源于我年少时对科学的热爱和对探索大自然的渴望。这要从我的母亲说起。我的母亲毕业于山东胶东农村的一所简陋的小学，那时刚刚扫盲，她非常重视读书和获取知识，非常仰慕科学家的一些伟大发明，同时也很遗憾自己没能多读书，于是便把多读书的愿望寄托在孩子的身上。母亲常常嘱咐我要多读书学习，将来才可能做自己想做的事情。作为60后的我，在长身体和渴慕知识的孩提时代遇到了"文革"，当时我识字不多，但对于能借到手的任何图书都爱不释手，因为无法选择，当时还是儿童的我经常看大人读的书。当时我识字少，就把家里的一本《新华字典》翻烂了，对这些书中的内容也感觉懵懵懂懂、似懂非懂。其中印象最深刻的是看到一本破旧的小学自然课本，我对于书中有关自然界的地震、火山、日食、月食等自然现象图文并茂的科学解读极其着迷，对于飞机、火车的发明感到神奇，渴望着将来自己也有学习科学、探索自然的机会。

　　我童年和少年时期居住在济南市经八路和纬二路附近，在离我家大约150米的庆祥街上有两座相邻的二层红瓦小楼，这两座小楼在大部分低矮平房的街区里显得鹤立鸡群，邻居和父母经常谈到居住在其中一座小楼里深居简出的男主人，他就是当年与学术界著名的"三钱"（钱学森、钱伟长、钱三强）地位等同的全国一级教授刘先志先生。他在新中国成立前留学德国，回国后在山东工学院（现山东大学）任副校长，是我国力学的奠基人。我们这些小孩子听说他能设计并造出坦克、大炮，还可以让炮弹在天空中划出各种漂亮的弧线，这让我觉得科学家太了不起了，憧憬着将来也能有他那样的知识和本领。

随着"文革"的结束，我幸运地参加了高考，本来打算学理工科，但父母考虑我身体比较弱，希望我学医，我便成为当时山东中医学院（现山东中医药大学）78级中医系的新生。那个时代是改革开放的时代，是热爱科学的时代，大家非常珍惜来之不易的学习机会，但无奈当时大家以熟悉和掌握现代化科学化知识的年轻人身份，无法理解传统中国文化体系中的中医知识，加上刚刚从"文革"中恢复教学的部分老师对中医经典理解不足又缺乏临床实践，常常无法全面地回答当时我们看似刁钻古怪的问题和困惑，甚至有老师会对我们的问题不耐烦，使得我们这些习惯刨根问底的学生对中医学习感到受挫和迷茫。而当时西医学的课程却能引起我们的兴趣，觉得西医是科学的，在临床上的疗效是可靠的。就这样，1983年大学毕业后我带着对中医的迷茫被分配至济南市中医医院痔瘘科工作，这个科室被大家认为是有些中医特色的小科室。科室里医生加上我只有五人，科室除了有几个相对固定的专科中医处方给痔瘘患者内服、外洗之外，关键的技术就是痔疮、肛裂、肛周脓肿和肛瘘的手术，当然手术治疗时还会结合部分中药注射和肛瘘挂线。工作四年多的时间后我就可以独立完成大部分痔瘘科的手术了，之后我曾经尝试着做一些痔瘘科相关的技术革新，其中术后的长效止痛针的成功革新和使用，让我略有成就感，但是就当时的条件来看，个人觉得自身发展很难有大的突破，这让我觉得未来的人生就是从事日复一日的工作直到退休，顿感余生好无聊。好在我经过努力拼搏，于1988年考入了山东医科大学（现在的山东大学齐鲁医学院）硕士研究生，这所百年老校学术底蕴深厚，名师辈出，其中有位全国知名的生理学教授在给我们讲课时谈到了科研的重大发现有两个主要途径，给我留下了深刻印象，他说："一个途径是有机会能接触和使用大多数人没有机会使用的最先进的仪器设备做研究，由于设备稀缺所以容易出新的成果，但使用者一般在思路上没有自己的原始创新；另外一个途径就是科研工作者有全新的思路，即便使用一般的仪器设备也可以做出原始创新的工作。第二个途径则更加考验科研工作者创新的灵性。"我当时认识到我国仪器设备不是世界一流，利用先进的仪器设备创新的机会必然很少，但我们国人有勤奋吃苦的品质和聪明才智，是可以通过我们的努力和灵性的思考做出原始创新的成果的。在攻读硕士期间，我如鱼得水，畅游在知识和学术的海洋中。由于我对病理生理学比较擅长，研究生部让我担任了病理生理学课代表，为了对得起课代表的职责，我对这门课的学习更加用功，最终考试成绩为本年级选修该课程的第一名，这对于我后来工作中的医疗和科研有很大帮助。硕士期间，我对生物化学、生理学、高级生物化学实验技术、生物力学及神经解剖学也下了较大功夫，一有时间就尽可能去不同的实验室学习实验技术。当时的我只想学好科研和临床，未来当一个好大夫和科研工作者，并没有想到这些努力、学识和技能为我后来研究脉学打下了基础。

硕士研究生毕业后我被分配到山东省千佛山医院中医科，这是一个西医院，刚到医院的我踌躇满志，想要施展自己的才能大干一场，但现实却令人沮丧，我科门诊的患者门可罗雀，而且疑难病极少见。在西医院里中医治疗常见病的机会少，而对于疑难病我科中医大夫在大多数情况下缺乏有效的中医治疗手段，导致无论是在医院的医疗学术地位还是绩效，我科都是倒数第几名，了解了中医科的现状后我心里凉透了，工作的第一周好不容易捱到周日休息的那天，我愁苦难言、抵抗力下降发烧生病了，想到我们科室和部分中医院的现状，我对中医的未来彻底失去了信心，更加坚定了我要通过考试走出国门以实现自己学习先进西医理论知识的理想和抱负。因此那些年我白天应对工作，晚上则准备托福和公派出国英语考试，周日还要兼职教课补贴家用，弄得自己面容憔悴、胃炎频发、身体消瘦、头发大把地掉。经过艰苦努力，我考过了托福，虽然没有获得全额奖学金出国，但后来考上了国家教委派遣的日本访问学者。1998 年我到日本东京医科齿科大学做访问学者，从事 DNA 设计、修饰和抗肿瘤药对 DNA 的靶向结合治疗的实验室工作。实验室的学术带头人为杉山弘教授，他曾在美国读博士和进行博士后工作，属于该领域内的知名人才，他负责的实验室合成了很多新的治疗肿瘤的化合物，这些化合物经过体外实验结果很理想，当时我兴奋地对杉山弘教授说："我们实验室要出好多具有国际先进水平的治疗肿瘤的药物了。"但杉山弘教授却说："虽然我们实验室合成了很多新的抗肿瘤化合物，初步实验似乎有作用，但经过将来的各种动物实验，尤其是经过数期的临床试验，一百个新化合物中能有一到两个真正有效并应用于临床就算运气很好了，大部分的新化合物最终是无效或不适合用于临床治疗的。"

听到杉山弘教授的回答，我陷入了沉思，西医学确实充分利用了现代科技，有其强大一面，但其研发新药新疗法过程中有太多的未知和不确定，而中医药已经经过了两千多年的临床实践，以中医阴阳五行等理论可以很好地解释人体生理病理这些复杂的系统，很多中药功效和中医疗法都是直接来源于临床实践，具有实战性和有效性。在经历了怀疑和否定中医药的过程后，我又重新认识到中医药在当代医学发展中具有重要的价值。认识的转变，带来行动上的极大变化。在日本从事访问学者期间，我参加了东京医科齿科大学的博士考试并被录取，但放弃了在日本读博士的机会，决心回国发展中医药。

回国后，作为科室的副主任，我思索着如何改变我们科室的窘迫状态。作为学院派，我们有的医生去山东省中医院进修过，也有到北京、上海等国内一流中医院进修的，但大家进修归来后，普遍认为全国中医院的行医方式都差不多，没有给科室带来新的行医理念和方法，不可否认这些行医方式可以作为中医基本的行医基础，但缺乏在西医院里脱颖而出的优势。对此，我不断思考如何才能摆脱当前的困境，想起了先贤说过："礼失而求之野。"对此，我除了向体制内的专家学习，也开启了遍访民间中医高手的历程，那么学习民间中医以什么为关键点呢？《黄帝内经》给了我答案，《灵枢经》曰："黄帝问于岐伯曰：余闻之，见其色，知其病，命曰明。按其脉，知其病，命曰神。"因此，中医的灵魂是脉诊，抓住脉诊的精髓和精通脉诊就可以打开中医的大门。于是，我特别留意精通脉诊的高手，2000 年秋季我寻访到济南市一位七十多岁的治疗肿瘤的民间老中医高士清老先生，他摸脉除了辨证之用也对某些常见病的脉诊特征有自己的体会，如他告诉我前列腺肥大患者的尺脉一般有一种凸起的脉形，我至今仍然采用此方法初步诊断前列腺疾病。另外，与章丘的一位民间中医探讨肿瘤患者的脉象时，他谈到给肿瘤患者试脉时会出现一种像锥子隔着布扎手的感觉，可惜我当时反复体会却不得要领。民间中医确实有自己的一技之长，但他们大多数人的脉诊不够全面和系统，所以，在寻访民间中医的同时我也在搜寻有关脉诊的书籍进行学习。我曾从图书馆里借到了周华青的《图像诊脉法》，这是我第一次接触通过诊脉直接诊断疾病的书籍，但此书的图示很是抽象，按照书中描述的方法摸脉也依旧无法达到依据脉诊诊断疾病的能力，最后不得不放弃了进一步的尝试。我也曾阅读过《邢锡波脉学阐微》，此书有图谱，看起来比较清楚，是一本阐述传统脉象辨证的书籍，但需要记忆的内容比较多，我读过多遍，也在临床经常试用，有一定的实用性。

后来，我得到了金伟先生的《金氏脉学》，此书不同于大部分的脉诊书籍，其基础理论来源于西医学的解剖学、病理生理学等，虽然也在桡动脉处诊脉，但不分寸关尺，而是诊脉搏搏动的上升支、下降支，分层也打破了传统浮、中、沉三层，分为更为精细的 7 层，出现了脉形、脉应等新概念，令人耳目一新。之后我便照本宣科地尝试诊脉，却无法拥有书中描述的神奇的诊断能力，这让我百思不得其解。再后来，遇到金老师本人后我谈到阅读这本书的困惑，金老师告诉我当年他写这本书的后期把此书原稿丢失了，但当时出版社催稿比较急，金老师只能凭着记忆在很短的时间匆忙地重新书写，因此书中难免有些遗漏和错误的内容。如果不了解这本书的背景是很难仅仅通过读书学会金氏脉诊的，当然这是后话。我读这本书的时候金伟老师在淄博工作和生活，我与金老师素不相识，不便贸然前去淄博拜访，后来金伟老师调到了济南工作，我怀着忐忑和兴奋的心情前去拜访。当时金伟老师正在诊室内给患者诊脉，他每次诊脉后都能极其精准地叙述出患者的病情诊断，患者连连点头称是，那个令人瞠目结舌的场景至今历历在目。金老师是一个学术型的脉学大家，虽然是一个盲人，但他具有极其坚韧的毅力、极强的学习能力和探索能力，金氏脉学从理论到实践开创了一个徒手诊病的巅峰，至今无人超越。从金老师那里，我们打开了脉诊这个丰富的宝藏，我在繁忙的工作之余十几年如一日，坚持跟诊金老师学习金氏脉学，初步进入了金氏脉学的殿堂，在临床中能初步对一些常见病通过脉诊做出初步诊断。但学脉十多年后自己的脉诊技术有些止步不前，对此，我经过多年的思考认为原因如下：金氏脉学对脉象分层很多，以及对手指的感受要求很高，而脉诊不同于舌诊，舌诊教学时老师看到患者舌头哪里有异常可以直接指出，学生只要看到老师指点的地方就可以学会，看到就能学会，而脉诊往往是老师可以自己摸到异常的脉象，但学生看不出老师摸到脉象的层次也无法体会到老师诊脉的手指对脉象的感觉，老师只能口头描述脉象的特征以及口头要求学生摸脉的层次和需要摸到的脉象特征，但老师无法拿着学生的手摸患者脉的相关的层次和位点，老师不知道学生摸脉能否摸到相关的脉层以及能否感受到异常的脉象，故脉诊教学难于望诊和闻诊的教学，容易出现学习的瓶颈。

在学习金氏脉学的瓶颈期，我认为自己在徒手诊脉技术上缺乏一定的灵性，对此，需要扬长避短，所以近些年我减少了学习徒手诊脉的时间，把主要精力投入到探索脉象形成机理以及研发有可能代替人的手指诊脉的脉诊仪的研究。

中医脉诊分为两大类：一是传统脉诊，也称为宏观脉诊，其代表有李时珍的 27 脉象、王叔和的 24 脉象和李中梓的 28 脉象，其功能主要用于疾病的辨证诊断。二是现代微观脉诊，微观脉诊的代表为金伟老师的金氏脉学、许跃远先生的许氏脉学等，其中金伟老师以现代西医学为工具解读了脉诊，达到了徒手摸脉诊病的巅峰。微观脉诊比较精确诊断疾病的事实证明了脉学不是一个玄学，而是科学，然而徒手诊脉的技术极其难以普及，只掌握在极少数专家手中，无法很好地在大多数中医医师中复制和再现，难以得到医学界的普遍认可。因此，脉诊客观化、科学化一直是中医学界急于解决的问题。

几十年来脉诊客观化研究存在很多困难，我个人认为其中的重要原因之一是患病脉形成的机理不清楚，很少有脉诊的基础实验，很少有现代医学说理，大家都集中精力用在显而易见的脉搏压力脉诊仪的研发，经过几十年探索，结果不甚理想，很多研究手段看似灵光一现，但多为猜测的思路，缺乏厚实的临床和实验基础，一些研究没有落实到实质上，浅尝辄止，没有命中脉诊研究的关键，虽然取得了一些成绩，但脉诊诊病的研究一直处在混沌摸索中。

其间我也广泛地同脉学同仁、脉诊仪公司接触过，业界普遍认为脉搏的主要物理因素就是压力波，对此，脉诊仪的传感器大多为各种类型的压力传感器，几十年来业界以压力波作为主要物理因素没有根本变化，变化的只是检测用的压力传感器越来越小型化，光纤压力传感器的使用使得在极小的面积内可以布置密集的传感器成为现实，人们期望模拟手指的细微密集的神经末梢再现徒手测脉场景。早期我曾经和一家国外著名的大电器公司的研发人员有过接触，并指导他们研发脉诊仪，他们研发的脉诊仪可以再现脉搏压力搏动的三维立体图谱，更加接近人的手指感受桡动脉的正面、桡侧和尺侧的三维状态。但即使如此精细立体，也无法通过测脉而达到诊断疾病的要求。

近几十年国内脉诊科学化和脉诊仪研究取得了一部分成绩，但对于玄奥的脉诊机理的现代科学探索和诊断疾病的脉诊仪的研制不尽如人意，虽然国家也投入较多资金、人力开展研发，但总是存在难以突破的瓶颈——脉诊仪诊病。我关注脉诊研究领域几十年，注意到大家虽然研究脉诊仪的热情很大，但对于各种脉象产生的机理的研究很少，脉象形成机理不明，则难以确立比较精准有针对性的研发方向和方法，只能较多依赖各种假说尝试进行探索研究，容易出现研究的盲目性。对此，近十多年我一直对脉象形成的生理病理机制和物理因素充满了好奇心和兴趣，不断思考脉象形成的机理，学习相关的新知识，结合与脉象可能有关的现代科学试图解读脉象形成机理，并通过实验验证它，其中利用较多的现代科技知识主要有现代流体力学、生理学、病理学等。早些年的探索显得与大多数脉诊学者格格不入，常常得不到大家的认可，甚至偶尔也受到过嘲讽，即使这样我仍然痴心不改朝着这个当时看起来异想天开的方向努力前进，事实证明当年的坚持为我们的脉诊科学化奠定了基础，通过后来的基础实验和临床试验证实了我前期的部分脉象形成的假说和理论探讨是基本成立的。

一直以来，中医人通过脉诊仪诊断疾病的愿望难以达到，我探索脉诊二十多年，尤其跟随金伟老师学习金氏脉学后，看到徒手诊脉可以达到对很多疾病的初步诊断，而现代科技如此发达，拥有繁多的传感器，但却难以用脉诊仪再现徒手诊脉诊病的功能，我感到是中医人的一大缺憾。我作为正值盛年的中医人，有责任为突破脉诊仪诊病的瓶颈尽一份力，但鉴于脉象包含的信息量如此之大，如何能从繁杂的脉象内发现除了压力波之外的其他关键物理因素是开拓脉诊科学化的重要途径。对此，需要有踏破铁鞋的毅力追寻探索，要求我们既要懂中医又要懂西医，我个人始终认为脉象的构成主要是已知的物理因素和某些未知的其他物理因素，因此还要懂一些物理学的知识。既要有理论基础知识的积淀，也要有从事临床一线脉诊的长期实践经验积累。既要有长期的临床和理论的积累，也要培养抓住灵光一现的敏锐灵性。对此，近二十年来，我除了长期扎实地在临床中诊脉实践之外，也学习了相关的西医知识，还经常请教理工科的大学老师和电子公司的专业人员，丰富可能与脉学相关的物理知识。

通过长期临床实践，我发现了涩脉是可以在大部分疾病中出现的脉象，当然，在大部分疾病中除了有涩脉也常常出现其他脉象，但涩脉出现的概率远远多于其他脉象，涩脉可以作为大多数疾病诊断疾病的单一脉象，对此，我在看病诊脉中持续关注思索涩脉的物理性质到底是什么。

皇天不负有心人，我在十多年长期探索寻找涩脉的物理性质过程中，在一次门诊看病时我偶然触摸到一个患者的涩脉像极了喉结发声的感觉，当时的直觉告诉我，这就是涩脉的物理性质——声波！这一发现让我感到非常兴奋，这意味着我发现了一个不同于以往脉象的新物理因素，打开了一扇新的探索脉象的大门。检测声波的传感器是微音器，故我开启了在全国各地采买各种微音器行动。没有相关的科研资金，我就自费购买，但不是每一种买来的微音器都适合采集脉象信息，因为大多数微音器不是灵敏度低就是噪声太高，所以需要改造微音器，使微音器的灵敏度高到可以检测到脉搏中微弱的异常声波，又要降低噪音防止干扰。对此，我请懂电子和电器的同学和朋友帮助改造微音器，微音器改造完后，我就用它从我自身进行测试，当一个幸运的小白鼠，因为我自己患有慢性胃炎，在我的关脉中层可以徒手摸到涩脉，故我尝试用改进了的各种微音器测试自己的脉象尤其是关脉中层的脉象。

在初步的试验中，我发现有的微音器可以检测到我的桡动脉每一层包括中层均为光滑的双峰波，另外几个微音器检测的脉搏双峰波自始至终都带有细小毛刺样的噪音，但都无法检测出异常的声波。后来经过反复改进和反复测试，我又用一个新改进的微音器检测自己的关脉，这次改造的微音器既有较高的灵敏度也把噪音较好地降低了。在初次检测时，我不自主地微微屏住呼吸，手心都渗出了汗。我把微音器从桡动脉的浅层分五层下压，第一层因为接触不太稳定出现了较多的噪声，但从第二层就可以看到比较稳定光滑的双峰波，见证奇迹的是在第三层，在此层可以看到平均十个脉搏的双峰波就有 7 个左右在波的中段规律性地出现低频率的异常波，再进一步加压到第四层，此层的低频率的异常波就消失了，第五层也是如此，退回第三层则又出现低频率的异常波，反复多次后，确认这不是噪音波而是我预期的异常声波。我长出一口气，终于抓到了我预想的异常声波了，那感觉就是众里寻他千百度，蓦然回首，那人却在灯火阑珊处，我当时站起身在屋里来回走了好几趟才平复下心情。俗话说：工欲善其事，必先利其器。有此利器则可以开始我们的诊断性脉诊的机理实验探索和临床诊断学试验，为脉诊的科学化迈出实质性的、关键的一步。

好的开始是成功的一半，下一步就需要通过基础实验和临床试验，建立系统的新的脉诊体系。人体的血液循环系统很复杂，血管粗细质地不同，且穿过不同形状和质地的患病或不患病的脏器和组织。从生理学上讲血液在正常的动脉里的流动大多为层流状态，这必然导致动脉内血液密度、血流速度的变化和差异，动脉系统内的声波组成除了强大的心音之外，脏器组织等生理变化尤其是病理改变可以产生不同来源的异常声波，这些声波在含有复杂成分的血液中传导，受到层流为主和部分湍流的血流影响。如果要从理论上建立一个新的系统，则必须有一个能驾驭在复杂流动血液中声音产生和传导的理论和工具。目前，中西医都没有这套理论和工具，怎么办？我相信他山之石可以攻玉，经过多年不断思索，我发现了可以借鉴以声音为工具精准探测水中复杂物体的声呐学。我们利用声波检测患病的脏器和组织的脉诊就相当于动脉管内的缩小版的声呐，而声呐的很多基本原理来源于水声学，故我们的脉诊机理借鉴了水声学原理，因此，我们就把我们的脉诊系统称为水声学脉诊；称之为宋氏，则是我对此新的脉学体系的一份责任和担当。在浩瀚的知识海洋里，宋氏水声学脉诊只是沧海一粟，一切都属于上天，不属于我个人。

虽然打开了脉诊科学化的一扇大门，但对于我们这些医学人员，根本就没有学过声波、水声学和流体等课程，是一个全新领域。对此，我和我的研究生开始了学习的新征程，我们买了大量的水声学、声呐学、声波和振动、流体力学、血流动力学、波的分析、MATLAB 等纸质书和电子版书籍，自学为主，这些内容虽然很难懂，但是翻开这类的书我们觉得耳目一新、引人入胜，学习的过程痛苦又快乐，学习使得我们在这个新领域里逐渐成长。同时，我们还经常请教理工相关专业的大学教师，并请他们开班讲学，我们没有专项经费，我就自费给这些老师们补助，对于这些老师的奉献，这点钱微不足道。学习到这些新知识后，我们学以致用，很快就能用上这些理论知识为脉诊的研究插上翅膀。

探索脉象机理尤其脉象形成的基础实验的研究基本上是一个空白的领域，在这个领域里无论中医还是西医都极少涉及。还记得在一次脉诊课题申请答辩中，我讲完 PPT，在场的西医听不懂，中医也听不懂。所以，我想要做的一些实验几乎没有相关文献可以参考，没有现成的仪器设备可以使用，就是有钱也买不到。巧妇难为无米之炊，研究遇到了极大的困难，怎么办？实验不做了？理想就这么破灭了吗？对于这个新脉诊系统的未来有诸多的不确定性，我感到迷茫，为此确实痛苦了一段时间。后来，我想起了古人说的天生我材必有用，一个好汉三个帮。走别人没有走过的路，我们就要有逢山开路遇河架桥的勇气，定下目标后就要付诸行动。没有相关工具，我就自己买了电钻、电锯等简单的工具，没有操作加工的场地，听说美国几个科技大咖创业早期就是在自己家的车库或地下室开始的，那么我家里的地下室就是我的脉诊仪的小工厂、小实验室，能自己动手做的简单的实验装置就尽可能自己做。对于市场上没有而且工艺要求复杂难以自己制作的装置，我们采用拿来主义和改造主义的思维，根据实验的要求，买一些市场现有的看似同脉诊仪根本不相关的装置，然后，动手改制成实验的装置。如最初的手动加压脉诊仪，市场上根本就没有，针对脉诊仪探头的精准稳定移动下压要求，我忽然想到了千分尺就可以实现这个功能，但不经过改造的千分尺肯定无法满足这个要求，对此我就将买来的千分尺，请开工厂的老同学把千分尺不需要的部分截掉，加长跨度，加装底座，制作出一个可以精细调节到毫米以下的手动加压脉诊仪。实践证明虽然这个装置看起来比较初级，但是在使用中调节下压幅度非常顺手，可以达到随心所欲的程度。声波发生器市场上买不到，我反复思索后觉得可以借用音响和收音机用的喇叭进行改装。说干就干，我们买了一个大的喇叭和一个小的喇叭，在大的喇叭前端用胶粘上一个塑料瓶子做成柱形发声探头，其瓶底可以接触需要发声波的地方，作为一个比较大面积的声波发生器，在小喇叭的前端，请我的同学焊接一根铁丝，可以作为一个点状的声波发生器，经过初步实验可以很好地产生和发出声波。做静态分层溶液声波传导差异性实验时，需要用比较大的透明管，对此，我和学生张亚萌设计了长100多厘米、直径10多厘米的亚克力透明管，通过切割、黏合、挖孔等加工，制作出了可以达到我们实验要求的装置。这个实验需要变动的数据和条件非常多，因此工作量很大，主要工作由博士张亚萌做，当时我把这个实验放在了我的办公室，为了方便实验，我给了张亚萌一把钥匙，他经常夜以继日地工作，常常吃住在办公室。当时，我问他："累吧？麻烦吧？"他回答说："老师，我们在脉诊领域有新的发现，做别人没有做过的实验，有趣又有意义，就不觉得累和苦了。"在我们的勤奋努力下，最终成功地完成了这一实验研究。

初战告捷，我们对脉诊研究的未来充满了信心，接着我们开始了模拟血液循环状态下声波传导实验。这个实验更加接近真实的人体动脉血流状态下声波的传导，实验采用类似动脉的柔软又有弹性的耐腐蚀医疗级 4.8mm×8mm 蠕动泵硅胶软管，相当于放大了的桡动脉，便于观察以层流方式流动的血液中不同层中声波传导的情况，进一步探索异常声波在动脉中的传导机理。装置中的软管内充满抗凝的牛血液，以可以调节速度的蠕动泵作为推动血流的动力。理论上设计很好，但实际操作时，蠕动泵开机状态时的轻微振动产生的噪声则成为干扰声波实验的问题，实验因此无法进行下去。对此，要想办法消除蠕动泵的噪音。我们试着把硅胶软管极大地加长，让蠕动泵远离实验段的硅胶软管，把蠕动泵的速度调低减少振动噪音，但这样一来势必导致硅胶软管内的血流速度降低，这不符合实验要求，实验暂时陷入停顿。苦思冥想一周左右，我们灵光一现，见招拆招，我们把硅胶软管的输入段抬高，利用重力的势能加快血流速度，经过一段时间的反复尝试，我们找到了最佳蠕动泵速度和抬高段硅胶软管的高度。在这个状态下，避免了蠕动泵的振动噪声干扰并达到了血流为层流状态，我们成功地制作出了模拟血液循环状态的实验装置，保证了本实验的顺利实施，得到了满意的实验结果。当然，我们现在讲起来很轻松，实际上实验中的每一个步骤、器材的制作、大量牛血的采集都费尽了周折，博士生张亚萌寻遍济南市屠宰牛的地方，费了好大工夫才找到，而且去收集牛血时必须天不亮就要从济南城区跨过黄河，到黄河北的农村屠宰牛的地方收集新鲜牛血，如果去晚了屠宰就结束了，当时正值严寒隆冬，其间他多次顶风冒雪骑车到黄河北，吃苦受累是常态。当时我想如果我们做常规实验室工作就不必那么麻烦和受罪，但创新就必须走别人没有走过的路，吃别人没有吃的苦，不过通过创新得到的快乐，是常规实验无法比拟的。不断付出必然有收获，这个实验经历了数月后圆满完成。

基础实验的最后一个进阶项目就是脉搏中声波因素与涩脉相关的动物实验，由于鼠等小型动物的周围动脉太细小，无法满足测脉的要求，故我们以猪作为实验动物，实验模型为四氯化碳肝炎、酒精性急性胃炎。作为医学生出身的我们想当然地认为对于动物实验我们应该轻车熟路，但具体实验中发现麻醉了的猪有一段时间因为呼吸变化干扰了测脉，因此，我们不得不采取相关措施改进了实验。之后，实验得以顺利进行，看到脉诊仪屏幕中出现的造模后的异常声波，我们觉得那些声波波动的曲线，就像优美的音符令人喜悦，因此我把我们的团队称为抚摸声音的人。回顾我们的基础实验部分，每一步每一个环节都是或大或小的挑战，都要创新，然而星光不问赶路人，时光不负有心人，我们步步为营，最终走向胜利。

基础实验我们得到了比较理想的结果，值得欣慰，但水声学脉诊最重要的成果是要能在临床上使用的，虽然前期初步测试出了我自己脉象的异常声波，但个案不代表普遍性，到底临床规范的试验结果如何，能不能做到前无古人地通过脉诊仪初步诊断疾病，我们心里还是有些忐忑的。以水声学脉诊为理论指导的第一个临床诊断学试验是肝硬化的脉诊仪检测，临床试验以 50 例肝硬化患者为试验组，50 例健康人为对照组，对于博士生张亚萌来说工作量巨大，每一位受试者都要接受双手桡动脉寸关尺三部和五层脉诊的检测，产生了较大的脉图数据。试验对脉图数据做了傅里叶变换分析、功率谱分析和临床诊断学试验分析，结果发现，肝硬化患者和健康人声波脉图有脉位、脉层、声波形态、频率等多方面的显著差异，肝硬化患者脉图的傅里叶变换频率值及功率谱明显大于健康人。诊断性试验的特异度为 91.94%，阳性预测值达到 90.91%，正确率为 96.29%。看到初次的临床试验结果，我们坚定了水声学脉诊在临床诊断中的信心，看到了脉诊仪可以初步诊断疾病的曙光，我们悬着的心终于落下来了。

临床试验初战告捷，后续的几年，我们再接再厉，连续做了十个疾病的诊断学试验，包括溃疡性结肠炎、非酒精性脂肪性肝病、浮针治疗颈肩综合征、稳定性冠心病、慢性胃炎、脑梗死后遗症、急性气管 - 支气管炎、腰肌劳损、前列腺炎等，共积累了一千几百个受试者。我们严格按照现代医学的要求落实了这些疾病的试验，诊断的特异度、灵敏度基本都在 80% 左右，结果令人兴奋，通过多种疾病的脉诊试验，让我们对水声学脉诊初步诊断疾病的信心大增，临床得到的科学结果证实了我们独创的脉诊诊病的路子是对的，是脉象科学化的一条创新的路子，我们发现和开拓了现代脉象科学研究的新赛道。

在利用水声学脉诊初步诊断疾病的试验结果比较明朗的前提下，我们的自信心有了，我经常给研究生说："科学研究和科学实验过去是贵族们的兴趣爱好，就像绘画、音乐等艺术爱好，而不仅仅是一个苦行僧的差事，科学探索是人类既有使命感的事业，也是满足人类探索自然的一个奢侈的兴趣爱好，我们很幸运能参与自己感兴趣的科研是一个多么有趣的事情啊。"对此，我把脉诊研究的目标投向了一个中西医和百姓都感兴趣的脉诊热点，即诊脉验孕。大家都好奇一个关于中医的热门话题——到底诊脉能否诊断出怀孕。对此，众说纷纭，甚至有一个"网红大咖"认为诊脉验孕是一个虚玄的东西，没有科学依据，故他出大价钱悬赏打擂诊脉验孕，一时间在中医界激起轩然大波，就好似关于传统武术能否击败现代格斗术的话题一样热。说实话做此临床研究，我心里也没有底，因为前期临床脉诊研究对象都是疾病，疾病可以导致相关脏器和组织的血流的湍流产生，从而产生异常声波并传导。妇女妊娠不是一种疾病状态，而是一种特殊生理状态，妊娠能否产生异常声波是个未知数。但同时我认为妊娠时的子宫结构变化和胚胎的产生、生长必然引起局部血管生长和血流较大变化，从理论上讲应该会产生异常血流声波，只是强和弱的差别。在讲了我的想法后，研究生们觉得这个检测虽然有一定失败的可能，但也具有可行性，且是一个既有意义又有趣味的研究，值得一试。对于此课题我们设计了三个分课题：妊娠早期水声学脉诊的诊断性试验，中晚期妊娠水声学脉诊的诊断性试验，健康女大学生行经期与经前期水声学脉诊诊断性试验。三个分课题分别交给了三个研究生。正式临床诊断试验工作开始前，必须要经过医院的伦理答辩，我院的伦理委员会的专家大都是医院的科研大家，他们一般都有国自然项目的经验，所以，我们团队不敢掉以轻心。三个研究生写出 PPT 后，我们团队先自己模拟答辩，每个研究生先汇报自己负责的课题，然后大家都提意见和建议，预想伦理委员会专家可能提出的问题，如脉诊验孕不如西医检测的精准度高怎么回答等，我们都要有相对合理的回应。另外我的一个担心是三个研究生中有个女研究生平时很是秀气内向，说话总是怯生生的，我担心她能否经得住正式答辩会上专家们的苛刻提问，甚至想让其他研究生代替她答辩。我私下试探性地问她紧张害怕吗，是否需要他人代替上场答辩，她虽然回答的声音不大却非常坚定表示可以上场答辩。正式答辩期间，这个研究生令人意外地清晰流畅地汇报了课题，伦理委员会专家的表情显示出对汇报的满意。在答辩会上我们预想的问题果然被提了出来，有专家问："关于妊娠，无论针对早期还是中晚期妊娠目前西医都有着很精准和完善的诊断手段，如最基本的绒毛膜促性腺激素检验、超声检查、唐氏筛查、孕晚期的胎心监护等，你们再做特异度和灵敏度达不到西医检验那么精准的脉学诊断试验意义何在呢？"对此我亲自回答道："不可否认，近代西医在孕妇产前的检查做的确实很精准了。但有两个原因是我们做诊脉验孕的目的，在讲第一个原因前，我先给各位评审专家们讲一个真实的故事。大概八年前，我们医院一个女同事怀孕中期时有些不舒适找我诊脉。当时我问她超声检查结果如何，她高兴地说是双胞胎，正常妊娠，各项检查没有发现异常。但我给她诊脉时感觉到她的尺脉处除了有滑利的感觉外，其中还掺杂着涩脉，按理说涩脉不应该出现在正常妊娠的女性脉中，不过既然超声等检查未见异常，我就不好多说什么了，随即给她开了一个接近食疗的小处方并嘱咐她别太累注意保胎。几个月后，这个女同事在我院住院生产，生产后有些身体不适，请我去会诊。到了产科病房后我见到了她的主治大夫，本想恭喜她生了双胞胎，不料这个主治大夫说：千万不要在她面前提双胞胎的事情呀，因为她生产的两个胎儿有一个胎儿是死胎，另一个胎儿是成活的。我心里一惊，回想起来当初她的涩脉就预示着胎儿发育异常，只是现代西医的检测没有发现而已，结果留下了遗憾。"讲完这个故事，我继续说："虽然现代西医很强大了，但也有缺陷，脉诊虽然古老但在判断胎儿质量方面也有其独到之处，所以，我们有必要初步研究探索妊娠脉，尤其是为将来建立一个正常妊娠脉数据库打下基础，为甄别异常妊娠优生优育做一些有意义的研究，这是我们做本研究的重要原因之一。"关于第二个原因，我说道："诸位专家都是科研大咖，你们搞科研不仅仅是为了一些具体的实用，也是对自然界充满了好奇心和兴趣，同样，诊脉验孕也一直是中西医界争论不休的有趣的问题，我们通过诊脉验孕的诊断学试验探索一下到底脉诊有无此神奇的作用，对于激发科学探索的兴趣也是一个很好的机会。"

在场的伦理委员会的专家听完我的陈述后，频频点头认同，他们认为妊娠脉象的诊断试验确实既有意义也有兴趣性，值得研究。三个脉诊项目均通过答辩，后续成功地进行了临床注册，三个研究生经过一年的孕期脉象的采集和分析，证实了妊娠妇女的脉象可以检测出特有的声波，其特异度和灵敏度均可以达到80%左右，科学地证实了中医的脉诊可以初步诊断出怀孕状态。另外，打破了我原先认为的水声学脉诊只能检测出来病理状态脉象不能检测出特殊生理状态脉象的局限想法，扩大了水声学脉诊的应用范围，具有重要的临床价值。

自水声学脉诊工作开展以来，我们做了十五个疾病和特殊生理状况的脉学诊断学试验，检测了 1668 例受试者，发表了一篇 SCI 论文、三篇国家级核心期刊的论文，获得一项专利、一项省级学会的二等奖。其间共培养研究生 16 名，取得了水声学脉诊研究的阶段性成绩。

回顾我的脉诊探索历程，经历了许多的艰难困苦和迷茫，但收获却超出了我的预期，这里不否认有个人勤奋努力的因素，但前期跟随金伟老师和其他老师的学习和交流为我开拓了思路，水声学脉诊达到的高度是站在了巨人肩膀上的结果。

天圆地方，道在中央，大道独立而不改，周行而不殆，无论你发现还是没有发现，道一直都在独立运行，不疾不徐，水声学脉诊只是在充满奥秘的浩瀚宇宙中的一点发现，此发现过程让我对大自然充满了敬畏，感到人类的渺小，所以对未来的研究不能有任何的骄傲自满，要时刻保持谦虚的状态，相信上天会给我们更多的回馈。

宋鲁成

2023 年冬于济南

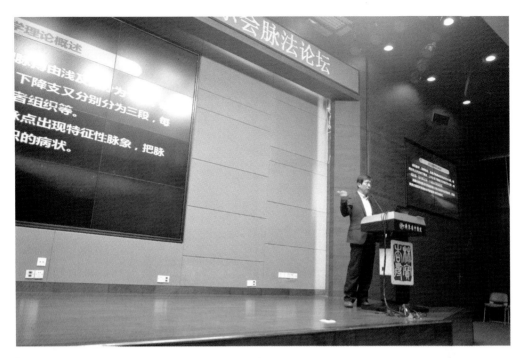

▶ 彩图 1 作者在第十届全国杏林寻宝大会脉学演讲

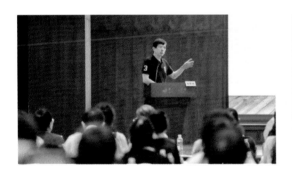

▶ 彩图 2 作者在世中联脉象会四川站演讲

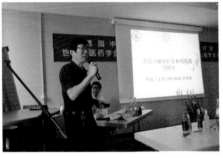

▶ 彩图 3 作者在世中联脉象会德国站演讲

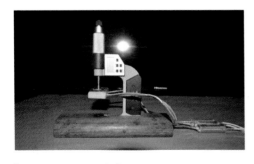

▶ 彩图 4 一代脉诊仪

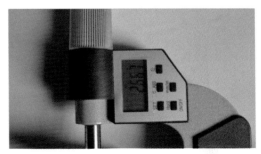

▶ 彩图 5 一代脉诊仪电子量程表（诊脉时分层用）

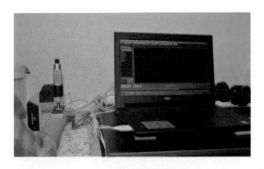

▶ 彩图 6　利用一代脉诊仪进行临床实际检测

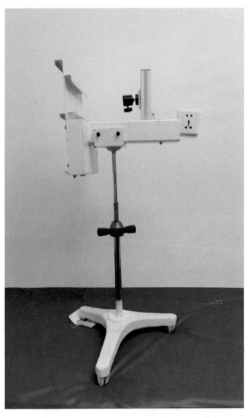

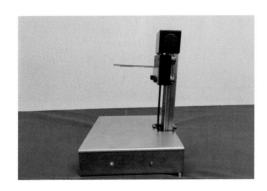

▶ 彩图 7　二代脉诊仪

▶ 彩图 8　三代脉诊仪

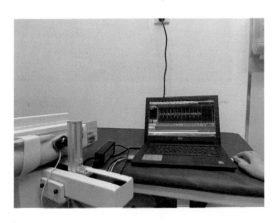

▶ 彩图 9　利用三代脉诊仪进行临床实际检测

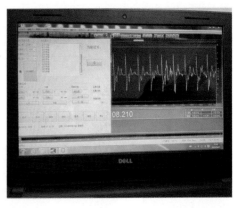

▶ 彩图 10　三代脉诊仪操作软件对话框

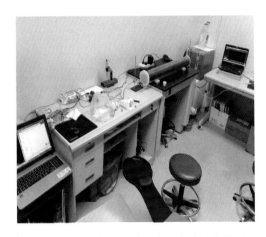

▶ 彩图 11　静态分层蔗糖溶液中声波传导差异性实验整体装置图

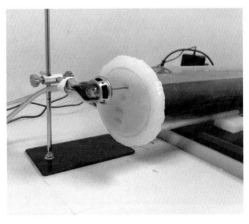

▶ 彩图 12　静态分层蔗糖溶液中声波传导差异性发声实验

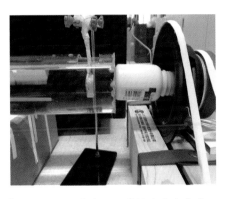

▶ 彩图 13　静态分层蔗糖溶液中声波传导差异性发声实验测量中层声波

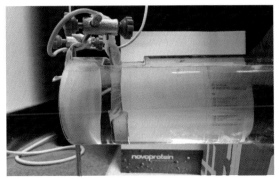

▶ 彩图 14　静态分层蔗糖溶液中声波传导差异性发声实验测量底层声波

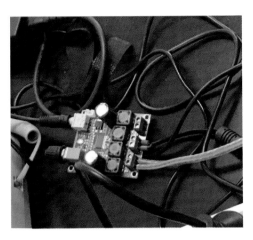

▶ 彩图 15　振动波发生器电子元件

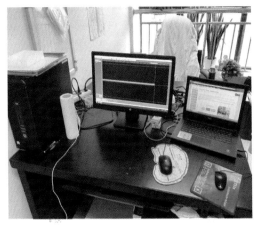

▶ 彩图 16　声波传导实验电脑操作台

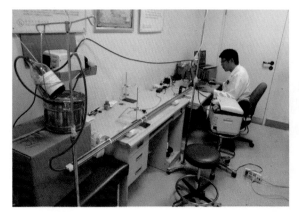
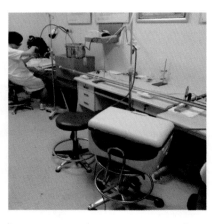

▶ 彩图 17　模拟血液循环状态下声波传导实验整体装置图　▶ 彩图 18　模拟血液循环状态下声波传导实验部分装置图

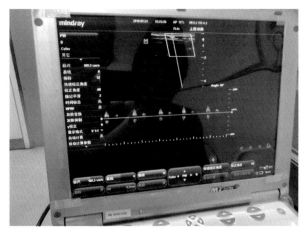
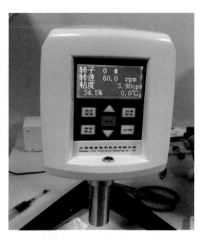

▶ 彩图 19　超声多普勒检测模拟血液循环状态的血流层流　▶ 彩图 20　液体黏度检测仪

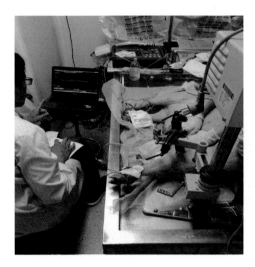
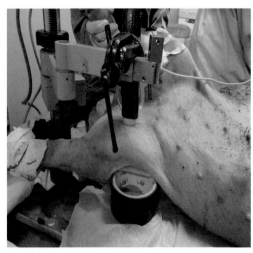

▶ 彩图 21　脉搏中声波与涩脉相关性动物实验　▶ 彩图 22　脉搏中声波与涩脉相关性动物实验脉象检测

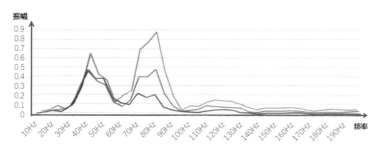

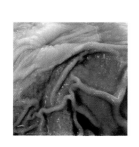

▶ 彩图 23　高浓度乙醇
　　对猪胃黏膜的损害

▶ 彩图 24　超纯水中不同频率声波分层传导情况

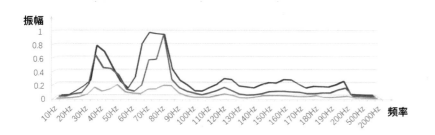

▶ 彩图 25　探柱型声波发生器声波分层溶液中传导情况

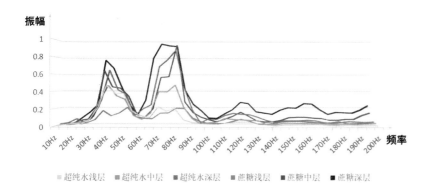

▶ 彩图 26　超纯水与分层蔗糖溶液声波传导对比

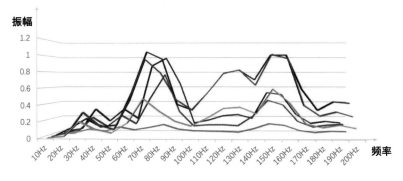

▶ 彩图 27　蔗糖溶液中远、近端声波传导差异性对比

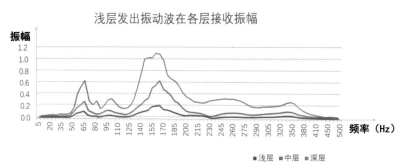

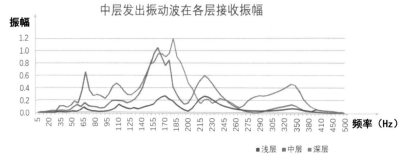

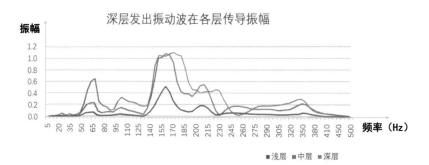

▶ 彩图 28　各层发出声波在接收端浅、中、深三层传导情况

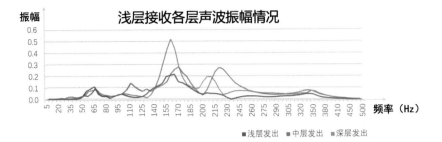

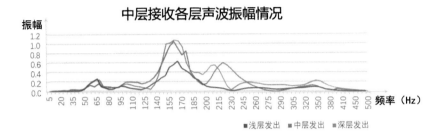

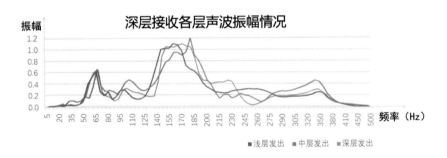

► 彩图 29 浅、中、深三层接收各层发出的声波振幅对比

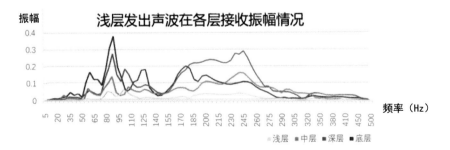

► 彩图 30 分四层发出声波在接收端浅、中、深、底四层传导情况

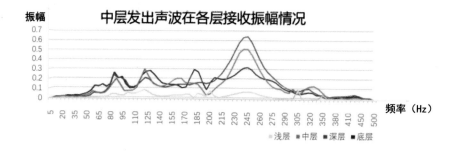

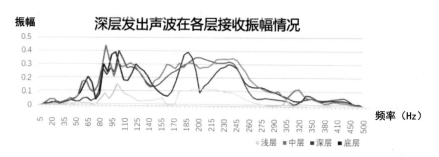

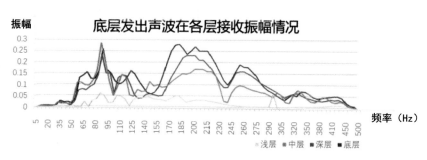

▶ 彩图 30　分四层发出声波在接收端浅、中、深、底四层传导情况（续）

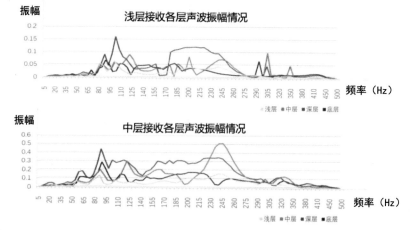

▶ 彩图 31　浅、中、深、底四层接收各层发出的声波振幅对比

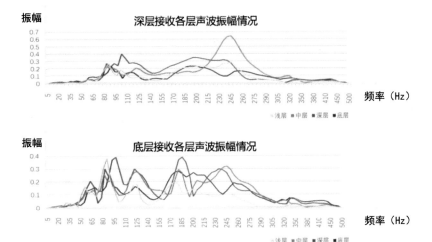

▶ 彩图 31　浅、中、深、底四层接收各层发出的声波振幅对比（续）

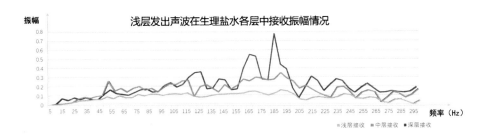

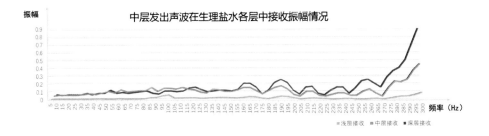

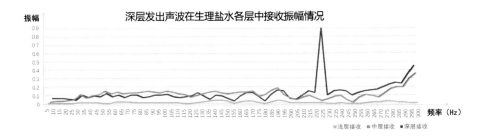

▶ 彩图 32　同层发出的声波在生理盐水循环实验中的传导情况

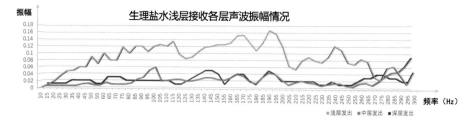

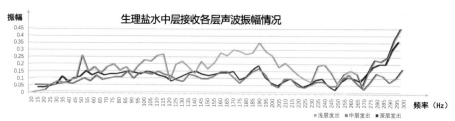

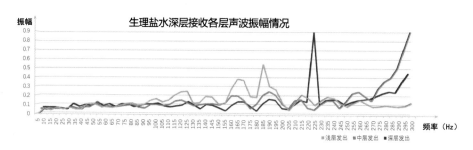

▶ 彩图 33　相同声波接收层的声波在生理盐水循环实验中的传导情况

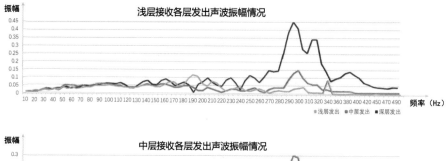

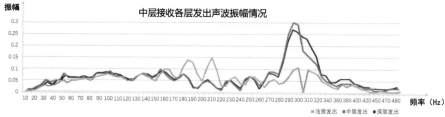

▶ 彩图 34　相同声波接收层的声波在血液循环模拟实验中的传导情况

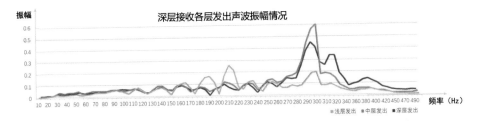

▶ 彩图 34 相同声波接收层的声波在血液循环模拟实验中的传导情况（续）

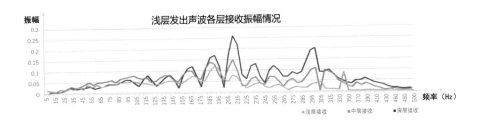

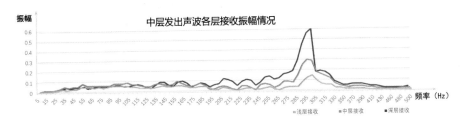

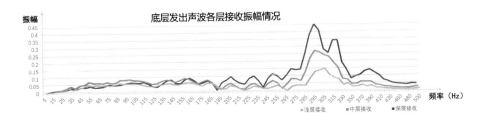

▶ 彩图 35 同层发出的声波在血液循环模拟实验中的传导情况

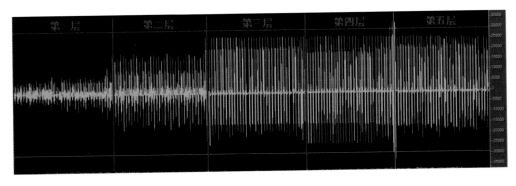

▶ 彩图 36 脉搏波形截取示意图

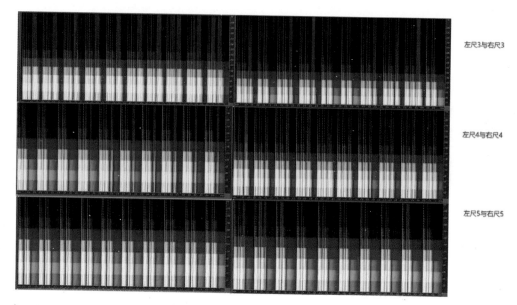

▶ 彩图 37　试验组与对照组声波语谱图比较

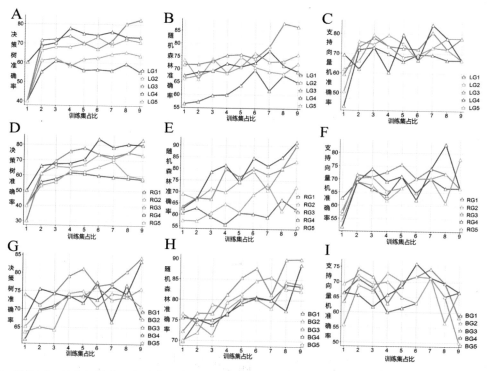

▶ 彩图 38　经典机器学习方法建立胃炎预测模型